中药调剂员职业资格
知识与技能综合训练习题集

中国医药教育协会职业技术教育委员会
中国职业技术教育学会医药专业委员会 组织编写

吴正凤 主 编　师文道 主 审

中国医药科技出版社

内 容 提 要

　　本书是由中国职业技术教育学会医药专业委员会、中国医药教育协会职业技术教育委员会组织多所中、高职院校一线教师编写而形成的综合训练习题集。

　　其内容分别对应《中药调剂员职业技能标准》的中、高级基本要求和工作要求，目标是培养中药零售企业的技术技能型的中、高级人才。本综合训练题中的知识和技能要求分为中、高级工的理论和技能要求，符合医药中、高等职业教学标准要求。本书适用于医药中、高等职业技术学校学生参加中药调剂员职业资格鉴定和职业技能大赛时参考使用，也可作为中药零售企业相关人员提升职业技能的培训用书。

图书在版编目（CIP）数据

中药调剂员职业资格知识与技能综合训练习题集/吴正风主编.
—北京：中国医药科技出版社，2014.8
ISBN 978 – 7 – 5067 – 6910 – 5

Ⅰ.①中…　Ⅱ.①吴…　Ⅲ.①中药制剂学 – 资格考试 – 习题集

Ⅳ.①R283 – 44

中国版本图书馆 CIP 数据核字（2014）第 161973 号

美术编辑　陈君杞
版式设计　郭小平

出版　中国医药科技出版社
地址　北京市海淀区文慧园北路甲 22 号
邮编　100082
电话　发行：010 – 62227427　邮购：010 – 62236938
网址　www.cmstp.com
规格　787×1092mm ¹⁄₁₆
印张　15
字数　286 千字
版次　2014 年 8 月第 1 版
印次　2014 年 8 月第 1 次印刷
印刷　三河市百盛印装有限公司
经销　全国各地新华书店
书号　ISBN 978 – 7 – 5067 – 6910 – 5
定价　**42.00 元**
本社图书如存在印装质量问题请与本社联系调换

本书编委会

编 写 说 明

　　本书是由中国职业技术教育学会医药专业委员会、中国医药教育协会职业技术教育委员会组织多所中、高职院校，通过收集资料、分工编写和整理审核而形成的综合训练习题集，以供各院校师生及企业员工提升职业技能，参加中药调剂员职业资格鉴定和职业技能大赛时参考使用。

　　本书共分为以下几个部分。

　　第一部分：中药调剂员训练要求表。根据《中药调剂员》国家职业技能标准（2009 年修订）的基本要求和相关等级的工作要求进行细化并制定。据此我们各参加学校分工合作，按表中的要求范围和本工种要求深度组织命题。

　　第二部分：中药调剂员训练习题汇编。理论试题编写，按照训练要求表内容，各学校组织老师编写、命题，校内审核后交给副主编，副主编整理审核后交给主编。主编再加以汇总和审核并约请主审对全稿业务内容加以审定以确保书稿质量。参与本书编写的学校有：上海市医药学校、宁波经贸学校、河南省医药学校、广东省食品药品职业技术学校、湖南食品药品职业学院、河南医药技师学院、杭州第一技师学院、江西省医药学校、北京市实验职业学校、广东食品药品职业学院、四川省食品药品学校、连云港中医药高等职业技术学校、沈阳市化工学校、广州市医药职业学校、南京市莫愁中等专业学校、重庆市医药科技学校、山东医药技师学院、福建生物工程职业技术学院等。本书编写过程中得到傅立峰、刘波、姜辉、邓戈、丁冬梅、丁盈、李惠玲、蒋小莉、芮成、翟玉静、赵珍东、何雪莲、程友斌、赵薇、高妮、顾月珍、孙永琴、张晶、陈信云、吕薇、林静等老师的大力支持和指导。在此一并表示诚挚的谢意。

　　题型说明：

　　（1）理论知识习题集的题型是：一是判断题（二选一）；二是最佳选择题（四选一）；三是多项选择题（五选多）。

　　（2）技能试题习题集的题型是：选择具有代表性的操作实训项目进行命题，中药调剂员三级选择五个项目命题，中药调剂员四级选择三个项目命题，集中训练学生的操作技能以及分析问题的能力。

　　选择题以阿拉伯数字顺序编码，后加有知识点对应编码。

　　第三部分：参考答案。

　　本书是各参编学校教师智慧的结晶，各校教学水平的反映。但由于改革开放发展迅速，各地区、各校间差异不可避免，反映到思想认识和业务重心上都必然存在差异，甚至矛盾，因此本书尽力做到求大同而存小异，难免存在不一致、不理想的状况。我们竭诚欢迎各位读者斧正本书的错漏之处，以利于我们进一步改进和提高。

　　本书编写过程中得到中国医药教育协会职业技术教育委员会、中国职业技术教育学会医药专业委员会以及各院校领导的大力支持和指导；全书由上海雷允上药业西区有限公司副主任中药师、执业中药师师文道老师担任主审。在此一并表示诚挚的谢意。

　　由于编者水平和认识有限，本书内容难免有疏漏和不当之处，恳请各位专家、师生及广大读者批评指正。

编者

2014 年 5 月

目 录

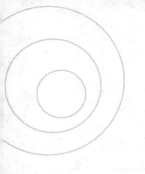

第一部分

中药调剂员职业资格训练要求

一、中药调剂员基本要求

模 块	单 元	节	知识点名称
0. 基本要求	0.1 职业道德	0.1.1 职业道德基础知识	0.1.1.1 道德的含义与特征
			0.1.1.2 职业道德
			0.1.1.3 医药职业道德
		0.1.2 中药调剂员职业守则	0.1.2.1 救死扶伤，不辱使命
			0.1.2.2 尊重患者，一视同仁
			0.1.2.3 依法执业，质量第一
			0.1.2.4 进德修业，珍视声誉
			0.1.2.5 尊重同仁，密切协作
	0.2 基础知识	0.2.1 中药识别基础知识	0.2.1.1 中药饮片的鉴别方法（性状鉴别）
			0.2.1.2 中药饮片的性能（四气五味）
			0.2.1.3 中药炮制的目的
		0.2.2 中医基础理论	0.2.2.1 阴阳五行学说
			0.2.2.2 藏象学说
			0.2.2.3 病因病机学说
			0.2.2.4 辨证与治则
		0.2.3 中成药基础知识	0.2.3.1 君、臣、佐、使原则
			0.2.3.2 丸剂、片剂的特点
		0.2.4 中药保管基础知识	0.2.4.1 影响中成药稳定性的外在因素
			0.2.4.2 各种剂型的保管方法
	0.3 法律、法规知识	0.3.1 《药品管理法》	0.3.1.1 《药品管理法》的立法宗旨、调整范围和方针、政策
			0.3.1.2 药品经营企业的管理
			0.3.1.3 药品的管理
			0.3.1.4 药品的包装管理
			0.3.1.5 药品的价格管理
			0.3.1.6 药品的广告管理
			0.3.1.7 禁止销售假药、劣药
			0.3.1.8 销售假药、劣药的法律责任

续表

模　块	单　元	节	知识点名称
0. 基本要求	0.3 法律、法规知识	0.3.2 《药品经营质量管理规范》	0.3.2.1　从事药品经营的营业人员的上岗规定
			0.3.2.2　企业中直接接触药品人员的健康要求
			0.3.2.3　药品质量的验收内容和方法
		0.3.3 《处方药与非处方药分类管理办法》	0.3.3.1　处方药的经营
			0.3.3.2　非处方药的分类、选用、销售、管理
			0.3.3.3　处方药、非处方药的广告规定
		0.3.4 《零售企业中药饮片质量管理办法》	0.3.4.1　药品零售企业的购销记录规定和内容
			0.3.4.2　药品经营不得从事有关活动的规定
	0.4 服务知识	0.4.1　规范	0.4.1.1　药店销售仪容规范
		0.4.2　用语	0.4.2.1　销售服务文明用语
	0.5 安全知识	0.5.1　生产	0.5.1.1　安全的生产

二、中药调剂员四级理论知识要求

模　块	单　元	节	名称·内容
1 饮片检识	1.1 中药识别	1.1.1　性状鉴别	1.1.1.1　根及根茎类中药的性状鉴别
			1.1.1.2　皮类、茎木类中药的性状鉴别
			1.1.1.3　花、叶类中药的性状鉴别
			1.1.1.4　果实及种子类中药的性状鉴别
			1.1.1.5　全草类中药的性状鉴别
			1.1.1.6　树脂树胶、动物、矿物、藻菌类及其他类中药的性状鉴别
		1.1.2　药用部位	1.1.2.1　根及根茎类中药的性状鉴别
			1.1.2.2　皮类、茎木类中药的性状鉴别
			1.1.2.3　花、叶类中药的性状鉴别
			1.1.2.4　果实及种子类中药的性状鉴别
			1.1.2.5　全草类中药的性状鉴别
			1.1.2.6　树脂树胶、动物、矿物、藻菌类及其他类中药的性状鉴别
		1.1.3　产地及采收加工	1.1.3.1　35种常用中药饮片的产地及采收加工方法
	1.2 中药检测	1.2.1　饮片变质	1.2.1.1　饮片败片的定义
			1.2.1.2　饮片翘片的定义
			1.2.1.3　饮片走味的定义
			1.2.1.4　饮片变色的定义
			1.2.1.5　饮片油片的定义
			1.2.1.6　饮片发霉的定义
		1.2.2　伪品鉴别	1.2.2.1　20种常见中药饮片伪品的名称

续表

模 块	单 元	节	名称·内容
2 饮片调剂	2.1 饮片计价	2.1.1 饮片价格构成	2.1.1.1 饮片价格构成知识（操作规程）
		2.1.2 饮片计价	2.1.2.1 饮片计价知识
	2.2 饮片调配	2.2.1 配伍禁忌	2.2.1.1 十八反的内容
			2.2.1.2 十九畏的内容
			2.2.1.3 妊娠禁忌的内容
		2.2.2 捣碎	2.2.2.1 需临方捣碎的饮片品种
	2.3 临方炮制	2.3.1 清炒法	2.3.1.1 炒黄的操作方法
			2.3.1.2 炒焦的操作方法
	2.4 饮片用法介绍	2.4.1 中医的治疗原则	2.4.1.1 因时制宜
			2.4.1.2 因地制宜
			2.4.1.3 因人制宜
		2.4.2 特殊人群的服药方法	2.4.2.1 特殊人群的服汤药的原则
			2.4.2.2 特殊人群的服汤药注意事项
		2.4.3 中药饮片的功能及分类	2.4.3.1 80 种常用中药饮片的功能
			2.4.3.2 80 种常用中药饮片的分类
	2.5 饮片保管养护	2.5.1 中药饮片	2.5.1.1 中药饮片养护与保管的方法
		2.5.2 贵细中药	2.5.2.1 贵细中药的养护与保管的注意事项
3 中成药调剂	3.1 中成药介绍	3.1.1 中成药应用知识	3.1.1.1 感冒清热颗粒、银翘解毒颗粒、藿香正气软胶囊、板蓝根颗粒、防风通圣丸的功效、主治和使用注意
			3.1.1.2 牛黄上清丸、清开灵口服液、清音丸、小儿咽扁颗粒的功效、主治和使用注意
			3.1.1.3 通宣理肺口服液、蛇胆川贝枇杷膏、小青龙合剂、急支糖浆、蛇胆陈皮胶囊、养阴清肺膏的功效、主治和使用注意
			3.1.1.4 麻仁润肠丸、茵栀黄口服液、保和丸、健胃消食片、良附丸、左金丸、四君子丸的功效、主治及注意事项
			3.1.1.5 七叶神安片、银杏叶片、元胡止痛片、参芍片的功效、主治及注意事项
			3.1.1.6 生脉饮（胶囊）肾骨胶囊、肾宝合剂、普乐安片、固本益肠片、大补阴丸、六味地黄丸的功效、主治及注意事项
			3.1.1.7 新型狗皮膏、二妙丸、祖师麻片、天麻丸的功效、主治及注意事项
			3.1.1.8 全天麻胶囊、十滴水、降脂灵片的功效、主治和使用注意
			3.1.1.9 银翘解毒颗粒、藿香正气软胶囊、小青龙合剂、养阴清肺膏、保和丸、左金丸、四君子丸、生脉饮（胶囊）、大补阴丸、六味地黄丸的组成
		3.1.2 处方的"四查十对"	3.1.2.1 四查
			3.1.2.2 十对

模　块	单　元	节	名称·内容	
·3 中成药调剂	3.2 中成药保管养护	3.2.1 中成药养护保管知识	3.2.1.1	颗粒剂的养护
			3.2.1.2	片剂的养护
			3.2.1.3	胶囊剂的养护
			3.2.1.4	注射剂的养护
			3.2.1.5	滴丸剂的养护
			3.2.1.6	栓剂的养护
			3.2.1.7	喷雾剂的养护
		3.2.2 注意事项	3.2.2.1	含贵重中成药的养护、保管和注意事项
	3.3 售后服务	3.3.1 咨询	3.3.1.1	咨询服务的方式
			3.3.1.2	顾客用药咨询记录规范
		3.3.2 投诉处理	3.3.2.1	处理顾客投诉的技巧
			3.3.2.2	顾客投诉的处理原则

三、中药调剂员四级操作技能要求

模　块	单　元	节	名称·内容	
1 饮片检识	1.1 中药识别	1.1.1 中药饮片的识别	1.1.1.1	根及根茎类中药饮片的识别
			1.1.1.2	皮类、茎木类中药饮片的识别
			1.1.1.3	花、叶类中药饮片的识别
			1.1.1.4	果实及种子类中药饮片的识别
			1.1.1.5	全草类中药饮片的识别
			1.1.1.6	其他类中药饮片的识别
		1.1.2 中药饮片的药用部位	1.1.2.1	根及根茎类中药饮片的药用部位
			1.1.2.2	皮类、茎木类中药饮片的药用部位
			1.1.2.3	花叶类中药饮片的药用部位
			1.1.2.4	果实及种子类中药饮片的药用部位
			1.1.2.5	全草类中药饮片的药用部位
			1.1.2.6	其他类中药饮片的药用部位
2 饮片调剂	2.1 饮片调配	2.1.1 准备工作	2.1.1.1	着装准备
			2.1.1.2	工具准备
		2.1.2 处方调配	2.1.2.1	持戥的正确姿势
			2.1.2.2	配方前审核处方
			2.1.2.3	逐剂回戥称取中药饮片，分戥的正确性
			2.1.2.4	调配处方的合理摆放
			2.1.2.5	正确处理需特殊煎煮的药物
			2.1.2.6	按规范动作进行调配后自查
			2.1.2.7	签字
		2.1.3 包装捆扎	2.1.3.1	特殊处理中药饮片的小药包
			2.1.3.2	处方调配后中药饮片大药包的包包和捆扎
		2.1.4 结束工作	2.1.4.1	清场
		2.1.5 发药	2.1.5.1	递药
			2.1.5.2	介绍特殊处理药物
		2.1.6 称重	2.1.6.1	单味药剂量准确（±3%之间）
			2.1.6.2	全方剂量准确（±5%之间）
		2.1.7 时间	2.1.7.1	调配时间

续表

模块	单元	节	名称·内容
3 中成药调剂	3.1 中成药介绍	3.1.1 中成药辨证用药	3.1.1.1 根据所给病人的症状、体征进行辨证
			3.1.1.2 根据辨证结果给予相应的治疗方法
			3.1.1.3 根据治疗方法选择合适的中成药

四、中药调剂员三级理论知识要求

模 块	单 元	节	知识点名称
1 饮片检识	1.1 中药识别	1.1.1 中药饮片的识别	1.1.1.1 根及根茎类中药的性状鉴别
			1.1.1.2 皮类、茎木类中药的性状鉴别
			1.1.1.3 花、叶类中药的性状鉴别
			1.1.1.4 果实及种子类中药的性状鉴别
			1.1.1.5 全草类中药的性状鉴别
			1.1.1.6 树脂树胶、动物、矿物、藻菌类及其他类中药的性状鉴别
		1.1.2 来源、产地、采收加工	1.1.2.1 40种中药饮片的来源、产地、采收加工
	1.2 中药鉴别	1.2.1 常见的伪品	1.2.1.1 40种中药饮片常见的伪品
2 饮片调剂	2.1 处方审核	2.1.1 患者情况	2.1.1.1 姓名、性别、职业、年龄
		2.1.2 毒剧、麻醉中药	2.1.2.1 毒性中药的用法与用量
			2.1.2.2 副作用大的中药不良反应和用法用量
			2.1.2.3 植物类毒性中药
			2.1.2.4 动物类毒性中药
			2.1.2.5 矿物类毒性中药
		2.1.3 用药禁忌	2.1.3.1 十八反
			2.1.3.2 十九畏
			2.1.3.3 妊娠禁忌
		2.1.4 并开药	2.1.4.1 并开药的药味和药名
		2.1.5 别名	2.1.5.1 常用中药饮片的常见别名
	2.2 饮片调配	2.2.1 品种	2.2.1.1 串油、串料饮片
			2.2.1.2 贵细饮片的品种
		2.2.2 影响	2.2.2.1 不同炮制方法对中药饮片疗效的影响
	2.3 调配复核	2.3.1 核对人员条件	2.3.1.1 具有审方的能力
			2.3.1.2 辨别各类中药的能力
		2.3.2 内容和注意点	2.3.2.1 调配药味的核对
			2.3.2.2 处方应配的核对
			2.3.2.3 药物剂量的核对
			2.3.2.4 特殊处理的核对
			2.3.2.5 配伍禁忌的核对
			2.3.2.6 孕妇禁忌药物的核对
			2.3.2.7 毒性中药和药性峻猛中药用法用量的核对

模 块	单 元	节	知识点名称
2 饮片调剂	2.4 临方炮制	2.4.1 辅料	2.4.1.1 黄酒在中药炮制中的应用
			2.4.1.2 醋在中药炮制中的应用
			2.4.1.3 盐在中药炮制中的应用
		2.4.2 操作方法	2.4.2.1 酒炙的操作方法
			2.4.2.2 醋炙的操作方法
			2.4.2.3 盐炙的操作方法
	2.5 中药饮片 介绍	2.5.1 贵细饮片	2.5.1.1 贵细饮片的应用知识
			2.5.1.2 贵细饮片的家庭储藏知识
		2.5.2 中药的保健作用	2.5.2.1 药食同源的中药品种
			2.5.2.2 食疗保健的基本知识
3 中成药调剂	3.1 中医辨证 施治	3.1.1 辨证	3.1.1.1 气虚、血虚的辨证要点
			3.1.1.2 气滞、血瘀的辨证要点
		3.1.2 常用方剂在治疗中应用	3.1.2.1 逍遥散的组成和功效主治
			3.1.2.2 补中益气汤的组成和功效主治
			3.1.2.3 归脾汤的组成和功效主治
			3.1.2.4 小青龙汤的组成和功效主治
			3.1.2.5 桑菊饮的组成和功效主治
			3.1.2.6 理中丸的组成和功效主治
			3.1.2.7 小建中汤的组成和功效主治
			3.1.2.8 左归丸的组成和功效主治
			3.1.2.9 右归丸的组成和功效主治
			3.1.2.10 保和丸的组成和功效主治
	3.2 中成药 介绍	3.2.1 功效、主治及注意事项	3.2.1.1 50 种中成药的功效、主治及注意事项
		3.2.2 主要药物组成	3.2.2.1 30 种中成药的主要药物组成
		3.2.3 正确服用方法	3.2.3.1 中成药的正确服用方法
	3.3 中成药 养护	3.3.1 中成药验收	3.3.1.1 中成药验收的有关规定
		3.3.2 中成药质量	3.3.2.1 中成药外观质量判别
			3.3.2.2 中成药的效期管理

五、中药调剂员三级技能要求

模 块	单 元	节	名称·内容
1 饮片检识	1.1 中药识别	1.1.1 中药饮片的识别	1.1.1.1 根及根茎类中药的识别
			1.1.1.2 皮类、茎木类中药的识别
			1.1.1.3 花、叶类中药的识别
			1.1.1.4 果实及种子类中药的识别
			1.1.1.5 全草类中药的识别
			1.1.1.6 树脂树胶、动物、矿物、藻菌类及其他类中药的识别

续表

模 块	单元	节	名称·内容
1 饮片检识	1.1 中药识别	1.1.2 中药饮片的药用部位	1.1.2.1 根及根茎类中药的药用部位
			1.1.2.2 皮类、茎木类中药的药用部位
			1.1.2.3 花、叶类中药的药用部位
			1.1.2.4 果实及种子类中药的药用部位
			1.1.2.5 全草类中药的药用部位
			1.1.2.6 树脂树胶、动物、矿物、藻菌类及其他类中药的药用部位
2 饮片调剂	2.1 饮片调配	2.1.1 准备工作	2.1.1.1 着装准备
			2.1.1.2 工具准备
		2.1.2 处方调配	2.1.2.1 持戥的正确姿势
			2.1.2.2 配方前审核处方
			2.1.2.3 逐剂回戥称取中药饮片，分戥的正确性
			2.1.2.4 调配处方的合理摆放
			2.1.2.5 正确处理需特殊煎煮的药物
			2.1.2.6 按规范动作进行调配后自查
			2.1.2.7 签字
		2.1.3 包装捆扎	2.1.3.1 特殊处理中药饮片的小药包
			2.1.3.2 处方调配后中药饮片大药包的包包和捆扎
		2.1.4 结束工作	2.1.4.1 清场
		2.1.5 发药	2.1.5.1 递药
			2.1.5.2 介绍特殊处理药物
		2.1.6 称重的准确性	2.1.6.1 单味药剂量准确（±3%之间）
			2.1.6.2 全方剂量准确（±5%之间）
		2.1.7 调配时间	2.1.7.1 完成时间
	2.2 处方审核	2.2.1 格式	2.2.1.1 处方的格式
		2.2.2 药味和剂量	2.2.2.1 毒性中药的用法与用量
			2.2.2.2 副作用大的中药不良反应和用法用量
		2.2.3 用药禁忌	2.2.3.1 十八反
			2.2.3.2 十九畏
			2.2.3.3 妊娠禁忌
		2.2.4 并开药	2.2.4.1 中药的并开药的写法
		2.2.5 别名	2.2.5.1 中药的别名
		2.2.6 处方的核对	2.2.6.1 处方应配的核对
			2.2.6.2 药物剂量的核对
			2.2.6.3 特殊处理的核对
	2.3 调配复核	2.3.1 辨别能力	2.3.1.1 调配药味的核对
			2.3.1.2 容易混淆的中药饮片的辨别
3 中成药调剂	3.1 中成药介绍	3.1.1 常见病的中成药应用	3.1.1.1 根据所给病例进行辨证
			3.1.1.2 写出辨证的依据
			3.1.1.3 根据辨证结果给出相应的治法
			3.1.1.4 根据治法介绍合适的中成药

模　块	单元	节	名称·内容
3 中成药调剂	3.2 中成药的 陈列码放	3.2.1 药品分类码放的原则	3.2.1.1　药品与非药品分开区域
			3.2.1.2　内服药与外用药分开区域
			3.2.1.3　处方药与非处方药分开区域
		3.2.2 药品的分科码放	3.2.2.1　内科
			3.2.2.2　外科
			3.2.2.3　妇科
			3.2.2.4　儿科
			3.2.2.5　骨伤科
			3.2.2.6　五官科
			3.2.2.7　证型相对集中
		3.2.3 摆放整齐原则	3.2.3.1　商品正面向前（可立放，也可平放），不能倒置，但50ml以上的液体剂型应立放，不能卧放
			3.2.3.2　同一药品摆放在一起（前后摆放，但不得有间隙）
			3.2.3.3　同品名或同品种不同规格药品相邻摆放，相邻品种间的间隙不能过大（不超过二指距离）

第二部分

理论知识和技能操作习题集

一、中药调剂员基本要求习题

（一）职业道德

1. 0.1.1 道德是人类社会特有的，由社会经济关系决定，依靠社会舆论、传统习惯和内心信念等方式来调整人与人、个人与社会、个人与自然之间关系的特殊行为规范的总和（　　）。
A. 正确　　　　B. 错误

2. 0.1.1 不属于药品销售人员个人仪容仪表规范基本要求的是（　　）。
A. 精神饱满　　B. 服饰整洁
C. 仪表得体　　D. 高贵典雅

3. 0.1.1.1 关于"道德"，下列说法错误的是（　　）。
A. "道"是一种原则
B. "道"是事物运动和变化的原则
C. "德"是指实行原则有所得
D. 道德是原则和规范，但无法调节人与人之间的关系

4. 0.1.1.1 道德以善恶作为评价标准，表现为对人们行为示范和劝阻的统一（　　）。
A. 正确　　　　B. 错误

5. 0.1.1.1 道德的作用范围比法律更广（　　）。
A. 正确　　　　B. 错误

6. 0.1.1.1 下列不属于职业道德特征的是（　　）。
A. 鲜明的行业性
B. 表现形式的多样性
C. 一定的强制性
D. 自觉性

7. 0.1.1.1 下列不属于道德特征的是（　　）。
A. 维护社会生活秩序

B. 自觉性
C. 以善恶为评价标准
D. 以法规为评价标准

8. 0.1.1.1 道德和其他规范相比，具有以下特征（　　）。
A. 具有维护社会生活秩序功能
B. 具有自觉性
C. 道德作用的范围更加广泛
D. 具有行业性
E. 具有强制性

9. 0.1.1.1 道德是以什么作为评价标准（　　）。
A. 善恶　　　　B. 法律
C. 习俗　　　　D. 宗教

10. 0.1.1.1 以下哪项描述不符合职业道德的特征（　　）。
A. 有鲜明的行业性
B. 表现形式的统一性
C. 内容上的稳定性和连续性
D. 具有一定的强制性

11. 0.1.1.1 道德具有维护社会生活秩序的功能（　　）。
A. 正确　　　　B. 错误

12. 0.1.1.1 道德规范不是由专门机构制定的，而是依靠社会舆论、教育、传统的习惯形成的（　　）。
A. 正确　　　　B. 错误

13. 0.1.1.1 下列哪项不是道德的特征（　　）。
A. 维持社会持续的功能
B. 具有自觉性
C. 作用范围广泛
D. 具有强制性

14. 0.1.1.1 道德以法规作为评价标准，表现为对人们行为示范和劝阻的

统一（　　　）。

　　A. 正确　　　　　B. 错误

15. 0.1.1.1 道德规范是由专门机构制定的（　　　）。

　　A. 正确　　　　　B. 错误

16. 0.1.1.1 道德的特征包括（　　　）。

　　A. 具有维护社会生活秩序的功能

　　B. 具有自觉性的特征

　　C. 作用范围广泛

　　D. 以善恶作为评价标准

　　E. 具有强制性

17. 0.1.1.1 道德的含义包括（　　　）。

　　A. 由一定社会的经济关系所决定

　　B. 以善恶为评价标准

　　C. 依靠社会舆论和人们内心信念的力量

　　D. 调整人与人之间关系

　　E. 调整个人与社会之间关系

18. 0.1.1.1 反映各个领域的道德，相应地有以下几种，不包括（　　　）。

　　A. 职业道德　　　B. 经营道德

　　C. 家庭道德　　　D. 社会公道

19. 0.1.1.1 下列哪项不是道德的特征（　　　）？

　　A. 维持社会持续的功能

　　B. 具有自觉性

　　C. 作用范围广泛

　　D. 道德败坏，必须受到法律的制裁

20. 0.1.1.1 道德和其他规范相比，不具有以下特征（　　　）。

　　A. 具有维护社会生活秩序功能

　　B. 具有自觉性

　　C. 道德作用的范围更加广泛

　　D. 具有行业性

21. 0.1.1.1 道德随时代的不同而改变，具有不稳定性（　　　）。

　　A. 正确　　　　　B. 错误

22. 0.1.1.1 道德按照社会生活的结构可分为（　　　）。

　　A. 家庭道德　　　B. 社会公德

　　C. 职业道德　　　D. 个人道德

　　E. 医药道德

23. 0.1.1.1 道德规范不是由专门机构制定的，具有很强的稳定性（　　　）。

　　A. 正确　　　　　B. 错误

24. 0.1.1.1 道德按照社会生活结构可分为家庭道德、社会公德和职业道德（　　　）。

　　A. 正确　　　　　B. 错误

25. 0.1.1.1 下列关于道德的特征，理解错误的是（　　　）。

　　A. 道德具有维护社会秩序的功能

　　B. 道德通过社会舆论来保证实施

　　C. 道德通过传统习俗来保证实施

　　D. 道德的作用范围与法律一样

26. 0.1.1.1 道德的评价标准是（　　　）。

　　A. 善恶　　　　　B. 法律

　　C. 习俗　　　　　D. 宗教

27. 0.1.1.1 道德与法律相比较，法律的作用范围更广（　　　）。

　　A. 正确　　　　　B. 错误

28. 0.1.1.1 诚实守信是做人的基本准则，也是社会主义职业道德的精髓（　　　）。

　　A. 正确　　　　　B. 错误

29. 0.1.1.1 道德具有维护社会生活秩序的功能（　　　）。

　　A. 正确　　　　　B. 错误

30. 0.1.1.2 职业道德是一定范围内道德调整的特殊方式，它不具有的特性（　　　）。

　　A. 行业性鲜明

　　B. 形式单一

　　C. 内容相对稳定和连续

　　D. 一定强制性

31. 0.1.1.2 哪一点不是职业道德的特征（　　）。
    A. 具有大公无私的社会主义特点
    B. 具有表现形式的多样性
    C. 具有一定的强制性
    D. 具有鲜明的行业特征

32. 0.1.1.2 道德具有维护社会秩序的功能（　　）。
    A. 正确　　　　　B. 错误

33. 0.1.1.2 下列关于职业道德的特征表述错误的是（　　）。
    A. 有鲜明的行业性
    B. 表现形式的多样性
    C. 具有内容上的相对稳定性和连续性
    D. 不具备强制性

34. 0.1.1.2 下列特征中，不是职业道德特点的是（　　）。
    A. 具有鲜明的行业性
    B. 具有制约性
    C. 表达形式的多样性
    D. 具有时代性

35. 0.1.1.2 不属于职业道德特征的是（　　）。
    A. 行业性　　　　B. 强制性
    C. 时代性　　　　D. 法律性

36. 0.1.1.2 职业道德的特征不包括（　　）。
    A. 普遍性　　　　B. 行业性
    C. 强制性　　　　D. 时代性

37. 0.1.1.2 从事一定职业的人们在其职业活动中所应遵循的道德原则、规范以及与之相适应的道德观念、道德情操和道德品质的总和是（　　）。
    A. 职业道德　　　B. 道德
    C. 法律　　　　　D. 纪律

38. 0.1.1.2 职业道德的社会作用有：调节从业人员之间的关系、调节从业人员与服务对象之间的关系、维护和

提高行业的信誉、促进行业发展、提高社会道德水平（　　）。
    A. 正确　　　　　B. 错误

39. 0.1.1.2 不是职业道德的特点的是（　　）。
    A. 鲜明的行业性
    B. 法律的制约性
    C. 相对的稳定性
    D. 表达形式的多样性

40. 0.1.1.2 职业道德的特征包括（　　）。
    A. 具有鲜明的行业特征
    B. 具有表现形式的多样性
    C. 具有内容上的相对稳定性和连续性
    D. 具有一定的强制性
    E. 具有大公无私的社会主义特点

41. 0.1.1.2 下列特征中，不是职业道德特点的是（　　）。
    A. 具有鲜明的行业性
    B. 具有自觉性
    C. 表达形式的多样性
    D. 具有时代性

42. 0.1.1.2 职业道德的特征包括（　　）。
    A. 普遍性　　　　B. 行业性
    C. 强制性　　　　D. 时代性
    E. 多样性

43. 0.1.1.2 下列属于职业道德特征的是（　　）。
    A. 鲜明的行业性
    B. 表现形式的多样性
    C. 一定的强制性
    D. 内容的稳定性和连续性
    E. 时代性

44. 0.1.1.2 道德规范与其他规范相比，具有以下特征（　　）。
    A. 道德规范不是由专门机构制定的，而是依靠社会舆论、教育、传统的习惯

形成的

B. 道德通过社会舆论、传统习俗和人们的内心信念等来保证实施，具有自觉性的特征

C. 法律的作用范围比道德的作用范围更广泛

D. 道德以善恶作为评价标准，表现为对人们行为示范和劝阻的统一

E. 道德具有维护社会生活秩序的功能

45. 0.1.1.2　具有以下一些特征：具有鲜明的行业性；具有表现形式的多样性；具有内容上的相对稳定性和连续性；具有一定的强制性；具有时代性是（　　）。

A. 社会公德　　B. 家庭美德
C. 职业道德　　D. 宗教

46. 0.1.1.2　不属于职业道德特征的是（　　）。

A. 多样性　　B. 流行性
C. 时代性　　D. 法律性

47. 0.1.1.3　爱岗敬业是社会主义职业道德的基础，诚实守信是社会主义职业道德的精髓（　　）。

A. 正确　　B. 错误

48. 0.1.1.3　社会主义职业道德的基本规范中不包括（　　）。

A. 热爱集体　　B. 诚实守信
C. 办事公道　　D. 服务群众

49. 0.1.1.3　社会主义职业道德的基础是（　　）。

A. 爱岗敬业　　B. 诚实守信
C. 办事公道　　D. 奉献社会

50. 0.1.1.3　以下不是社会主义职业道德主要内容的是（　　）。

A. 爱岗敬业　　B. 质量第一
C. 诚实守信　　D. 服务群众

51. 0.1.1.3　社会主义职业道德的出发点和归宿是（　　）。

A. 爱岗敬业　　B. 诚实守信
C. 服务群众　　D. 奉献社会

52. 0.1.1.3　社会主义医药职业道德的原则不包括（　　）。

A. 救死扶伤，实行革命的人道主义

B. 以病人利益为最高标准，提供安全、有效、经济的药品

C. 全心全意为人民服务

D. 遵纪守法，爱岗敬业

53. 0.1.1.3　社会主义职业道德的核心是（　　）。

A. 热爱集体　　B. 诚实守信
C. 办事公道　　D. 为人民服务

54. 0.1.1.3　社会主义职业道德的基本规范和主要内容是（　　）。

A. 爱岗敬业　　B. 诚实守信
C. 办事公道　　D. 服务群众
E. 救死扶伤、防病治病

55. 0.1.1.3　下列描述符合职业道德特征的是（　　）。

A. 鲜明的行业性

B. 表现形式的多样性

C. 内容上的相对稳定性和连续性

D. 一定的强制性

E. 时代性

56. 0.1.1.3　社会主义职业道德主要内容有（　　）。

A. 爱岗敬业　　B. 诚实守信
C. 办事公道　　D. 服务群众
E. 奉献社会

57. 0.1.1.3　关于社会主义职业道德的基本要求，说法有误的是（　　）。

A. 爱岗敬业　　B. 诚实劳动
C. 办事公道　　D. 服务群众
E. 奉献社会

58. 0.1.1.3　下列属于社会主义职业道德的主要内容和基本规范的是（　　）。

A. 爱岗敬业　　B. 诚实守信

C. 办事公道　　D. 服务群众

E. 协同合作

59. 0.1.1.3　社会主义职业道德的基本要求中没有（　　）。

A. 尊老爱幼　　B. 爱岗敬业

C. 办事公道　　D. 服务群众

60. 0.1.1.3　社会主义职业道德的基础是（　　）。

A. 爱岗敬业　　B. 诚实守信

C. 办事公道　　D. 奉献社会

61. 0.1.1.4　医药职业道德的基本原则不包括（　　）。

A. 以药品为中心

B. 防病治病

C. 人道主义

D. 全心全意为人民服务

62. 0.1.1.4　下列哪项不是医药职业道德的特点（　　）。

A. 专业性

B. 共同性

C. 实践性和稳定性

D. 继承性和连续性

63. 0.1.1.4　救死扶伤防病治病，实行社会主义人道主义，全心全意为人民身心健康服务是（　　）。

A. 道德的基本原则

B. 医药职业道德的基本原则

C. 社会主义职业道德的基本原则

D. 职业道德的基本原则

64. 0.1.1.4　全心全意为人民身心健康服务是医药职业道德原则的根本目的（　　）。

A. 正确　　　　B. 错误

65. 0.1.1.4　属于医药职业道德基本原则之一的是（　　）。

A. 全心全意为人民健康服务

B. 严谨治学，理明术精

C. 宣传医药知识，承担保健职责

D. 谦虚谨慎，团结协作

66. 0.1.1.4　救死扶伤，防病治病，实行社会主义人道主义，全心全意为人民身心健康服务是社会主义职业道德的基本原则（　　）。

A. 正确　　　　B. 错误

67. 0.1.1.4　医药职业道德的基本原则是（　　）。

A. 救死扶伤　　B. 尊重患者

C. 依法执业　　D. 进德修业

68. 0.1.1.4　医药职业道德的基本原则是（　　）。

A. 爱岗敬业

B. 诚实守信

C. 救死扶伤，防病治病

D. 奉献社会

69. 0.1.1.4　医药职业道德的最终目标是（　　）。

A. 救死扶伤

B. 防病治病

C. 实行社会主义人道主义

D. 全心全意为人民身心健康服务

70. 0.1.1.4　中药调剂员在名片或胸卡上应该印有各种学术、职称、学历等荣誉（　　）。

A. 正确　　　　B. 错误

71. 0.1.1.4　"救死扶伤，防病治病，实行社会主义人道主义，全心全意为人民身心健康服务"是职业道德的基本原则（　　）。

A. 正确　　　　B. 错误

72. 0.1.1.4　医药人员必须坚持的最高宗旨是（　　）。

A. 救死扶伤

B. 防病治病

C. 实现社会主义人道主义

D. 全心全意为人民身心健康服务

73. 0.1.1.4　不是医药职业道德的特点的是（　　）。

A. 共同性　　　　B. 强制性

C. 稳定性　　　　D. 继承性

74. 0.1.1.4　共同性不是医药职业道德的特点。（　　）

A. 正确　　　　　B. 错误

75. 0.1.1.4　稳定性是医药职业道德的特点。（　　）

A. 正确　　　　　B. 错误

76. 0.1.1.4　不属于医药职业道德的特点范畴的是（　　）。

A. 共同性

B. 实践性和稳定性

C. 继承性和连续性

D. 经济性

77. 0.1.1.4　医药职业道德原则的根本目的是（　　）。

A. 救死扶伤

B. 防病治病

C. 全心全意为人民服务

D. 实行社会主义人道主义

78. 0.1.1.4　医药职业道德的基本原则不包括（　　）。

A. 以病人利益为最高标准

B. 全心全意为人民服务

C. 继承发展中医中药

D. 救死扶伤

79. 0.1.1.4　医药职业道德的基本原则是（　　）。

A. 办事公道，奉献社会

B. 救死扶伤，防病治病，实行社会主义人道主义，全心全意为人民身心健康服务

C. 努力为社会、为他人健康服务

D. 服务群众

80. 0.1.1.4　连继性是医药职业道德的特点。（　　）

A. 正确　　　　　B. 错误

81. 0.1.1.4　救死扶伤，防病治病，实行社会主义人道主义，全心全意为人民身心健康服务是社会主义职业道德的基本原则（　　）。

A. 正确　　　　　B. 错误

82. 0.1.1.4　医药职业道德具有的特征是（　　）。

A. 共同性　　　　B. 实践性

C. 稳定性　　　　D. 继承性

E. 连续性

83. 0.1.1.4　下列属于中药调剂员职业守则的是（　　）。

A. 救死扶伤、不辱使命

B. 尊重患者，一视同仁

C. 依法执业，效益第一

D. 进德修业，珍视声誉

E. 尊重同仁，密切协作

84. 0.1.1.4　中药调剂员在名片或胸卡上不应该印有各种学术、职称、学历等荣誉（　　）。

A. 正确　　　　　B. 错误

85. 0.1.1.4　医药职业道德原则的最终目标是全心全意为人民身心健康服务（　　）。

A. 正确　　　　　B. 错误

86. 0.1.1.4　爱岗敬业是医药职业道德的基本原则。（　　）

A. 正确　　　　　B. 错误

87. 0.1.1.4　医药职业道德具有共同性、稳定性、继承性等特点（　　）。

A. 正确　　　　　B. 错误

88. 0.1.1.4　具有共同性、实践性和稳定性、继承性和连续性特征是（　　）。

A. 职业道德　　B. 社会公德

C. 医药职业道德　D. 家庭美德

89. 0.1.1.4　医药职业道德的基本原则不包括（　　）。

A. 以药品为中心

B. 防病治病

C. 安全合理用药

D. 全心全意为人民服务

90. 0.1.1.4 药学职业道德的基本原则有（ ）。

A. 提高药品质量，保证药品安全有效

B. 实行社会主义人道主义

C. 全心全意为人民健康服务

D. 维护药学行业的声誉和利益

E. 与同行合作

91. 0.1.1.4 尊老爱幼是医药职业道德的基本原则。（ ）

A. 正确　　　　B. 错误

92. 0.1.1.4 医药职业道德的基本原则是（ ）。

A. 救死扶伤　　B. 尊重患者

C. 依法执业　　D. 进德修业

93. 0.1.1.4 医药人员必须坚持的最高宗旨是（ ）。

A. 救死扶伤

B. 防病治病

C. 实现社会主义人道主义

D. 全心全意为人民身心健康服务

94. 0.1.2 中药调剂员职业守则不包括（ ）。

A. 救死扶伤　　B. 尊重患者

C. 依法执业　　D. 注重经济

95. 0.1.2 中药调剂员职业守则包括（ ）。

A. 救死扶伤　　　　B. 尊重患者

C. 依法执业　　　　D. 注重经济

E. 防病治病

96. 0.1.2.1 为患者及公众服务，应该纠正的做法是（ ）。

A. 以患者生命安全为最高利益

B. 以公众健康利益为最高利益

C. 以企业战略效益为最高利益

D. 专注于技能的提高

97. 0.1.2.1 中药调剂员的最高行为准则是（ ）。

A. 尊重同仁，密切协作

B. 进德修业，珍视声誉

C. 救死扶伤，不辱使命

D. 依法执业，质量第一

98. 0.1.2.1 中药调剂员应当以维护患者和公众的生命安全和健康利益为最高行为准则（ ）。

A. 正确　　　　　B. 错误

99. 0.1.2.1 中药调剂员应当时刻为患者着想，竭尽全力为患者解除病痛（ ）。

A. 正确　　　　　B. 错误

100. 0.1.2.1 中药调剂员应当以维护患者的（ ）和公众的为最高行为准则。

A. 身体健康

B. 生命安全和健康利益

C. 最大利益

D. 安全

101. 0.1.2.1 调剂员应当以自己的专业知识、技能和良知，尽心、尽职、尽责地为患者及公众服务、（ ）。

A. 以维护患者和公众的生命安全和病痛为最高行为准则

B. 以维护患者和公众的生命安全和健康利益为最高行为准则

C. 以维护患者和公众的生命安全和利益为最高行为准则

D. 以维护患者和公众的生命安全和隐私为最高行为准则

102. 0.1.2.1 以实行人道主义为己任，时刻为患者着想，竭尽全力为患者解除病痛体现中药调剂员的职业守则是（ ）。

A. 救死扶伤，不辱使命

B. 尊重患者，一视同仁

C. 依法执业，质量第一

D. 进德修业，珍视声誉

103. 0.1.2.1 珍视声誉，进德修业是中药调剂员的最高行为准则。（ ）

A. 正确　　　　B. 错误

104. 0.1.2.1　中药调剂员职业守则是（　　）。

A. 救死扶伤，不辱使命

B. 尊重患者，一视同仁

C. 大公无私，维护单位利益

D. 依法执业，质量第一

E. 进德修业，珍视声誉

105. 0.1.2.1　中药调剂员的最高行为准则是救死扶伤、不辱使命（　　）。

A. 正确　　　　B. 错误

106. 0.1.2.1　中药调剂员应当以维护患者和公众的用药安全和健康利益为最高行为准则，医生应该为患者着想，竭尽全力为患者解除病痛（　　）。

A. 正确　　　　B. 错误

107. 0.1.2.1　中药调剂员应当以维护患者的（　　）和公众的为最高行为准则。

A. 身体健康

B. 生命安全和健康利益

C. 最大利益

D. 安全

108. 0.1.2.1　在患者和公众生命安全存在危险的紧急情况下，为了患者及公众的利益，从业人员应当提供必要的（　　）。

A. 药学服务　　B. 救助措施

C. 药品　　　　D. 物品

E. 保健品

109. 0.1.2.1　中药调剂员应当以救死扶伤、实行人道主义为己任（　　）

A. 正确　　　　B. 错误

110. 0.1.2.1　中药调剂员应当珍视声誉，模范遵守社会公德，提高职业道德水准（　　）。

A. 正确　　　　B. 错误

111. 0.1.2.2　中药调剂员对待患者应一视同仁，应当为患者提供必要的药学服务和救助措施（　　）。

A. 正确　　　　B. 错误

112. 0.1.2.2　中药调剂员应按规定着装，佩戴标明其姓名，技术能力，学历，职称，社会职务的胸卡（　　）。

A. 正确　　　　B. 错误

113. 0.1.2.2　中药调剂员对于在从业过程中知晓的患者的隐私，不得无故泄漏（　　）。

A. 正确　　　　B. 错误

114. 0.1.2.2　按规定着装，佩戴胸卡，举止文明体现中药调剂员的职业守则是（　　）。

A. 救死扶伤，不辱使命

B. 尊重患者，一视同仁

C. 依法执业，质量第一

D. 进德修业，珍视声誉

115. 0.1.2.2　中药调剂员与病人之间的道德准则是（　　）。

A. 共同努力，发展药学科学

B. 团结协作，紧密配合

C. 尊重人格，保护隐私

D. 互相关心，维护集体荣誉

116. 0.1.2.2　中药调剂员的最高行为准则不包括（　　）。

A. 患者的生命安全

B. 患者的身体健康

C. 公众的生命安全

D. 公众的用药安全

117. 0.1.2.2　中药调剂员对在从业过程中知晓的患者隐私，可以泄露（　　）。

A. 正确　　　　B. 错误

118. 0.1.2.2　中药调剂员在从业过程中知晓患者的隐私，不得无故泄漏，体现了中药调剂员职业守则中的（　　）。

A. 救死扶伤，不辱使命

B. 尊重患者，一视同仁

C. 依法执业，质量第一

D. 进德修业，珍视声誉

119. 0.1.2.2 中药调剂员在从业过程中必须尊重患者隐私（　　）。

A. 正确　　　　B. 错误

120. 0.1.2.3 下列中药调剂员的职业行为中不合法（　　）。

A. 熟练掌握药品的性质

B. 为提高患者依从性，可不介绍罕见的不良反应

C. 向患者讲述药品储藏条件

D. 向患者讲述注意事项

121. 0.1.2.3 依法执业，质量第一要求中药调剂员应当（　　）。

A. 办事公道，奉献社会

B. 遵守药品法规，确保药品质量和药学服务质量，保证公众用药安全

C. 模范遵守社会公德，提高职业道德水准

D. 不断完善和扩充专业知识

122. 0.1.2.3 中药调剂员可以采用有奖销售、附赠药品等销售方式向公众促销药品（　　）。

A. 正确　　　　B. 错误

123. 0.1.2.3 中药调剂员向患者准确解释药品说明书，体现了中药调剂员职业守则中的（　　）。

A. 救死扶伤，不辱使命

B. 尊重患者，一视同仁

C. 依法执业，质量第一

D. 进德修业，珍视声誉

124. 0.1.2.3 为了提高销售额，中药调剂员在向患者解释药品说明书时，应该多介绍药品的疗效，尽力避免提及药品的不良反应（　　）。

A. 正确　　　　B. 错误

125. 0.1.2.3 中药调剂员应当向患者（　　）解释药品说明书。

A. 详尽　　　　B. 大概

C. 详细　　　　D. 准确

126. 0.1.2.3 调剂员不得夸大药品的疗效，也不得故意对可能出现的用药风险做不恰当的表述或做虚假承诺，应当客观地告知患者使用药品可能出现的（　　）。

A. 禁忌

B. 不良反应

C. 功能主治和适应症

D. 作用机理

127. 0.1.2.3 遵守药品管理法律法规，科学指导用药，确保药品质量体现中药调剂员的职业守则是（　　）。

A. 救死扶伤，不辱使命

B. 尊重患者，一视同仁

C. 依法执业，质量第一

D. 进德修业，珍视声誉

128. 0.1.2.3 中药调剂员认真熟悉药物的功效主治符合哪项职业守则（　　）。

A. 尊重患者，一视同仁

B. 救死扶伤，不辱使命

C. 依法执业，质量第一

D. 进德修业，珍视声誉

129. 0.1.2.3 中药调剂员应当客观地告知患者使用药品可能出现的不良反应（　　）。

A. 正确　　　　B. 错误

130. 0.1.2.3 下列除哪项外，都是以质量为本，诚实守信经营的具体要求（　　）。

A. 服务热情，救死扶伤

B. 重质量，重服务，重信誉

C. 诚实劳动，合法经营

D. 实事求是，不讲假话

131. 0.1.2.3 进德修业，珍视声誉的职业守则要求中药调剂员做到（　　）。

A. 熟悉药物的功效主治

B. 回答用药疑问

C. 公平竞争

D. 言语、举止文明礼貌

132. 0.1.2.3 为了提高销售额，中药调剂员在向患者解释药品说明书时，应该多介绍药品的疗效，尽力避免提及药品的不良反应（ ）。

A. 正确　　　　B. 错误

133. 0.1.2.3 中药调剂员应当向患者准确解释（ ）。

A. 药品的说明书

B. 药品的不良反应

C. 药品的使用禁忌

D. 药品的注意事项

E. 药品的使用方法

134. 0.1.2.4 中药调剂员的下列行为中，不恰当的是（ ）。

A. 积极参加社会公益活动

B. 主动接收继续教育

C. 不断扩充专业知识

D. 私自收取回扣

135. 0.1.2.4 中药调剂员应当珍视声誉，模范遵守社会公德，提高职业道德水准（ ）。

A. 正确　　　　B. 错误

136. 0.1.2.4 进德修业，珍视声誉就不能（ ）。

A. 在胸卡上印有姓名

B. 在胸卡上印有职务

C. 在胸卡上印有技术能力

D. 在胸卡上印有学历

E. 在胸卡上印有社会职务

137. 0.1.2.4 中药调剂员可以在胸卡上印姓名、年龄、社会职务等（ ）。

A. 正确　　　　B. 错误

138. 0.1.2.4 中药调剂员应当了解（ ）。

A. 药品的性质

B. 功能主治和适应症

C. 市场价格

D. 药物的相互作用

E. 不良反应

139. 0.1.2.4 以下哪种行为中药调剂员不应该存在（ ）。

A. 在名片和胸卡上印学术，学历

B. 贬低同行以提升自己声誉

C. 私自收取患者小礼物

D. 在新闻媒体上夸大自己的专业能力

E. 在药学杂志上发表论文提升自己

140. 0.1.2.4 中药调剂员应当委婉地告知患者使用药品可能出现的不良反应（ ）。

A. 正确　　　　B. 错误

141. 0.1.2.4 中药调剂员私自收取回扣是不恰当行为（ ）。

A. 正确　　　　B. 错误

142. 0.1.2.5 对于非处方药中药调剂员可以采用有奖销售向公众促销药品（ ）。

A. 正确　　　　B. 错误

143. 0.1.2.5 积极参与用药方案的制订、修订，提供专业、负责的药学支持体现中药调剂员的职业守则是（ ）。

A. 救死扶伤，不辱使命

B. 尊重患者，一视同仁

C. 依法执业，质量第一

D. 进德修业，珍视声誉

144. 0.1.2.5 中药调剂的从业人员应该在名片或胸卡上印有学历、职称、社会职务以及所获荣誉等（ ）。

A. 正确　　　　B. 错误

145. 0.1.2.5 中药调剂员应当积极参与用药方案的制定、修订过程，提供专业的、负责的药学支持（ ）。

A. 正确　　　　B. 错误

（二）基 础 知 识

146. 0.2.1.1 不属于中药性状鉴别

方法的是（　　）。

　　A. 眼看　　　　　　B. 手摸

　　C. 查阅文献　　　　D. 水试

　　147. 0.2.1.1　性状鉴别不包含下列内容（　　）。

　　A. 水试　　　　　　B. 气味

　　C. 颜色　　　　　　D. 干湿度

　　148. 0.2.1.1　属于性状鉴别的是（　　）。

　　A. 生何首乌的断面有云锦花纹

　　B. 板蓝根的植物来源为十字花科植物菘蓝的干燥根

　　C. 大黄粉末中有草酸钙簇晶

　　D. 西红花水提取液加碘液不应呈现蓝紫色

　　149. 0.2.1.1　不属于饮片表面特征的是（　　）。

　　A. 皱纹　　　　　　B. 皮孔

　　C. 韧脆　　　　　　D. 沟纹

　　150. 0.2.1.1　不属于性状鉴别的是（　　）。

　　A. 血竭燃烧时呛鼻，有苯甲醛样香气

　　B. 西红花入水，水被染成黄色

　　C. 大黄粉末在显微镜下观察到草酸钙簇晶

　　D. 菟丝子水浸加热后逐渐出现吐丝现象

　　151. 0.2.1.1　燃烧时，有紫红色烟雾出现的药材是（　　）。

　　A. 血竭　　　　　　B. 海金沙

　　C. 青黛　　　　　　D. 芒硝

　　152. 0.2.1.1　不属于生药性状鉴定内容的是（　　）。

　　A. 形状　　　　　　B. 水试

　　C. 质地　　　　　　D. 荧光分析

　　153. 0.2.1.1　西红花入水，水被染成（　　）色，水面无油状物漂浮。

　　A. 黄　　　　　　　B. 红

　　C. 橙　　　　　　　D. 棕

　　154. 0.2.1.1　检察中药饮片的颜色要注意以下哪个选项的颜色（　　）。

　　A. 外表　　　　　　B. 切面

　　C. 质地　　　　　　D. 外表和切面

　　155. 0.2.1.1　具有简单、易行、快速的特点，最常用又最实用的鉴别方法是（　　）。

　　A. 基原鉴别　　　　B. 性状鉴别

　　C. 显微鉴别　　　　D. 理化鉴别

　　156. 0.2.1.1　下列药物中，不可用水试法鉴别的是（　　）。

　　A. 沉香　　　　　　B. 海金沙

　　C. 栀子　　　　　　D. 红花

　　157. 0.2.1.1　下列不是中药性状鉴别的要点的是（　　）。

　　A. 形状　　　　　　B. 来源

　　C. 质地　　　　　　D. 水试

　　158. 0.2.1.1　饮片的含水量一般控制在（　　）。

　　A. 6%～8%　　　　B. 5%～10%

　　C. 7%～13%　　　　D. 15%以下

　　159. 0.2.1.1　燃烧时呛鼻，有苯甲酸样香气的中药材是（　　）。

　　A. 血竭　　　　　　B. 降香

　　C. 青黛　　　　　　D. 芒硝

　　160. 0.2.1.1　芒硝用火烧时有紫红色烟雾出现（　　）。

　　A. 正确　　　　　　B. 错误

　　161. 0.2.1.1　动物类药材最常用的鉴别方法应是（　　）。

　　A. 来源鉴别　　　　B. 性状鉴别

　　C. 显微鉴别　　　　D. 理化鉴别

　　162. 0.2.1.1　性状鉴别又称经验鉴别，就是检查药材和饮片的外观性状（　　）。

　　A. 正确　　　　　　B. 错误

　　163. 0.2.1.1　下列不是中药性状鉴别的要点的是（　　）。

A. 形状   B. 来源

C. 质地   D. 水试

164. 0.2.1.1 燃烧时，火焰呈黄色的是（   ）。

A. 血竭   B. 海金沙

C. 青黛   D. 芒硝

165. 0.2.1.1 中药饮片的性状鉴别不包含下列内容（   ）。

A. 火试   B. 气味

C. 颜色   D. 干湿度

166. 0.2.1.1 红花用水泡，水被染成（   ）色，花布褪色。

A. 金黄   B. 紫红

C. 橙黄   D. 棕黑

167. 0.2.1.1 下列哪样饮片火烧时有爆鸣声及闪光现象（   ）。

A. 血竭   B. 海金沙

C. 青黛   D. 芒硝

168. 0.2.1.1 经验鉴别是最常用而又最实用的鉴别方法，又称为（   ）。

A. 性状鉴别   B. 基原鉴别

C. 显微鉴别   D. 理化鉴别

169. 0.2.1.1 中药饮片的鉴别方法包括（   ）。

A. 基原鉴别   B. 性状鉴别

C. 显微鉴别   D. 理化鉴别

E. 数理鉴别

170. 0.2.1.1 西红花入水，水被染成黄色，不显红色，水面无油状物漂浮，水底无沉淀（   ）。

A. 正确   B. 错误

171. 0.2.1.1 以下药物遇水即泛出白色乳状液的是（   ）。

A. 车前子   B. 菟丝子

C. 蟾酥   D. 葶苈子

172. 0.2.1.1 最常用又最实用的鉴别方法，具有简单、易行、快速的特点的是（   ）。

A. 基原鉴别   B. 性状鉴别

C. 显微鉴别   D. 理化鉴别

173. 0.2.1.1 不属于生药性状鉴定内容的是（   ）。

A. 形状   B. 火试

C. 质地   D. 荧光分析

174. 0.2.1.2 中药性能是对中药作用的基本性质和特征所作的高度概括，下列不属于五味之一的是（   ）。

A. 辛   B. 酸

C. 苦   D. 辣

175. 0.2.1.2 下列属于咸味的作用的是（   ）。

A. 燥湿   B. 坚阴

C. 通泄   D. 软坚

176. 0.2.1.2 具有发散、行气、活血作用的是（   ）。

A. 酸味药   B. 甘味药

C. 苦味药   D. 辛味药

177. 0.2.1.2 下列属于寒凉药的功效的是（   ）。

A. 温里散寒   B. 清热泻火

C. 活血通络   D. 回阳救逆

178. 0.2.1.2 下列属寒凉之性的药物是（   ）。

A. 麦冬   B. 川芎

C. 陈皮   D. 延胡索

179. 0.2.1.2 在四气五味中，苦味能（   ）。

A. 发散，行气，活血

B. 补虚，缓急

C. 收敛，固涩

D. 能泄，能燥，能坚

180. 0.2.1.2 中药的四气五味中，不属于四气的是（   ）。

A. 寒   B. 热

C. 温   D. 暖

181. 0.2.1.2 （   ）味药具有补虚、和中、缓急、调和药性的作用。

A. 辛   B. 甘

C. 酸　　　　　　D. 苦

182. 0.2.1.2　具有发散、行气、活血作用的是（　　）。

A. 淡味药　　　　B. 涩味药

C. 辛味药　　　　D. 苦味药

183. 0.2.1.2　具有发散、行气、活血的作用（　　）。

A. 甘味　　　　　B. 咸味

C. 辛味　　　　　D. 涩味

184. 0.2.1.2　下列属于热性药的是（　　）。

A. 石膏　　　　　B. 菊花

C. 黄连　　　　　D. 附子

185. 0.2.1.2　中药的四气是指升降浮沉（　　）。

A. 正确　　　　　B. 错误

186. 0.2.1.2　下列不属于苦味的作用的是（　　）。

A. 燥湿　　　　　B. 坚阴

C. 通泄　　　　　D. 软坚

187. 0.2.1.2　酸味药易伤津败胃，故津亏者、脾胃虚弱者不宜大量应用（　　）。

A. 正确　　　　　B. 错误

188. 0.2.1.2　具有收敛作用的药味是（　　）。

A. 辛味药　　　　B. 酸味药

C. 苦味药　　　　D. 咸味药

189. 0.2.1.2　下列哪项不是苦泄的含义（　　）。

A. 通泄　　　　　B. 清泄

C. 渗泄　　　　　D. 降泄

190. 0.2.1.2　关于中药的四气五味，错误的是（　　）。

A. 表示中药的药性和滋味，是说明中药性质和作用的

B. 四气是指寒热温凉四种药性

C. 五味是指酸苦甘辛咸

D. 甘味药补虚和中，均为温热药

191. 0.2.1.2　中药性能的主要内容包括（　　）。

A. 升降浮沉和有毒无毒

B. 功效

C. 四气、五味

D. 药物的偏性

E. 归经

192. 0.2.1.2　在中药的四气五味特性中，苦味的作用是（　　）。

A. 发散，行气，活血

B. 补虚，缓急

C. 收敛，固涩

D. 能泄，能燥，能坚

193. 0.2.1.2　在临床治疗上，病位在上、在表者，可以选用药物的药性是（　　）。

A. 升浮药　　　　B. 沉降药

C. 寒性药　　　　D. 热性药

194. 0.2.1.2　确定中药药性主要依据是（　　）。

A. 用药部位

B. 用药后的反应

C. 药物的加工方法

D. 药物本身所具有的成分

195. 0.2.1.2　黄柏多用于湿热痢疾，带下淋浊，足膝肿痛，潮热骨蒸，由此可见黄柏的归经为（　　）。

A. 心经　　　　　B. 脾胃经

C. 肝胆、大肠经　D. 肾、膀胱经

196. 0.2.1.2　五味中的咸可以泻下、燥湿、坚阴（　　）。

A. 正确　　　　　B. 错误

197. 0.2.1.2　中满湿阻，食积、气滞患者应慎用的药味是（　　）。

A. 甘　　　　　　B. 苦

C. 酸　　　　　　D. 咸

198. 0.2.1.2　甘味药具有的作用是（　　）。

A. 补虚　　　　　B. 和中

C. 缓急　　　　　　D. 活血

E. 调和药性

199. 0.2.1.2　下列不属于甘味药的作用的是（　　）。

A. 补虚　　　　　　B. 和中缓急

C. 行气　　　　　　D. 调和药性

200. 0.2.1.2　四气所指的药性是（　　）。

A. 寒、热、平、温

B. 凉、热、平、温

C. 寒、热、凉、温

D. 寒、凉、平、温

201. 0.2.1.2　升降浮沉是中药的作用趋势，意思是（　　）。

A. 升是上升，趋向于上

B. 降是下降，趋向于下

C. 浮是发散，趋向于表

D. 沉是泄利，趋向于内

E. 沉是泄利，趋向于外

202. 0.2.1.2　属于温热之性的药物是（　　）。

A. 黄芩　　　　　　B. 赤芍

C. 黄芪　　　　　　D. 黄柏

203. 0.2.1.2　以下说法正确的是（　　）。

A. 寒、凉药属阴，温、热药属阳

B. 味酸、苦、咸者属阴，味辛、甘、淡者属阳

C. 具有收敛、沉降作用者属阴

D. 具发散、升浮作用者属阳

E. 五脏属阴，六腑属阳

204. 0.2.1.2　温热的中药一般具有温里散寒、补火助阳、回阳救逆、活血通络、滋阴补血等功效（　　）。

A. 正确　　　　　　B. 错误

205. 0.2.1.2　具有活血的作用的药味是（　　）。

A. 甘味　　　　　　B. 酸味

C. 辛味　　　　　　D. 苦味

206. 0.2.1.2　下列不属于四气的是（　　）。

A. 寒　　　　　　　B. 热

C. 温　　　　　　　D. 甘

207. 0.2.1.3　中药经过炮制，不可以达到的目的（　　）。

A. 降低或消除副作用

B. 降低或消除药效

C. 引药归经

D. 利于贮藏

208. 0.2.1.3　下列辅料炮制药物有助于引药入肝（　　）。

A. 酒　　　　　　　B. 醋

C. 蜂蜜　　　　　　D. 生姜汁

209. 0.2.1.3　中药炮制是为了（　　）。

A. 降低或消除毒副作用

B. 便于携带

C. 推广和弘扬中药文化

D. 使药材美观，提高商品价值

210. 0.2.1.3　香附经醋制后有助于引药入肝，属于炮制的什么目的（　　）。

A. 降低或消除副作用

B. 改变或缓和药性

C. 引药归经

D. 矫正不良气味，便于服用

211. 0.2.1.3　关于中药炮制的目的表述不正确的是（　　）。

A. 川乌炮制后可降低毒性

B. 生地炮制后可改变药性

C. 陈皮醋制后可降低烈性

D. 桑螵蛸加热后便于储存

212. 0.2.1.3　麻黄蜜炙的目的是（　　）。

A. 降低副作用

B. 改变或缓和药性

C. 增强止痛功能

D. 矫正气味

213. 0.2.1.3 炮制可降低或消除药物的毒性，保证用药的安全有效（　　）。

　　A. 正确　　　　　B. 错误

214. 0.2.1.3 中药麻黄蜜炙的目的是（　　）。

　　A. 降低或消除副作用

　　B. 改变或缓和药性

　　C. 引药归经

　　D. 矫正不良气味

215. 0.2.1.3 生用辛散解表作用较强，蜜炙后辛散作用缓和，止咳平喘作用增强，其炮制目的是（　　）。

　　A. 矫正不良气味

　　B. 改变或缓和药性

　　C. 引药归经

　　D. 提高纯净度

216. 0.2.1.3 常山酒炒的目的是（　　）。

　　A. 改变或缓和药性

　　B. 引药归经

　　C. 矫正不良气味

　　D. 降低或消除毒副作用

217. 0.2.1.3 药品炮制后，有缓和药性作用的是（　　）。

　　A. 制草乌　　　　B. 酒黄柏

　　C. 醋香附　　　　D. 蜜麻黄

218. 0.2.1.3 麻黄蜜炙后止咳平喘作用增强、辛散力减弱，其目的是（　　）。

　　A. 降低或消除毒副作用

　　B. 改变或缓和药性

　　C. 引药归经

　　D. 矫正不良气味

219. 0.2.1.3 下列辅料炮制药物有助于引药入肾（　　）。

　　A. 酒　　　　　　B. 盐

　　C. 蜂蜜　　　　　D. 醋

220. 0.2.1.3 关于炮制的作用，以下说法错误的是（　　）。

　　A. 黄柏酒炙后可用于上焦湿热

　　B. 用蜜炙、酒炙、醋炙、盐炙可矫正不良气味

　　C. 桑螵蛸加工后利于贮存

　　D. 常山酒炙后可减轻其呕吐的副作用

221. 0.2.1.3 药材炮制后，可矫正不良气味（　　）。

　　A. 正确　　　　　　B. 错误

222. 0.2.1.3 中药炮制的目的是（　　）。

　　A. 提高纯净度

　　B. 便于调剂和制剂

　　C. 降低或消除毒副作用

　　D. 改变或缓和药性

　　E. 利于贮藏

223. 0.2.1.3 炮制后不受影响的项目是（　　）。

　　A. 性能与毒性

　　B. 性状特征

　　C. 归经与作用趋向

　　D. 品种来源

224. 0.2.1.3 关于中药炮制目的的说法正确的是（　　）。

　　A. 便于服用

　　B. 便于携带

　　C. 便于推广和弘扬中药文化

　　D. 使药材美观，提高商品价值

225. 0.2.1.3 地黄生用清热凉血，制后滋阴补血，其炮制目的是（　　）。

　　A. 降低或消除毒副作用

　　B. 改变或缓和药性

　　C. 引药归经

　　D. 矫正不良气味

226. 0.2.1.3 小茴香盐炙的目的是（　　）。

　　A. 降低副作用

　　B. 改变或缓和药性

C. 引药归经

D. 矫正气味

227. 0.2.1.3 对表证较轻，咳喘较重的患者使用麻黄时，应首选（　　）。

　A. 生麻黄　　　B. 蜜麻黄

　C. 麻黄绒　　　D. 去节麻黄

228. 0.2.1.3 橘核、小茴香用盐炙后，有助于引药入哪一经（　　）。

　A. 心　　　　　B. 肝

　C. 肺　　　　　D. 肾

229. 0.2.1.3 炮制时能够起到矫味的作用，达到便于服用目的，常用的辅料为（　　）。

　A. 酒　　　　　B. 盐

　C. 甘草汁　　　D. 黑豆汁

230. 0.2.1.3 为使麻黄的作用由解表较强改变为止咳平喘较强，可将麻黄进行（　　）炮制。

　A. 蜜炙　　　　B. 盐炙

　C. 醋炙　　　　D. 酒炙

231. 0.2.1.3 麻黄蜜制后辛散作用缓和，止咳平喘作用增强，其炮制目的是（　　）。

　A. 降低药物作用

　B. 改变或缓和药性

　C. 引药归经

　D. 改变口味

232. 0.2.1.3 中药炮制的目的有（　　）。

　A. 降低或消除副作用

　B. 改变或缓和药性

　C. 引药归经，改变药材的作用部位和趋向

　D. 利于贮藏

　E. 提高纯净度

233. 0.2.1.3 下列药物炮制目的说法错误的是（　　）。

　A. 草乌炮制后毒性大为降低

　B. 常山醋制后可减轻呕吐副作用

C. 麻黄蜜制后止咳平喘作用加强

D. 香附醋制后有助于引药入肝

234. 0.2.1.3 炮制杏仁用加热的方法，属于炮制目的中的哪一种（　　）。

　A. 改变药性　　　B. 降低副作用

　C. 引药归经　　　D. 便于贮藏

235. 0.2.1.3 为降低或消除中药常山的毒副作用，常选用的炮制方法是（　　）。

　A. 蜜制　　　　　B. 盐制

　C. 醋制　　　　　D. 酒制

236. 0.2.1.3 炮制可降低或消除药物的毒性，保证用药的安全有效（　　）。

　A. 正确　　　　　B. 错误

237. 0.2.2.1 五行中具有生化、承载和受纳作用的是（　　）。

　A. 木　　　　　　B. 火

　C. 土　　　　　　D. 金

238. 0.2.2.1 "热者寒之"的治疗原则适用的情况是（　　）。

　A. 虚热证　　　　B. 实热证

　C. 寒实证　　　　D. 虚寒症

239. 0.2.2.1 以下功能、现象或物质属阳的是（　　）。

　A. 寒凉药

　B. 具有收敛沉降作用的

　C. 具有发散升浮作用的

　D. 四气五味与阴阳五行都是表示中药性质和作用的

240. 0.2.2.1 阴阳学说认为五脏属阳，六腑属阴（　　）。

　A. 正确　　　　　B. 错误

241. 0.2.2.1 下列说法不正确的是（　　）。

　A. 寒凉属阴，温热属阳

　B. 酸、苦、咸属阴，辛、甘属阳

　C. 升浮属阳，沉降属阴

　D. 酸、甘、辛为阳，苦、咸、淡

为阴

242. 0.2.2.1 关于阴阳学说，下列说法不正确的是（　　）。

A. 阴阳相互正确立
B. 阴阳互根互用
C. 阴阳互相转化
D. 阴长阳长

243. 0.2.2.1 阴阳五行学说的基本内容不包括（　　）。

A. 阴阳对立　　　B. 阴阳互损
C. 阴阳消长　　　D. 阴阳转化

244. 0.2.2.1 下列叙述中，五行相生次序正确的是（　　）。

A. 木生土，土生水，水生火，火生金，金生木
B. 木生土，土生金，金生水，水生火，火生木
C. 木生金，金生水，水生土，土生火，火生木
D. 木生火，火生土，土生金，金生水，水生木

245. 0.2.2.1 以下证型按阴阳划分最应该属阳的是（　　）。

A. 表实热证　　　B. 表实寒证
C. 里实热证　　　D. 里实寒证

246. 0.2.2.1 据五行相生规律确立的治法是（　　）。

A. 培土生金　　　B. 佐金平木
C. 泻南补北　　　D. 抑土扶木

247. 0.2.2.1 "补母泻子"的治疗原则适用于（　　）。

A. 子病犯母　　　B. 肝病传脾
C. 肺病及肝　　　D. 肾病及脾

248. 0.2.2.1 "阳在外，阴之使也；阴在内，阳之守也"说明阴阳的（　　）。

A. 对立制约　　　B. 消长平衡
C. 互根互用　　　D. 相互转化

249. 0.2.2.1 五味中属阴的是（　　）。

A. 辛、甘、苦　　　B. 辛、甘、淡
C. 酸、苦、淡　　　D. 酸、苦、咸

250. 0.2.2.1 阴阳的对立运动，是自然界一切事物发生、发展、变化及消亡的根本原因（　　）。

A. 正确　　　　　B. 错误

251. 0.2.2.1 在确定治疗原则和临床用药时，中医学也是以阴阳学说作为指导的。对于阳邪过盛所致的实热证，根据"热者寒之"的原则用寒凉药物清热，这是运用了阴阳学说的内容（　　）。

A. 阴阳对立　　　B. 阴阳互根
C. 阴阳消长　　　D. 阴阳转化

252. 0.2.2.1 不能组成一对阴阳的是（　　）。

A. 内与外　　　　B. 表与里
C. 上升与外出　　D. 脏与腑

253. 0.2.2.1 "动极者镇之以静，阴亢者胜之以阳"说明阴阳的对立制约（　　）。

A. 正确　　　　　B. 错误

254. 0.2.2.1 五行学说认为（　　）。

A. 水曰润下　　　B. 金曰曲直
C. 火曰炎上　　　D. 木曰曲直
E. 土曰稼穑

255. 0.2.2.1 下列属于母子关系的是（　　）。

A. 水与火　　　　B. 木与金
C. 金与水　　　　D. 土与木

256. 0.2.2.1 相乘可称为（　　）。

A. 相生　　　　　B. 相克
C. 过克　　　　　D. 反克

257. 0.2.2.1 阴阳五行学说正确的是（　　）。

A. 阴阳是指药材的寒热药性
B. 五行是指药材的酸苦甘辛咸五性
C. 阴阳学说可以阐述人体的组织结

构、生理功能和病理变化，指导疾病的诊断和治疗

D. 四气五味与阴阳五行都是表示中药性质和作用的

258. 0.2.2.1 "动极者镇之以静，阴亢者胜之以阳"说明阴阳的消长平衡（　　）。

　　A. 正确　　　　B. 错误

259. 0.2.2.1 关于阴阳学说，下列说法正确的是（　　）。

　　A. 阴阳相互对立　B. 阴阳互根互用
　　C. 阴阳互相转化　D. 阴长阳长
　　E. 阴阳消长

260. 0.2.2.1 《素问》中有"阳虚则外寒，阴虚则内热"的描述，反映了阴阳关系中的（　　）。

　　A. 阴阳对立　　　B. 阴阳互根
　　C. 阴阳消长　　　D. 阴阳转化

261. 0.2.2.1 病人脸色出现病理性的发黑，出现病变的脏器可能是（　　）。

　　A. 心　　　　　　B. 肝
　　C. 肾　　　　　　D. 脾

262. 0.2.2.1 属于"子病犯母"的是（　　）。

　　A. 脾病及肺　　　B. 脾病及肾
　　C. 肝病及肾　　　D. 肝病及心

263. 0.2.2.1 按五脏阴阳划分，肝属于（　　）。

　　A. 阳中之阳　　　B. 阴中之阴
　　C. 阳中之阴　　　D. 阴中之阳

264. 0.2.2.1 根据"热者寒之"的原则，只要见到热象表现都可以用寒凉的药物来治疗（　　）。

　　A. 正确　　　　　B. 错误

265. 0.2.2.1 五行的相生次序是（　　）。

　　A. 木生火，火生土，土生金，金生水，水生木

　　B. 木生土，土生金，金生水，水生火，火生木

　　C. 木生金，金生水，水生土，土生火，火生木

　　D. 木生土，土生水，水生火，火生金，金生木

266. 0.2.2.1 阴阳学说的基本内容包括（　　）。

　　A. 阴阳对立制约　B. 阴阳互根互用
　　C. 阴阳消长平衡　D. 阴阳相互转化
　　E. 阴阳相生相克

267. 0.2.2.1 阴阳学说认为下列属阳的是（　　）。

　　A. 上肢　　　　　B. 体表
　　C. 五脏　　　　　D. 四肢外侧
　　E. 背部

268. 0.2.2.1 凡具有清洁、滋润、向下运动等作用或性质的事物归属于（　　）。

　　A. 木　　　　　　B. 水
　　C. 土　　　　　　D. 金

269. 0.2.2.1 人体是一个有机整体，充满着阴阳对立统一的关系，下列关于阴阳说法有误的是（　　）。

　　A. 上部为阳，下部为阴
　　B. 体表为阳，体内为阴
　　C. 背属阳，腹属阴
　　D. 五脏属阳，六腑属阴

270. 0.2.2.1 按五行生克规律而言，错误的是（　　）。

　　A. 水为金之子　　B. 土为水之所胜
　　C. 木为金之所胜　D. 土为金之母

271. 0.2.2.1 在确定治疗原则和临床用药时，中医学是以阴阳学说作为指导的。对于阳邪过盛所致的实热证，根据"热者寒之"的原则用寒凉药物清热，这是运用了阴阳学说的（　　）。

　　A. 阴阳对立　　　B. 阴阳互根
　　C. 阴阳消长　　　D. 阴阳转化

272. 0.2.2.1　阴阳五行学说的基本内容不包括（　　）。

A. 阴阳对立　　　B. 阴阳互损

C. 阴阳消长　　　D. 阴阳转化

273. 0.2.2.2　所谓奇恒之腑，应该不包括（　　）。

A. 脑　　　　　　B. 髓

C. 骨　　　　　　D. 膀胱

274. 0.2.2.2　五脏的共同特点是能贮藏人体生命活动所必需的各种精微物质（　　）。

A. 正确　　　　　B. 错误

275. 0.2.2.2　藏象学说是指（　　）。

A. 藏于体内的脏器和表现于外的生理、病理现象

B. 五脏指心肝脾胃肾

C. 六腑指肝、胆、大肠小肠、膀胱、女子胞

D. 五脏主管饮食的收纳、消导、排出

276. 0.2.2.2　与脾相为表里的腑是（　　）。

A. 胆　　　　　　B. 胃

C. 小肠　　　　　D. 大肠

277. 0.2.2.2　五脏共同的特点是受承传化水谷（　　）。

A. 正确　　　　　B. 错误

278. 0.2.2.2　奇恒之腑的生理功能是（　　）。

A. 传化水谷

B. 化生和贮藏精气

C. 似脏非脏，似俯非腑

D. 既不似脏，又不似俯

279. 0.2.2.2　中医中的五脏不包括（　　）。

A. 心　　　　　　B. 肾

C. 肺　　　　　　D. 脑

280. 0.2.2.2　不属五脏的是（　　）。

A. 肝　　　　　　B. 心

C. 脾　　　　　　D. 胃

281. 0.2.2.2　五脏生理功能的特点是（　　）。

A. 传化物而不藏，实而不能满

B. 藏精气而不泻，实而不能满

C. 藏精气而不泻，满而不能实

D. 传化物而不藏，满而不能实

282. 0.2.2.2　藏象学说是研究人体各个脏腑的生理功能及其相互关系的学说（　　）。

A. 正确　　　　　B. 错误

283. 0.2.2.2　既属六腑，又属奇恒之腑的是（　　）。

A. 脑　　　　　　B. 髓

C. 胃　　　　　　D. 胆

284. 0.2.2.2　与肝构成表里关系的腑是（　　）。

A. 胃　　　　　　B. 胆

C. 小肠　　　　　D. 大肠

285. 0.2.2.2　六腑不包括（　　）。

A. 胆　　　　　　B. 大肠

C. 胃　　　　　　D. 女子胞

286. 0.2.2.2　属于奇恒之腑的是（　　）。

A. 心　　　　　　B. 胆

C. 脾　　　　　　D. 胃

287. 0.2.2.2　既属于六腑，又属于奇恒之腑的是（　　）。

A. 胃　　　　　　B. 胆

C. 小肠　　　　　D. 大肠

288. 0.2.2.2　心所对应的五行属性是（　　）。

A. 金　　　　　　B. 木

C. 水　　　　　　D. 火

289. 0.2.2.2　藏象学说是指（　　）。

A. 藏是藏于体内的内脏，象是指表

现于外的生理、病理现象

B. 五脏指心肝脾肺肾

C. 六腑指胆、胃、大肠、小肠、膀胱、三焦

D. 五脏主管饮食的受纳、消导、排出

E. 奇恒之腑指胆、脑、骨、脉、女子胞

290. 0.2.2.2 既是六腑又是奇恒之腑的是胆（　　）。

A. 正确　　　　B. 错误

291. 0.2.2.2 奇恒之腑是指（　　）。

A. 传化水谷的脏器

B. 化生和贮藏精气的脏器

C. 形似脏，功能似腑

D. 形似腑，功能似脏

292. 0.2.2.2 脏腑分为脏、腑、奇恒之腑的主要依据是（　　）。

A. 功能不同　　B. 形状不同

C. 前后位置不同　D. 上下位置不同

293. 0.2.2.2 以下属于奇恒之腑的有（　　）。

A. 三焦　　　　B. 肝

C. 肺　　　　　D. 脉

294. 0.2.2.2 六腑的共同特点是主管饮食物的受纳、传导、变化和排泄糟粕（　　）。

A. 正确　　　　B. 错误

295. 0.2.2.2 不属五脏的是（　　）。

A. 肝　　　　　B. 心

C. 脾　　　　　D. 脑

296. 0.2.2.2 与心相为表里的腑是（　　）。

A. 胆　　　　　B. 胃

C. 小肠　　　　D. 大肠

297. 0.2.2.2 能贮藏人体生命活动所必需的各种精微物质，如精、气、血、

津液等的是（　　）。

A. 六腑　　　　B. 经络

C. 五脏　　　　D. 奇恒六腑

298. 0.2.2.2 藏象学说中的六腑不包括（　　）。

A. 胆　　　　　B. 脾

C. 大肠　　　　D. 小肠

299. 0.2.2.2 六腑的生理功能特点是受纳，传化水谷（　　）。

A. 正确　　　　B. 错误

300. 0.2.2.2 属于奇恒之腑的是（　　）。

A. 骨　　　　　B. 三焦

C. 小肠　　　　D. 肾

301. 0.2.2.2 属于奇恒之腑的是（　　）。

A. 脑　　　　　B. 髓

C. 胃　　　　　D. 胆

E. 脉

302. 0.2.2.2 中医中的五脏不包括（　　）。

A. 心　　　　　B. 肾

C. 肺　　　　　D. 三焦

303. 0.2.2.3 阴阳失调中，阴偏胜的患者可出现（　　）。

A. 畏寒　　　　B. 烦渴

C. 尿赤　　　　D. 壮热

304. 0.2.2.3 阴或阳的偏盛，主要是指"邪气盛则实"的实证病机（　　）。

A. 正确　　　　B. 错误

305. 0.2.2.3 病因病机学说错误的是（　　）。

A. 六淫是外因，七情是内因，痰饮瘀血是不内外因

B. 六淫是风寒暑湿燥火

C. 致病因素分为内因外因不内外因

D. 阴平阳秘是健康状态

306. 0.2.2.3 真寒假热的病机是

（　　）。

　　A. 阳盛则阴病　　B. 阴虚火旺

　　C. 阴盛格阳　　　D. 阳盛格阴

　　307. 0.2.2.3　真热假寒的病机是（　　）。

　　A. 阴盛阳衰　　　B. 阳盛格阴

　　C. 阴阳俱损　　　D. 阴液亡失

　　308. 0.2.2.3　六气是指（　　）。

　　A. 六种外感病邪的总称

　　B. 风寒暑湿燥火六种正常气候的变化

　　C. 六种自然界的清气

　　D. 人体本身组织器官功能失调所致的六种病理改变

　　309. 0.2.2.3　中医病因学说认为致病因素的六淫指风寒暑湿燥火（　　）。

　　A. 正确　　　　　B. 错误

　　310. 0.2.2.3　中医病因学说中的致病因素不包括（　　）。

　　A. 六淫　　　　　B. 七情

　　C. 劳动　　　　　D. 痰饮

　　311. 0.2.2.3　属于病因分类中的外因的是（　　）。

　　A. 戾气　　　　　B. 外伤

　　C. 寄生虫　　　　D. 饮食不节

　　312. 0.2.2.3　治疗出血证时用补气药物的机理是（　　）。

　　A. 气能生血　　　B. 气能摄血

　　C. 气能行血　　　D. 血能载气

　　313. 0.2.2.3　气的运行流通障碍被称为（　　）。

　　A. 气虚　　　　　B. 气闭

　　C. 气滞　　　　　D. 气陷

　　314. 0.2.2.3　七情易导致气机紊乱，其中恐容易导致（　　）。

　　A. 气上　　　　　B. 气结

　　C. 气消　　　　　D. 气下

　　315. 0.2.2.3　真寒假热证的病机是（　　）。

　　A. 阴阳偏盛　　　B. 阴阳偏衰

　　C. 阴阳互损　　　D. 阴阳格拒

　　316. 0.2.2.3　在疾病发生、发展变化过程中，脏腑的生理功能紊乱及其阴阳、气血失调的内在机制指的是（　　）。

　　A. 脏腑病机　　　B. 津液代谢失常

　　C. 阴阳失调　　　D. 邪正盛衰

　　317. 0.2.2.3　既是病因，又是病理产物的是（　　）。

　　A. 瘀血　　　　　B. 七情

　　C. 六淫　　　　　D. 外伤

　　318. 0.2.2.3　痰饮是由于津液停聚造成的，与脏腑功能无关（　　）。

　　A. 正确　　　　　B. 错误

　　319. 0.2.2.3　六淫中最易导致疼痛的邪气是（　　）。

　　A. 寒邪　　　　　B. 火邪

　　C. 风邪　　　　　D. 燥邪

　　320. 0.2.2.3　痰饮是人体脏腑功能失调，津液代谢障碍，由津液凝聚而成的病理产物（　　）。

　　A. 正确　　　　　B. 错误

　　321. 0.2.2.3　外伤属于外感病因（　　）。

　　A. 正确　　　　　B. 错误

　　322. 0.2.2.3　病因病机学说正确的表述是（　　）。

　　A. 六淫是外因，七情是内因，痰饮瘀血是不内外因

　　B. 疾病的发生发展变化及其结局的机理称为病机

　　C. 致病因素分为内因、外因、不内外因

　　D. 阴平阳秘是健康状态

　　E. 阴阳失调，疾病发生

　　323. 0.2.2.3　气机失调主要包括（　　）。

　　A. 气滞　　　　　B. 气虚

C. 气陷　　　　　D. 气闭

E. 气逆

324. 0.2.2.3 六淫是指（　　　）。

A. 风寒暑湿燥火六种外感病邪的总称

B. 风寒暑湿燥火六种正常气候的变化

C. 自然界的清气

D. 脏腑功能失调导致的六种致病因素

325. 0.2.2.3 导致瘀血的原因是（　　　）。

A. 气滞　　　　　B. 气虚

C. 血热　　　　　D. 外伤

E. 血寒

326. 0.2.2.3 机体阴偏衰可导致（　　　）。

A. 实热证　　　　B. 实寒证

C. 虚热证　　　　D. 虚寒证

327. 0.2.2.3 六淫中具有病程长，难以速愈的邪气是（　　　）。

A. 寒邪　　　　　B. 火邪

C. 风邪　　　　　D. 湿邪

328. 0.2.2.3 痰饮和瘀血是人体受某种致病因素作用后而形成的病理产物，所以不是病因（　　　）。

A. 正确　　　　　B. 错误

329. 0.2.2.3 中医病因学说中的致病因素包括（　　　）。

A. 风寒暑湿燥火六种气候的变化

B. 喜怒忧思悲恐惊七种情志的变化

C. 饮食

D. 痰饮

E. 瘀血

330. 0.2.2.3 以下属于外因的致病因素有（　　　）。

A. 戾气　　　　　B. 七情

C. 饮食不节　　　D. 外伤

331. 0.2.2.3 六淫是中医病因学说中的重要致病因素，包括（　　　）。

A. 风　　　　　　B. 寒

C. 暑　　　　　　D. 瘟

E. 燥

332. 0.2.2.3 临床见壮热，烦渴，尿赤，面红，便干，苔黄，脉数是（　　　）。

A. 阳偏盛　　　　B. 阴偏盛

C. 阳偏衰　　　　D. 阴偏衰

333. 0.2.2.3 以下属于病因的是（　　　）。

A. 六淫　　　　　B. 七情

C. 痰饮　　　　　D. 瘀血

E. 阴阳失调

334. 0.2.2.3 下列选项中，既是病因，又是病理产物的是（　　　）。

A. 瘀血　　　　　B. 风湿

C. 暑湿　　　　　D. 风燥

335. 0.2.2.3 中医病因学说认为致病因素的六淫指风寒暑湿燥火。（　　　）

A. 正确　　　　　B. 错误

336. 0.2.2.4 治病当求本，有正治与反治，尚有标本缓急，下列属于反治的是（　　　）。

A. 微者逆之，甚者从之

B. 寒者热之

C. 热者寒之

D. 脆者坚之

337. 0.2.2.4 反治所采用的治疗方法和药物，与疾病的证象是相顺从的（　　　）。

A. 正确　　　　　B. 错误

338. 0.2.2.4 虚则补之，实则泻之是根据中医理论的（　　　）而确立的。

A. 调整阴阳

B. 扶正祛邪

C. 因时因地因人制宜

D. 标本缓急

339. 0.2.2.4 根据性别不同制定适

宜的治疗方法属于（　　　）。

　　A. 治病求本　　　B. 扶正祛邪

　　C. 因人制宜　　　D. 因地制宜

　　340. 0.2.2.4　以下属正治的是（　　　）。

　　A. 热因热用　　　B. 热者寒之

　　C. 塞因塞用　　　D. 通因通用

　　341. 0.2.2.4　中医临床辨证论治一直遵循的基本准则是（　　　）。

　　A. 因地制宜

　　B. 调整阴阳

　　C. 治病求本

　　D. 扶正祛邪

　　342. 0.2.2.4　标与本是中医用以分析各种病症的矛盾主次，标是本质（　　　）。

　　A. 正确　　　　　B. 错误

　　343. 0.2.2.4　"热者寒之，寒者热之"属中医治法中的（　　　）。

　　A. 正治　　　　　B. 反治

　　C. 从治　　　　　D. 标本缓急

　　344. 0.2.2.4　不属于扶正的治法是（　　　）。

　　A. 和营　　　　　B. 益气

　　C. 滋阴　　　　　D. 壮阳

　　345. 0.2.2.4　"老年慎泻，少年慎补"是根据哪项治则（　　　）。

　　A. 因时制宜　　　B. 因人制宜

　　C. 因地制宜　　　D. 治病求本

　　346. 0.2.2.4　素体气虚，抗病力低下，反复感冒，治以益气而解表，属于（　　　）。

　　A. 急则治标　　　B. 缓则治本

　　C. 标本兼治　　　D. 治病求本

　　347. 0.2.2.4　"塞因塞用"可用于气郁腹胀（　　　）。

　　A. 正确　　　　　B. 错误

　　348. 0.2.2.4　疾病的临床表现与其本质相一致情况下的治法，采用的方法

和药物与疾病的证象是相反的，又称为（　　　）。

　　A. 逆治　　　　　B. 从治

　　C. 反佐　　　　　D. 顺治

　　349. 0.2.2.4　下列选项中，属于反治法的是（　　　）。

　　A. 寒者热之　　　B. 热者寒之

　　C. 热因热用　　　D. 衰者补之

　　350. 0.2.2.4　一般在病情复杂，病势危重，出现假象时才会运用的治法是（　　　）。

　　A. 扶正　　　　　B. 祛邪

　　C. 正治　　　　　D. 反治

　　351. 0.2.2.4　下列何项属正治法则（　　　）。

　　A. 标本兼治　　　B. 塞因塞用

　　C. 寒者热之　　　D. 因人制宜

　　352. 0.2.2.4　正治法又称为（　　　）。

　　A. 逆治　　　　　B. 扶正祛邪

　　C. 反治　　　　　D. 从治

　　353. 0.2.2.4　属于正治法的是（　　　）。

　　A. 寒者热之，热者寒之

　　B. 温者清之，清者温之

　　C. 微者逆之，甚者从之

　　D. 散者收之，抑者散之

　　E. 衰者补之，强者泻之

　　354. 0.2.2.4　下列何项属正治法则（　　　）。

　　A. 治病求本　　　B. 塞因塞用

　　C. 热者寒之　　　D. 因人制宜

　　355. 0.2.2.4　中医临床辨证论治一直遵循的基本准则是（　　　）。

　　A. 因地制宜　　　B. 调整阴阳

　　C. 治病求本　　　D. 因人制宜

　　356. 0.2.2.4　"用温远温，用热远热"反应中医治疗的准则是（　　　）。

　　A. 因时制宜　　　B. 因地制宜

C. 因人制宜　　　　D. 因病制宜

357. 0.2.2.4 "塞因塞用" 属于（　　）。

A. 正治　　　　　　B. 反治

C. 逆治　　　　　　D. 以上均不对

358. 0.2.2.4 下列不属于正治法的是（　　）。

A. 寒因寒用　　　　B. 寒者热之

C. 实者泻之　　　　D. 虚者补之

359. 0.2.2.4 "热者寒之，寒者热之" 属中医治则中的（　　）。

A. 正治　　　　　　B. 反治

C. 从治　　　　　　D. 标本缓急

360. 0.2.2.4 属于反治的是（　　）。

A. 寒者热之　　　　B. 热者寒之

C. 虚则补之　　　　D. 热因热用

361. 0.2.2.4 不属于指导治疗疾病的总原则的是（　　）。

A. 治病求本　　　　B. 扶正祛邪

C. 调整阴阳　　　　D. 调理气血

362. 0.2.2.4 治病当求本，要标本缓急，下列关于标本说法正确的是（　　）。

A. 正气为本，邪气为标

B. 病因为本，病症为标

C. 内脏为本，体表为标

D. 原发病为本，继发病为标

E. 继发病为本，原发病为标

363. 0.2.2.4 正气虚为主的疾病采用的治则是（　　）。

A. 虚者补之　　　　B. 虚者泻之

C. 实则泻之　　　　D. 急则缓之

364. 0.2.2.4 反治法是指疾病的临床表现与其本质不相一致情况下的治法，又称为 "逆治"（　　）。

A. 正确　　　　　　B. 错误

365. 0.2.2.4 属于反治法的是（　　）。

A. 寒者热之　　　　B. 热者寒之

C. 热因热用　　　　D. 衰者补之

366. 0.2.2.4 标与本是中医用以分析各种病症的矛盾主次，标是本质（　　）。

A. 正确　　　　　　B. 错误

367. 0.2.3.1 不属于佐药的意义的是（　　）。

A. 佐助　　　　　　B. 佐制

C. 反佐　　　　　　D. 佐使

368. 0.2.3.1 中成药的组方原则遵循的是（　　）。

A. 标本缓急的原则

B. 君臣佐使的原则

C. 扶正祛邪的原则

D. 寒热温凉的原则

369. 0.2.3.1 针对兼病起治疗作用的药物是（　　）。

A. 君药　　　　　　B. 臣药

C. 佐药　　　　　　D. 使药

370. 0.2.3.1 对主病或主证起主要作用的药物为（　　）。

A. 君药　　　　　　B. 臣药

C. 佐药　　　　　　D. 使药

371. 0.2.3.1 在一个合格方剂中，不可缺少的是（　　）。

A. 君药　　　　　　B. 臣药

C. 佐药　　　　　　D. 使药

372. 0.2.3.1 中成药的组方原则遵循君、臣、佐、使原则（　　）。

A. 正确　　　　　　B. 错误

373. 0.2.3.1 针对主证起主要作用的药物是（　　）。

A. 君　　　　　　　B. 臣

C. 佐　　　　　　　D. 使

374. 0.2.3.1 消除或减缓君、臣药的毒性或烈性的药物是（　　）。

A. 君药　　　　　　B. 臣药

C. 佐药　　　　　　D. 使药

375. 0.2.3.1　药力居方中之首，用量最大，在一个方剂中是首要的，不可缺少的是（　　）。

A. 君药　　　　　B. 臣药
C. 佐药　　　　　D. 使药

376. 0.2.3.1　药力居方中之首的是（　　）。

A. 君药　　　　　B. 臣药
C. 佐药　　　　　D. 使药

377. 0.2.3.1　君药的含义指（　　）。

A. 直接治疗次要症状的药物
B. 针对兼病、兼症起主要治疗作用的药物
C. 减轻其他药物毒性的药物
D. 针对主病因主病证起主要治疗作用的药物

378. 0.2.3.1　针对兼证起治疗作用的药物称为（　　）。

A. 君药　　　　　B. 臣药
C. 佐药　　　　　D. 使药

379. 0.2.3.1　佐药的意义是（　　）。

A. 佐助　　　　　B. 佐制
C. 反佐　　　　　D. 引经
E. 调和

380. 0.2.3.1　主要治疗兼病的药物在方剂中属于（　　）。

A. 君药　　　　　B. 臣药
C. 佐药　　　　　D. 使药

381. 0.2.3.1　方剂的组方原则是（　　）。

A. 标本缓急的原则
B. 君臣佐使的原则
C. 扶正祛邪的原则
D. 寒热温凉的原则

382. 0.2.3.1　方剂中的君药是指（　　）。

A. 直接治疗次要症状的药物

B. 针对兼病、兼症起主要治疗作用的药物
C. 制约君、臣药烈性、毒性的药物
D. 针对主病因主病证起主要治疗作用的药物

383. 0.2.3.1　在一个合格方剂中，首要的是（　　）。

A. 君药　　　　　B. 臣药
C. 佐药　　　　　D. 使药

384. 0.2.3.1　佐药的含义包括（　　）。

A. 佐助　　　　　B. 佐制
C. 反佐　　　　　D. 佐使
E. 调和

385. 0.2.3.1　在一个方剂中针对主病起主要作用的药物是（　　）。

A. 君　　　　　　B. 臣
C. 佐　　　　　　D. 使

386. 0.2.3.1　下列属于佐药的意义的是（　　）。

A. 协助君、臣药以加强治疗作用
B. 消除或缓解君、臣药的毒性或烈性
C. 用与君药性味相反而又能在治疗中起相成作用的药物
D. 引药到达病所
E. 调和诸药

387. 0.2.3.1　中医处方的组方原则讲究君、臣、佐、使，关于佐药说法正确的是（　　）。

A. 引方中诸药以达病所的药物
B. 调和诸药的药物
C. 辅助君药加强治疗主病的药物
D. 消除或减缓君药的毒性和烈性的药物

388. 0.2.3.1　使药又称为引经药，能引方中诸药以达病所的药物（　　）。

A. 正确　　　　　B. 错误

389. 0.2.3.1　主要治疗兼证的药物

在方剂中属于（　　）。

A. 君药　　　　　B. 臣药

C. 佐药　　　　　D. 使药

390. 0.2.3.1　在一个方剂中用药力最大的是（　　）。

A. 君药　　　　　B. 臣药

C. 佐药　　　　　D. 使药

391. 0.2.3.1　方剂的组成原则是君、臣、佐、使（　　）。

A. 正确　　　　　B. 错误

392. 0.2.3.2　关于丸剂的特点，下列说法错误的是（　　）。

A. 溶散释放药物缓慢

B. 可延长药效，作用持久

C. 可延缓吸收，减弱毒性

D. 贵重、芳香类中药不宜做成丸剂

393. 0.2.3.2　不属于丸剂的特点的是（　　）。

A. 作用持久

B. 儿童服用困难

C. 多用于慢性疾病的治疗

D. 释放药物迅速

394. 0.2.3.2　片剂的优点是（　　）。

A. 作用迅速

B. 适合儿童用药

C. 计量准确，含量差异小

D. 制法简单

395. 0.2.3.2　有关丸剂的叙述错误的是（　　）。

A. 制法简单

B. 可延长药效

C. 可减弱毒性或刺激性

D. 溶散快

396. 0.2.3.2　不属于片剂特点的是（　　）。

A. 剂量准确　　　B. 质量稳定

C. 服用方便　　　D. 儿童适用

397. 0.2.3.2　丸剂的特点是（　　）。

A. 起效快　　　　B. 制法简单

C. 生物利用度高　D. 服用剂量小

398. 0.2.3.2　不属于片剂特点的是（　　）。

A. 剂量准确　　　B. 携带方便

C. 质量稳定　　　D. 制法简单

399. 0.2.3.2　中药丸剂溶散、释放药物缓慢，故多用于的治疗（　　）。

A. 急性疾病　　　B. 慢性疾病

C. 儿童疾病　　　D. 外伤疾病

400. 0.2.3.2　不属于片剂特点的是（　　）。

A. 溶出度及生物利用度较丸剂差

B. 剂量准确，含量差异小

C. 服用、携带、运输方便

D. 儿童及昏迷患者不易吞服

401. 0.2.3.2　关于片剂特点的描述，不正确的是（　　）。

A. 剂量准确，含量差异小

B. 携带方便

C. 昏迷病人不易吞服

D. 生物利用度较丸剂差

402. 0.2.3.2　不属于丸剂的特点的是（　　）。

A. 溶散、释放药物缓慢

B. 制法简单

C. 含原药粉较多的丸剂服用剂量较大，儿童服用困难

D. 溶出度及生物利用度较片剂好

403. 0.2.3.2　不属于片剂的特点的是（　　）。

A. 药物含量差异小

B. 生物利用度较好

C. 运输较方便

D. 制法较简便

404. 0.2.3.2　对丸剂特点描述错误的是（　　）。

A. 刺激性减弱

B. 儿童服用困难

C. 多用于慢性疾病的治疗

D. 释放药物迅速

405. 0.2.3.2 关于丸剂的特点，说法错误的是（   ）。

A. 溶散、释放药物缓慢

B. 制法复杂

C. 儿童服用困难

D. 卫生学标准及溶散时限难以控制

406. 0.2.3.2 片剂的特点是（   ）。

A. 剂量准确，含量差异小

B. 质量稳定

C. 服用、携带、运输方便

D. 溶出度及生物利用度较丸剂好

E. 儿童及昏迷患者不易吞服

407. 0.2.3.2 具有吸收与显效较慢，但作用持久特点的剂型是（   ）。

A. 片剂   B. 散剂

C. 丸剂   D. 颗粒剂

408. 0.2.3.2 适宜制成丸剂的药物是（   ）。

A. 液体药物

B. 固体、半固体药物

C. 慢性疾病用药

D. 贵重、芳香药物

E. 儿童用药

409. 0.2.3.2 丸剂的特点是（   ）。

A. 不宜久煎的中药可制成丸剂

B. 服用剂量较大

C. 溶散释放药物缓慢

D. 生物利用度较好

E. 剂量准确

410. 0.2.3.2 胶囊剂的特点是（   ）。

A. 起效缓慢   B. 外观美观

C. 生物利用度高 D. 服用剂量小

411. 0.2.3.2 片剂的特点有（   ）。

A. 剂量准确

B. 生物利用度好

C. 质量稳定

D. 服用、携带方便

E. 儿童容易吞服

412. 0.2.3.2 中药煎膏剂药物浓度高、体积小、稳定性高、便于服用，故多用于的治疗（   ）。

A. 急性疾病   B. 慢性疾病

C. 儿童疾病   D. 外伤病

413. 0.2.3.2 颗粒剂的特点是（   ）。

A. 溶出度较丸剂差

B. 含量差异小

C. 质量稳定

D. 服用方便

414. 0.2.3.2 不属于合剂特点的是（   ）。

A. 溶散、释放药物缓慢

B. 制法简单

C. 吸收好，便于急性病用药

D. 久储不易变质

415. 0.2.3.2 片剂溶出度及生物利用度较丸剂差（   ）。

A. 正确   B. 错误

416. 0.2.3.2 中药丸剂的特点是（   ）。

A. 可延长药效，作用持久

B. 可延缓吸收，减弱毒性

C. 制法简单

D. 丸剂服用剂量较小

E. 原粉较多的丸剂溶散时限难控

417. 0.2.3.2 对片剂的说法，正确的是（   ）。

A. 溶出度及生物利用度较丸剂好

B. 剂量准确，含量差异小

C. 质量稳定

D. 服用、携带、运输较方便

E. 儿童及昏迷患者不易吞服

418. 0.2.3.2 关于片剂特点的描述，不正确的是（   ）。

A. 剂量准确，含量差异小

B. 携带方便

C. 昏迷病人不易吞服

D. 生物利用度较丸剂差

419. 0.2.3.2 不是胶囊剂特点的是（　　）。

A. 外观美观　　　　B. 携带方便

C. 稳定性高　　　　D. 制法简单

420. 0.2.4 冷库的温度范围是（　　）。

A. 2℃~10℃　　　B. 0℃~10℃

C. 0℃~8℃　　　　D. 2℃~8℃

421. 0.2.4.1 中成药质量是否稳定与外在因素密切相关，下列可导致颗粒剂变形的主要因素是（　　）。

A. 温度　　　　　　B. 湿度

C. 光线　　　　　　D. 空气

422. 0.2.4.1 中成药在保管过程中，温湿度应控制在（　　）。

A. 25℃左右，相正确湿度75%以下

B. 5℃以下，相对湿度75%以下

C. 15℃以下，相对湿度70%以下

D. 25℃左右，相对湿度60%以下

423. 0.2.4.1 中成药的储存过程中，温度过低（低于0℃）对药品的影响是（　　）。

A. 挥发、走油

B. 氧化酸败

C. 潮解变形

D. 涨破容器，药液外漏

424. 0.2.4.1 将一般中成药保存相对湿度（　　）比较稳定。

A. 75%以上　　　B. 75%以下

C. 45%~75%　　　D. 45%~60%

425. 0.2.4.1 中成药贮存过程中，温度、湿度、空气等处理不当会影响中成药的质量（　　）。

A. 正确　　　　　　B. 错误

426. 0.2.4.1 中成药仓库的相对湿度应保持在（　　）。

A. 50%以下　　　B. 70%以下

C. 45%~75%　　　D. 50%~90%

427. 0.2.4.1 保存一般中成药，使中成药成分比较稳定的温度范围（　　）。

A. 0℃~10℃　　　B. 10℃~20℃

C. 15℃~30℃　　　D. 20℃~25℃

428. 0.2.4.1 影响中成药稳定性的外在因素有（　　）。

A. 温度、湿度、光线、空气

B. 温度、湿度、光线

C. 湿度、光线、空气

D. 温度、光线、空气

429. 0.2.4.1 相对湿度过低易致有些中（成）药发生（　　）。

A. 潮解　　　　　　B. 变形

C. 风化或干裂　　　D. 霉变

430. 0.2.4.1 影响中成药稳定性的外在因素中没有（　　）。

A. 水分　　　　　　B. 温度

C. 湿度　　　　　　D. 空气

431. 0.2.4.1 中成药在温度为（　　）时成分比较稳定

A. 10℃~20℃　　　B. 15℃~30℃

C. 25℃~40℃　　　D. 40℃~50℃

432. 0.2.4.1 中成药的储存过程中，温度过高对药品的影响是（　　）。

A. 药液外漏　　　B. 氧化酸败

C. 潮解变形　　　D. 挥发、走油

433. 0.2.4.1 一般中成药在15~30℃情况下比较稳定（　　）。

A. 正确　　　　　　B. 错误

434. 0.2.4.1 药品仓库的相对湿度应保持在（　　）。

A. 45%以下　　　B. 75%以上

C. 45%~75%　　　D. 20%~90%

435. 0.2.4.1 中成药保管环境中，相对湿度低于45%有些中成药会发生（　　）。

A. 霉变　　　　　　B. 风化

C. 干裂　　　　D. 潮解

E. 酸败

436. 0.2.4.1　阴凉处指（　　）。

A. 不超过20℃　B. 2～10℃

C. 不超过25℃　D. 10～30℃

437. 0.2.4.1　一般中成药成分会随着温度的升高，物理、化学和生物学的变化会加速，一般保持比较稳定的温度条件是（　　）。

A. 15℃～30℃　B. 4℃～12℃

C. 25℃～35℃　D. 12℃～25℃

438. 0.2.4.1　影响中成药内在质量的外在因素包括（　　）。

A. 温度　　　　B. 湿度

C. 光线　　　　D. 空气

E. 微生物

439. 0.2.4.1　中成药贮存条件正确的是（　　）。

A. 温度15℃～30℃

B. 温度10℃～20℃

C. 相对湿度20%～40%

D. 相对湿度70%～80%

440. 0.2.4.1　影响中成药稳定性的外在因素有（　　）。

A. 水分　　　　B. 温度

C. 湿度　　　　D. 空气

E. 阳光

441. 0.2.4.1　相对湿度过低易致有些中（成）药发生（　　）。

A. 潮解　　　　B. 变形

C. 风化　　　　D. 霉变

442. 0.2.4.1　为保证中成药成分的相对稳定，应选择的温度是（　　）。

A. 0℃～10℃　　B. 10℃～20℃

C. 15℃～30℃　D. 20℃～25℃

443. 0.2.4.2　药品验收之后必须及时入库，关于不同库区温湿度的要求说法正确的是（　　）。

A. 常温库不超过30℃

B. 冷处0℃～10℃

C. 一般湿度45%～65%

D. 阴凉处指不超过20℃

444. 0.2.4.2　喷雾剂保管的方法应是（　　）。

A. 凉暗处贮藏　B. 阴凉处贮藏

C. 常温下贮藏　D. 冷处贮藏

445. 0.2.4.2　储藏项规定常温是指（　　）。

A. 避光不超过20℃

B. 10℃～30℃

C. 不超过20℃

D. 2℃～10℃

446. 0.2.4.2　应在阴凉处贮藏的剂型是（　　）。

A. 煎膏剂　　　B. 丸剂

C. 片剂　　　　D. 散剂

447. 0.2.4.2　胶囊剂的保存温度一般不超过。（　　）

A. 20℃　　　　B. 30℃

C. 40℃　　　　D. 50℃

448. 0.2.4.2　需要遮光贮藏的剂型是（　　）。

A. 糖浆剂　　　B. 栓剂

C. 丸剂　　　　D. 注射剂

449. 0.2.4.2　要使保存的中成药有较好的稳定性，外界温湿度应保持在（　　）。

A. 15℃～30℃，45%～75%

B. 15℃～25℃，45%～75%

C. 15℃～30℃，45%～65%

D. 15℃～25℃，45%～65%

450. 0.2.4.2　可常温贮藏的剂型是（　　）。

A. 贴膏剂　　　B. 煎膏剂

C. 注射剂　　　D. 糖浆剂

451. 0.2.4.2　片剂、胶囊剂、胶剂、散剂、贴膏剂、颗粒剂、栓剂贮藏在（　　）。

A. 冷处　　　　　B. 阴凉处

C. 常温处　　　　D. 凉暗处

452. 0.2.4.2　冷处是指（　　　）。

A. 不超过20℃

B. 避光且不超过20℃

C. 2℃～10℃

D. 2℃～8℃

453. 0.2.4.2　需要避光并阴凉处贮藏的剂型是（　　　）。

A. 合剂　　　　　B. 颗粒剂

C. 注射剂　　　　D. 酊剂

454. 0.2.4.2　胶囊剂在贮存中容易出现的变质现象是（　　　）。

A. 黏软变形，霉变虫蛀

B. 变色

C. 结块

D. 沉淀

455. 0.2.4.2　凉暗处是指（　　　）。

A. 不超过20℃

B. 避光

C. 2℃～10℃

D. 避光并不超过20℃

456. 0.2.4.2　需遮光贮藏的剂型有注射剂与（　　　）。

A. 糖浆剂　　　　B. 栓剂

C. 胶剂　　　　　D. 软膏剂

457. 0.2.4.2　凉暗处是指（　　　）。

A. 不超过10℃　　B. 10℃～30℃

C. 不超过20℃　　D. 2℃～10℃

E. 避光

458. 0.2.4.2　需要常温下贮藏同时要注意防潮的剂型是（　　　）

A. 合剂　　　　　B. 颗粒剂

C. 注射剂　　　　D. 酊剂

459. 0.2.4.2　散剂的保存温度一般不超过（　　　）。

A. 20℃　　　　　B. 30℃

C. 40℃　　　　　D. 50℃

460. 0.2.4.2　应在阴凉处贮藏的剂型有（　　　）。

A. 锭剂　　　　　B. 酒剂

C. 合剂　　　　　D. 糖浆剂

E. 煎膏剂

461. 0.2.4.2　中成药在外界温湿度保持在（　　　）时稳定性较好。

A. 15℃～30℃，45%～75%

B. 15℃～25℃，45%～75%

C. 15℃～30℃，45%～65%

D. 15℃～25℃，45%～65%

462. 0.2.4.2　应避免暴晒的剂型是（　　　）。

A. 丸剂　　　　　B. 片剂

C. 喷雾剂　　　　D. 糖浆剂

463. 0.2.4.2　相对湿度过高，有些中成药如颗粒剂、片剂会发生潮解、变形霉变等变化（　　　）。

A. 正确　　　　　B. 错误

464. 0.2.4.2　煎膏剂、糖浆剂、合剂（口服液）、酒剂、锭剂应保存在（　　　）。

A. 遮光　　　　　B. 避光并阴凉处

C. 凉暗处　　　　D. 阴凉处

465. 0.2.4.2　凉暗处是指避光并不超过20℃（　　　）。

A. 正确　　　　　B. 错误

466. 0.2.4.2　应避免撞击剂型是（　　　）。

A. 酒剂　　　　　B. 合剂

C. 软膏剂　　　　D. 喷雾剂

467. 0.2.4.2　注射剂需要避光并阴凉处贮藏（　　　）。

A. 正确　　　　　B. 错误

468. 0.2.4.2　中成药的保管原则是（　　　）。

A. 安全储存　　　B. 避免损耗

C. 注意养护　　　D. 保证安全

469. 0.2.4.2　保管的方法包括（　　　）。

A. 通风干燥　　　B. 入库验收
C. 分剂型保管　　D. 先进先出
E. 保证质量

（三）相关法律法规知识

470. 0.3.1.1　《药品管理法》的立法宗旨是加强药品（　　）管理，保证药品质量，保障人体用药安全，维护人民身体健康和用药的合法权益。

A. 监督　　　　　B. 质量
C. 技术　　　　　D. 生产

471. 0.3.1.1　《药品管理法》的立法宗旨是加强药品监督管理，保证（　　）质量，保障人体用药安全，维护人民身体健康和用药的合法权益。

A. 监督　　　　　B. 药品
C. 技术　　　　　D. 生产

472. 0.3.1.1　《药品管理法》的立法宗旨是加强药品监督管理，保证药品质量，保障人体（　　）安全，维护人民身体健康和用药的合法权益。

A. 用药　　　　　B. 质量
C. 素质　　　　　D. 身体

473. 0.3.1.1　《药品管理法》的立法宗旨是加强药品监督管理，保证药品质量，保障人体用药安全，维护人民身体（　　）和用药的合法权益。

A. 素质　　　　　B. 质量
C. 健康　　　　　D. 安全

474. 0.3.1.1　立法宗旨为加强药品监督管理，保证药品质量，保障人体用药安全，维护人民身体健康和用药的合法权益的法律条文是（　　）。

A. 《GSP》
B. 《药品管理法》
C. 《药品经营许可证》
D. 《药品生产许可证》

475. 0.3.1.1　《药品管理法》的立法宗旨是加强药品监督管理，保证药品质量，保障人体用药安全，维护人民身体健康和用药的合法权益（　　）。

A. 正确　　　　　B. 错误

476. 0.3.1.1　《药品管理法》的立法宗旨是加强经营监督管理，保证生产质量，保障人体用药安全，维护人民身体素质和用药的合法权益（　　）。

A. 正确　　　　　B. 错误

477. 0.3.1.1　加强药品监督管理，保证药品质量，保障人体用药安全，维护人民身体健康和用药的合法权益是《药品经营质量管理规范》的立法宗旨（　　）。

A. 正确　　　　　B. 错误

478. 0.3.1.1　加强药品监督管理，保证药品质量，保障人体用药安全，维护人民身体健康和用药的合法权益是《药品管理法》的立法宗旨（　　）。

A. 正确　　　　　B. 错误

479. 0.3.1.1　在我国境内从事药品研制、生产、经营、使用和（　　）的单位或个人必须遵守《药品管理法》。

A. 行业管理　　　B. 技术管理
C. 工商管理　　　D. 监督管理

480. 0.3.1.1　在我国境内从事药品（　　）、生产、经营、使用和监督管理的单位或个人必须遵守《药品管理法》。

A. 管理　　　　　B. 购买
C. 销售　　　　　D. 研制

481. 0.3.1.1　在我国境内从事药品研制、（　　）、经营、使用和监督管理的单位或个人必须遵守《药品管理法》。

A. 管理　　　　　B. 购买
C. 销售　　　　　D. 生产

482. 0.3.1.1　在我国境内从事药品研制、生产、（　　）、使用和监督管理的单位或个人必须遵守《药品管理法》。

A. 教育　　　　　B. 技术
C. 经营　　　　　D. 购买

483. 0.3.1.1 在我国境内从事药品研制、生产、经营、使用和监督管理的单位或个人必须遵守（　　）。

A.《药品管理法》

B.《GSP》

C.《反不正当竞争法》

D.《药品经营许可证》

484. 0.3.1.1 按药品的种类区分，除（　　）外都适用于《药品管理法》。

A. 生化药品　　　B. 中药材

C. 抗生素　　　　D. 兽药

485. 0.3.1.1 外资制药企业在我国生产药品，不适用我国的药品管理法（　　）。

A. 正确　　　　　B. 错误

486. 0.3.1.1 在我国境内从事药品研制、生产、经营、使用和监督管理的单位或个人必须遵守药品管理法（　　）。

A. 正确　　　　　B. 错误

487. 0.3.1.1 在我国境内从事药品研制、生产、经营、使用和监督管理的单位或个人必须遵守药品经营质量管理规范（　　）。

A. 正确　　　　　B. 错误

488. 0.3.1.2 批准发给《药品经营许可证》的部门是（　　）。

A. 企业所在省（市）药品监督管理

B. 企业所在省（市）卫生行政

C. 企业所在地县以上药品监督管理

D. 企业所在地县以上卫生行政

489. 0.3.1.2 《药品经营许可证》的有效期一般为（　　）年。

A. 2　　　　　　B. 3

C. 4　　　　　　D. 5

490. 0.3.1.2 药品零售企业到工商行政管理部门注册登记前必须先领取（　　）。

A.《药品经营许可证》

B.《营业执照》

C.《药品经营合格证》

D.《GSP 认证证书》

491. 0.3.1.2 《药品经营许可证》须由企业所在地县以上药品监督管理部门批准发给（　　）。

A. 正确　　　　　B. 错误

492. 0.3.1.2 《药品经营许可证》须由企业所在地县以上卫生行政管理部门批准发给（　　）。

A. 正确　　　　　B. 错误

493. 0.3.1.2 《药品经营许可证》的有效期一般为 5 年（　　）。

A. 正确　　　　　B. 错误

494. 0.3.1.2 《药品经营许可证》的有效期一般为 2 年（　　）。

A. 正确　　　　　B. 错误

495. 0.3.1.3 销售药品必须准确无误，并说明用法、用量和（　　），不得进行虚假宣传和误导性陈述。

A. 剂型　　　　　B. 价格

C. 注意事项　　　D. 贮藏方法

496. 0.3.1.3 对有配伍禁忌或超剂量的处方，应当（　　）。

A. 按方调配

B. 代客更正

C. 经店经理签字同意后调配

D. 拒绝调配

497. 0.3.1.3 销售处方药须经（　　）对医生处方进行审核签字后依处方调配、销售。

A. 执业药师　　　B. 专人

C. 店经理　　　　D. 高级调剂员

498. 0.3.1.3 应分柜摆设的是（　　）。

A. 处方药和非处方药

B. 化学药和中成药

C. 治疗药和滋补药

D. 口服药和注射药

499. 0.3.1.3 对调配禁忌或超剂量

处方应（　　）。

A. 纠方后调配或销售

B. 拒绝调配、销售

C. 按方调配、销售

D. 交驻店执业药师调配、销售

500. 0.3.1.3　不得采用开架自选方式销售的是（　　）。

A. 中成药　　　　B. 化学药品

C. 处方药　　　　D. 非处方药

501. 0.3.1.3　零售药店销售处方药的处方，必须留存（　　）年备查。

A. 1　　　　　　B. 2

C. 3　　　　　　D. 4

502. 0.3.1.3　可不凭医师处方销售，由执业药师对购买者进行指导购买的是（　　）。

A. 处方药　　　　B. 非处方药

C. 口服药　　　　D. 注射药

503. 0.3.1.3　不得采用有奖销售、附赠药品或礼品销售、网上销售的方式的是（　　）。

A. 处方药和非处方药

B. 化学药和中成药

C. 治疗药和滋补药

D. 口服药和注射药

504. 0.3.1.3　中药饮片调剂必须严格执行审方制度，对违反国家规定的处方，应（　　）。

A. 拒绝调配

B. 改动后调配

C. 没收处方

D. 追究处方医师责任

505. 0.3.1.3　工龄 15 年以上的老药工可以用手代称调配中药处方（　　）。

A. 正确　　　　　B. 错误

506. 0.3.1.3　严禁用未炮制的生药、整药配方（　　）。

A. 正确　　　　　B. 错误

507. 0.3.1.3　中药零售企业在药品销售中要严格按药品管理法和 GSP 的规定办事（　　）。

A. 正确　　　　　B. 错误

508. 0.3.1.3　对有配伍禁忌或超剂量的处方，应当经店经理同意签字后调配（　　）。

A. 正确　　　　　B. 错误

509. 0.3.1.3　非处方药可不凭医师处方销售，执业药师应对购买者进行指导（　　）。

A. 正确　　　　　B. 错误

510. 0.3.1.3　零售药店销售处方药的处方，必须留存 1 年备查（　　）。

A. 正确　　　　　B. 错误

511. 0.3.1.3　处方药可以采用开架自选方式销售（　　）。

A. 正确　　　　　B. 错误

512. 0.3.1.3　调配处方，必须经过核对（　　）。

A. 正确　　　　　B. 错误

513. 0.3.1.3　药品标签或说明书上必须注明用法、用量和（　　）等内容。

A. 产地　　　　　B. 剂型

C. 禁忌　　　　　D. 价格

514. 0.3.1.3　药品（　　）上必须注明用法、用量和禁忌等内容。

A. 包装　　　　　B. 标签和说明书

C. 牌价　　　　　D. 外包装

515. 0.3.1.3　外用药品和非处方药的标签上必须印有规定的（　　）。

A. 标志　　　　　B. 颜色

C. 商品名　　　　D. 文字

516. 0.3.1.3　外用药品和非处方药的标签上必须印有规定的标志（　　）。

A. 正确　　　　　B. 错误

517. 0.3.1.3　药品标签或说明书上必须注明用法、用量和禁忌等内容（　　）。

A. 正确　　　　　B. 错误

518. 0.3.1.3 药品的（　　）不得作为商标注册。

A. 通用名　　　B. 商品名
C. 正名　　　　D. 副名

519. 0.3.1.3 药品的（　　）可向工商行政管理部门申请作为商标注册。

A. 通用名　　　B. 商品名
C. 正名　　　　D. 副名

520. 0.3.1.3 药品未经核准注册的不得（　　）。

A. 开发研究　　B. 组织生产
C. 临床使用　　D. 销售

521. 0.3.1.3 药品的商品名不得作为商标注册（　　）。

A. 正确　　　　B. 错误

522. 0.3.1.3 药品未经核准注册的不得在市场销售（　　）。

A. 正确　　　　B. 错误

523. 0.3.1.3 连续使用后易产生身体依赖性、能成瘾癖的药品为（　　）药品。

A. 毒性　　　　B. 麻醉
C. 精神　　　　D. 戒毒

524. 0.3.1.3 （　　）是直接作用于中枢神经系统，使之兴奋或抑制，连续使用产生依赖性的药品。

A. 戒毒药　　　B. 麻醉药品
C. 精神药品　　D. 毒性药品

525. 0.3.1.3 国家对（　　）的特殊药品实行特殊管理。

A. 医疗用毒性药品、麻醉药品、精神药品、放射性药品
B. 医疗用毒性药品、急救药品、精神药品、放射性药品
C. 急救药品、麻醉药品、精神药品、放射性药品
D. 医疗用毒性药品、进口药品、精神药品、放射性药品

526. 0.3.1.3 毒性剧烈，治疗剂量与中毒剂量相近，使用不当会使人中毒或死亡的药物为（　　）药品。

A. 毒性　　　　B. 麻醉
C. 精神　　　　D. 戒毒

527. 0.3.1.3 国家对医疗用毒性药品、麻醉药品、精神药品、放射性药品实行特殊管理（　　）。

A. 正确　　　　B. 错误

528. 0.3.1.3 连续使用后易产生身体依赖性、能成瘾癖的药品为精神药品（　　）。

A. 正确　　　　B. 错误

529. 0.3.1.3 精神药品是直接作用于中枢神经系统，使之兴奋或抑制，连续使用产生依赖性的药品（　　）。

A. 正确　　　　B. 错误

530. 0.3.1.3 毒性剧烈，治疗剂量与中毒剂量相近，使用不当会使人中毒或死亡的药物为麻醉药品（　　）。

A. 正确　　　　B. 错误

531. 0.3.1.4 药品包装必须适合（　　）要求，方便储运和使用。

A. 顾客需求　　B. 市场竞争
C. 药品质量　　D. 价廉物美

532. 0.3.1.4 接触药品的标准材料和容器，必须符合药用要求，符合（　　）的标准。

A. 医疗卫生
B. 便于销售、服用
C. 保障人体健康、安全
D. 无污染环境

533. 0.3.1.4 药品（　　）必须按规定印有或贴有标签并附有说明书。

A. 包装　　　　B. 牌价
C. 销售　　　　D. 经营

534. 0.3.1.4 发运中药材必须有包装，下列一般可不注明（　　）。

A. 药品批准文号　B. 产地
C. 日期　　　　D. 品名

535. 0.3.1.4 不属于必须印有规定的标志的是（　　）。

A. 外用药品　　　B. 非处方药

C. 处方药　　　　D. 麻醉药品

536. 0.3.1.4 中药饮片必须印有或贴有（　　）。

A. 批准文号　　　B. 说明书

C. 纸盒　　　　　D. 标签

537. 0.3.1.4 麻醉药品、精神药品、医疗用毒性药品等必须印有规定的标签（　　）。

A. 正确　　　　　B. 错误

538. 0.3.1.4 毒药的标签式样是（　　）。

A. 绿底白字　　　B. 绿字白底

C. 白字黑底　　　D. 黑字白底

539. 0.3.1.4 直接接触药品的包装材料，药品监督管理部门在审批药品时可不一并审批（　　）。

A. 正确　　　　　B. 错误

540. 0.3.1.4 直接接触药品的包装材料，必须符合的要求是（　　）。

A. 食用　　　　　B. 药用

C. 卫生　　　　　D. 化学

541. 0.3.1.4 外用药品包装上必须印有规定的标志（　　）。

A. 正确　　　　　B. 错误

542. 0.3.1.4 中药材包装上必须注明的内容的是（　　）。

A. 产地　　　　　B. 调出单位

C. 生产日期　　　D. 有效期

543. 0.3.1.4 在标签或说明书上必须注明品名、规格、产地、生产企业、产品批号、生产日期的是（　　）。

A. 中药材　　　　B. 处方药

C. 保健品　　　　D. 中药饮片

544. 0.3.1.4 关于药品包装的描述，不正确的是（　　）。

A. 药品包装必须按规定印有或者贴有标签并附有说明书

B. 直接接触药品的包装材料和容器必须符合食用要求

C. 药品包装必须方便储存

D. 药品包装必须方便运输

545. 0.3.1.4 每件包装上，必须注明品名、产地、日期、调出单位，并附有质量合格的标志（　　）。

A. 正确　　　　　B. 错误

546. 0.3.1.4 中药饮片包装必须印有或者贴有标签，并标明批准文号（　　）。

A. 正确　　　　　B. 错误

547. 0.3.1.4 标签或者说明书上必须注明（　　）。

A. 成分　　　　　B. 规格

C. 批准文号　　　D. 生产日期

E. 不良反应

548. 0.3.1.4 药品包装必须印有或贴有标签，并附有（　　）

A. 产地　　　　　B. 说明书

C. 纸盒　　　　　D. 企业标志

549. 0.3.1.4 药品包装上必须印有规定标志的是（　　）。

A. 毒性药品　　　B. 精神药品

C. 放射性药品　　D. 麻醉药品

E. 非处方药

550. 0.3.1.4 中药饮片包装上的标签必须包含的内容是（　　）。

A. 批号　　　　　B. 规格

C. 产地　　　　　D. 批准文号

551. 0.3.1.4 不属于必须印有规定的标志的是（　　）。

A. 外用药品　　　B. 非处方药

C. 处方药　　　　D. 精神药品

552. 0.3.1.4 直接接触药品的包装容器，必须符合要求（　　）。

A. 食用　　　　　B. 药用

C. 卫生　　　　　D. 化学

553. 0.3.1.4 中药饮片的标签必须注明药品批准文号（　　）。

A. 正确　　　　　B. 错误

554. 0.3.1.4 发送中药材必须有包装，在每件包装上，必须注明品名、产地、日期、调出单位，并附有说明书（　　）。

A. 正确　　　　　B. 错误

555. 0.3.1.4 直接接触药品的包装必须达到食用级别（　　）。

A. 正确　　　　　B. 错误

556. 0.3.1.4 中药饮片包装上可以不标明的是（　　）。

A. 品名　　　　　B. 规格
C. 产地　　　　　D. 调出单位

557. 0.3.1.4 下列关于药品包装的描述，不正确的是（　　）

A. 药品包装必须按规定印有或者贴有标签并附有说明书

B. 直接接触药品的包装材料和容器必须符合食用要求

C. 药品包装必须方便储存

D. 药品包装必须方便运输

558. 0.3.1.4 直接接触药品的包装材料，药品监督管理部门在审批药品时不需要一起审批（　　）。

A. 正确　　　　　B. 错误

559. 0.3.1.4 中药材在发运中必须有包装，并且每件包装上要求必须标明的是（　　）。

A. 用药部位　　　B. 功效
C. 重量　　　　　D. 产地

560. 0.3.1.4 药品包装标签上印有内容不包括（　　）。

A. 药品名称　　　B. 批准文号
C. 有效期　　　　D. 配发企业

561. 0.3.1.4 药品包装标签上印有内容包括（　　）。

A. 药品名称　　　B. 批准文号

C. 有效期　　　　D. 配发企业
E. 生产日期

562. 0.3.1.5 列入国家基本医疗药品目录的药品实行（　　）定价。

A. 政府　　　　　B. 市场
C. 限价　　　　　D. 折扣

563. 0.3.1.5 药品零售企业应依法向政府主管部门提供药品的（　　）价格和购销数量等资料。

A. 购进　　　　　B. 销售
C. 折扣　　　　　D. 实际购销

564. 0.3.1.5 公平、合理、诚实信用、（　　）是实行市场调节价的药品定价原则。

A. 价优

B. 质价相符

C. 微利

D. 产、销、用兼顾

565. 0.3.1.5 列入国家基本医疗药品目录的药品实行市场定价（　　）。

A. 正确　　　　　B. 错误

566. 0.3.1.5 列入国家基本医疗药品目录的药品实行政府定价（　　）。

A. 正确　　　　　B. 错误

567. 0.3.1.5 公平、合理、诚实信用、质价相符是实行市场调节价的药品定价原则（　　）。

A. 正确　　　　　B. 错误

568. 0.3.1.6 药品广告须经企业所在省的（　　）部门审核批准。

A. 药品监督管理　B. 医药管理
C. 广告发布　　　D. 工商行政

569. 0.3.1.6 药品广告的内容必须真实、合法以（　　）部门批准的说明书为准。

A. 药品监督管理　B. 工商行政管理
C. 行业协会　　　D. 卫生行政

570. 0.3.1.6 （　　）药不得在大众传媒发布广告。

A. 甲类非处方药　B. 处方药

C. 中成药　　　　D. 进口药

571. 0.3.1.6　药品广告可由药品生产企业提供并自主散发或张贴（　　）。

A. 正确　　　　　　B. 错误

572. 0.3.1.6　处方药不得在大众传媒发布广告（　　）。

A. 正确　　　　　　B. 错误

573. 0.3.1.6　药品广告须经企业所在省的工商行政部门批准（　　）。

A. 正确　　　　　　B. 错误

574. 0.3.1.6　（　　）应对其批准的药品广告进行检查。

A. 工商行政部门

B. 医疗卫生行政部门

C. 药品监督管理部门

D. 社治综合治理部门

575. 0.3.1.6　药品广告不得含有不科学的表示（　　）的断言和保证。

A. 功效　　　　　B. 价格

C. 技术　　　　　D. 产品

576. 0.3.1.6　非药品广告不得涉及（　　）的宣传。

A. 价格　　　　　B. 药品

C. 产品　　　　　D. 功效

577. 0.3.1.6　药品监督管理部门应对其批准的药品广告进行检查（　　）。

A. 正确　　　　　　B. 错误

578. 0.3.1.6　药品广告不得含有不科学的表示功效的断言和保证（　　）。

A. 正确　　　　　　B. 错误

579. 0.3.1.7　按假药论处的药品是（　　）。

A. 更改有效期的药品

B. 超过有效期的药品

C. 药品所含成分与国家药品标准规定的成分不符合的药品

D. 更改生产批号的药品

580. 0.3.1.7　按假药论处的药品是（　　）。

A. 变质的

B. 超过有效期的

C. 更改生产批号的

D. 其他不符合药品标准规定的

581. 0.3.1.7　劣药是指（　　）。

A. 药品成分的含量不符合国家药品标准的药品

B. 被污染的药品

C. 变质的药品

D. 以非药品冒充药品的

582. 0.3.1.7　以劣药论处的药品是（　　）。

A. 变质的药品

B. 被污染的药品

C. 国家规定禁止使用的药品

D. 超过有效期的药品

583. 0.3.1.7　变质的药品按劣药论处（　　）。

A. 正确　　　　　　B. 错误

584. 0.3.1.7　超过有效期的药品按劣药论处（　　）。

A. 正确　　　　　　B. 错误

585. 0.3.1.7　被污染的药品按假药论处（　　）。

A. 正确　　　　　　B. 错误

586. 0.3.1.7　国家规定禁止使用的药品按劣药论处（　　）。

A. 正确　　　　　　B. 错误

587. 0.3.1.8　销售假药的，没收违法销售的药品和违法所得，并处违法销售药品货值（　　）的罚款。

A. 一倍以上三倍以下

B. 一倍以上四倍以下

C. 二倍以上五倍以下

D. 二倍以上六倍以下

588. 0.3.1.8　销售劣药的，没收违法销售的药品和违法所得，并处违法销售药品货值（　　）的罚款。

A. 一倍以上三倍以下

B. 一倍以上四倍以下

C. 二倍以上五倍以下

D. 二倍以上六倍以下

589. 0.3.1.8 销售假药的，没收违法销售的药品和违法所得，情节严重的吊销（　　）。

A. 营业执照

B. 药品经营许可证

C. 药品生产许可证

D. 所有证件

590. 0.3.1.8 销售假药、劣药构成犯罪的，依法追究刑事责任（　　）。

A. 正确　　　　B. 错误

591. 0.3.1.8 销售劣药的，没收违法销售的药品和违法所得，并处违法销售药品货值二倍以上五倍以下的罚款（　　）。

A. 正确　　　　B. 错误

592. 0.3.1.8 销售假药的，没收违法销售的药品和违法所得，并处违法销售药品货值二倍以上五倍以下的罚款（　　）。

A. 正确　　　　B. 错误

593. 0.3.1.8 销售假药的，没收违法销售的药品和违法所得，情节严重的吊销药品生产许可证（　　）。

A. 正确　　　　B. 错误

594. 0.3.2.1 中药调剂员岗位人员的准入文化程度是（　　）。

A. 初中　　　　B. 初中以上

C. 高小　　　　D. 高中以上

595. 0.3.2.1 中药调剂员的准入条件之一是必须接受相应的专业知识和（　　）培训。

A. 经济知识　　　B. 经济法规

C. 药事法规　　　D. 商业管理知识

596. 0.3.2.1 中药调剂员的准入条件之一是在（　　）上无不良行为纪录。

A. 道德　　　　B. 法律

C. 经济　　　　D. 行政

597. 0.3.2.1 从事药品零售人员如为初中文化程度，须具有（　　）年以上从事药品经营工作的经历。

A. 2　　　　B. 3

C. 4　　　　D. 5

598. 0.3.2.1 中药调剂员岗位人员的准入文化程度是初中以上（　　）。

A. 正确　　　　B. 错误

599. 0.3.2.1 中药调剂员的准入条件之一是必须接受相应的专业知识和药事法规培训（　　）。

A. 正确　　　　B. 错误

600. 0.3.2.2 中药调剂员必须每（　　）年体检一次。

A. 1　　　　B. 2

C. 3　　　　D. 4

601. 0.3.2.2 患有传染病或其他可能污染药品的疾病的人员不得从事直接接触（　　）的工作。

A. 药品　　　　B. 商品

C. 产品　　　　D. 包装

602. 0.3.2.2 中药调剂员必须每二年体检一次（　　）。

A. 正确　　　　B. 错误

603. 0.3.2.2 患有心脏病，贫血症的人员不得从事中药调剂工作（　　）。

A. 正确　　　　B. 错误

604. 0.3.2.3 中药零售企业购进商品必须具有（　　）。

A. 生产日期、药品有效期、厂名、厂址

B. 注册商标、批准文号、生产批号

C. 厂名、商标、批号

D. 文号、商标、功效

605. 0.3.2.3 企业对（　　）药品，应实行双人验收制度。

A. 贵重　　　　B. 特殊管理

C. 注射　　　　　D. 外用

606. 0.3.2.3　中药零售企业进货验收的核心内容是（　　）验收。

A. 质量　　　　　B. 数量

C. 包装　　　　　D. 商标

607. 0.3.2.3　药品零售连锁门店接受企业总部配送药品验收时，如发现质量问题，应及时退回（　　）并向总部管理机构报告。

A. 生产厂家　　　B. 批发商

C. 企业配送中心　D. 送货员

608. 0.3.2.3　中药零售企业经验收合格后的药品验收记录应保存至超过药品有效期1年，但不得少于（　　）年。

A. 1　　　　　　B. 2

C. 3　　　　　　D. 4

609. 0.3.2.3　药品质量验收记录应保存至超过药品有效期一年，但不得少于（　　）年。

A. 1　　　　　　B. 2

C. 3　　　　　　D. 4

610. 0.3.2.3　药品检验的原始记录应保存（　　）年。

A. 2　　　　　　B. 3

C. 4　　　　　　D. 5

611. 0.3.2.3　药品质量验收记录应保存至超过药品有效期一年，但不得少于2年（　　）。

A. 正确　　　　　B. 错误

612. 0.3.2.3　中药零售企业购进商品，首先要确保质量，严格验收（　　）。

A. 正确　　　　　B. 错误

613. 0.3.2.3　按国家规定，零售中药店不得销售特殊药品（　　）。

A. 正确　　　　　B. 错误

614. 0.3.2.3　药品经营企业销售中药材，必须标明产地（　　）。

A. 正确　　　　　B. 错误

615. 0.3.3.1　（　　）必须凭执业医师或执业助理医师开具的处方才可调配、购买和使用。

A. 处方药　　　　B. 非处方药

C. 保健品　　　　D. 补品

616. 0.3.3.1　处方药必须凭（　　）开具的处方，才可调配、购买和使用。

A. 坐堂医师

B. 执业药师

C. 执业中药师

D. 执业医师或执业助理医师

617. 0.3.3.1　（　　）负责处方药和非处方药分类管理办法的制定。

A. 国家药品监督管理总局

B. 卫生部门

C. 药政部门

D. 全国人大

618. 0.3.3.1　经营处方药的零售企业必须具有（　　）。

A. 药品生产许可证

B. 药品经营许可证

C. 营业执照

D. 经营证明

619. 0.3.3.1　处方药必须凭执业医师或执业助理医师处方才可调配、购买和使用（　　）。

A. 正确　　　　　B. 错误

620. 0.3.3.1　非处方药必须凭执业医师或执业助理医师处方才可调配、购买和使用（　　）。

A. 正确　　　　　B. 错误

621. 0.3.3.1　处方药必须凭执业药师或从业药师处方才可调配、购买和使用（　　）。

A. 正确　　　　　B. 错误

622. 0.3.3.1　国家药品监督管理总局负责处方药和非处方药分类管理办法的制定（　　）。

A. 正确　　　　　B. 错误

623. 0.3.3.1 全国人大负责处方药和非处方药分类管理办法的制定（　　）。

A. 正确　　　　B. 错误

624. 0.3.3.1 经营处方药的零售企业必须具有《药品经营许可证》（　　）。

A. 正确　　　　B. 错误

625. 0.3.3.2 消费者可自主选购（　　）。

A. 处方药　　　B. 非处方药
C. 中成药　　　D. 戒毒药

626. 0.3.3.2 非处方药的标签和说明书必须经国家（　　）批准。

A. 卫生部
B. 药品监督管理局
C. 医药管理局
D. 工商管理局

627. 0.3.3.2 非处方药的标签和说明书必须经（　　）批准。

A. 国家食品药品监督管理总局
B. 卫生部门
C. 药政部门
D. 全国人大

628. 0.3.3.2 根据药品的安全性，（　　）分为甲、乙两类。

A. 处方药　　　B. 非处方药
C. 中成药　　　D. 戒毒药

629. 0.3.3.2 经营甲类处方药的零售企业必须具有（　　）。

A. 药品生产许可证
B. 药品经营许可证
C. 营业执照
D. 经营证明

630. 0.3.3.2 消费者可自由选购非处方药（　　）。

A. 正确　　　　B. 错误

631. 0.3.3.2 非处方药每个销售基本单元包装必须附有标签和说明书（　　）。

A. 正确　　　　B. 错误

632. 0.3.3.2 处方药与非处方药分类管理办法自 1999 年 1 月 1 日起施行（　　）。

A. 正确　　　　B. 错误

633. 0.3.3.2 消费者有权自主选购处方药，并须按处方药标签和说明书所示内容使用（　　）。

A. 正确　　　　B. 错误

634. 0.3.3.2 处方药经审批可以在大众传播媒介进行广告宣传（　　）。

A. 正确　　　　B. 错误

635. 0.3.3.2 经省级药品监督管理部门批准的其他商品企业可以零售乙类非处方药（　　）。

A. 正确　　　　B. 错误

636. 0.3.3.2 处方药与非处方药分类管理办法自 2000 年 1 月 1 日起施行（　　）。

A. 正确　　　　B. 错误

637. 0.3.3.3 （　　）只准在专业性医药报刊进行广告宣传。

A. 处方药　　　B. 非处方药
C. 保健药　　　D. 甲类非处方药

638. 0.3.3.3 非处方药经（　　）可以在大众传播媒介进行广告宣传。

A. 申请　　　　B. 备案
C. 报批　　　　D. 审批

639. 0.3.3.3 处方药只准在专业性医药报刊进行广告宣传（　　）。

A. 正确　　　　B. 错误

640. 0.3.3.3 非处方药经审批可以在大众传播媒介进行广告宣传（　　）。

A. 正确　　　　B. 错误

641. 0.3.3.3 处方药经审批可以在大众传播媒介进行广告宣传（　　）。

A. 正确　　　　B. 错误

642. 0.3.3 处方药与非处方药分类的依据不包括（　　）。

A. 应用安全　　B. 疗效确切

C. 市场保证供应　D. 使用方便

643. 0.3.3　关于处方药和非处方药，正确的说法是（　　）。

A. 根据药品的安全性，分为处方药和非处方药

B. 非处方药的简称 OTC，处方药的简称 TOC

C. 经营甲类非处方药必须具有《药品经营许可证》

D. 经营乙类非处方药必须具有《药品经营许可证》

644. 0.3.3　关于非处方药说法错误的是（　　）。

A. 简称 OTC

B. 可以不凭医师处方购买

C. 分为甲、乙两类

D. 只能在专业医药报刊广告宣传

645. 0.3.3　经营甲类非处方药的零售企业不需要具有《药品经营企业许可证》（　　）。

A. 正确　　　　B. 错误

646. 0.3.3　急诊处方印刷用纸颜色为红色（　　）。

A. 正确　　　　B. 错误

647. 0.3.3　处方药经审批可以在大众传播媒介进行广告宣传（　　）。

A. 正确　　　　B. 错误

648. 0.3.3　甲类处方药只能在专业性医药报刊进行广告宣传（　　）。

A. 正确　　　　B. 错误

649. 0.3.3　经省级药品监督管理部门或其授权的药品监督管理部门批准的其他商业企业可以零售（　　）。

A. 处方药　　　　B. 非处方药

C. 甲类非处方药　D. 乙类非处方药

650. 0.3.3　只能在专业性医药报刊进行广告宣传的是（　　）。

A. 保健品　　　　B. 处方药

C. 非处方药　　　D. 中药饮片

651. 0.3.3　下列说法，不正确的是（　　）。

A. 消费者有权自主选购非处方药

B. 根据药品的安全性不同，非处方药可以分为甲、乙两类

C. 处方药不允许作任何形式的广告宣传

D. 非处方药可以在大众传播媒介进行广告宣传

652. 0.3.3　处方药是必须执业医师或执业助理医师处方才可调配、购买和使用的药品（　　）。

A. 正确　　　　B. 错误

653. 0.3.3　非处方药根据分为甲类和乙类（　　）。

A. 经济性　　　　B. 有效性

C. 安全性　　　　D. 等级

654. 0.3.3　非处方药是不需要凭医师处方即可自行判断、购买和使用的药品（　　）。

A. 正确　　　　B. 错误

655. 0.3.3　医疗机构根据医疗需要可以决定（　　）或使用非处方药。

A. 限制　　　　B. 推荐

C. 禁止　　　　D. 考虑

656. 0.3.3　关于处方药和非处方药，不正确的说法是（　　）。

A. 根据药品的安全性，分为处方药和非处方药

B. 非处方药的简称 OTC

C. 经营甲类非处方药必须具有《药品经营许可证》

D. 经营乙类非处方药不必具有《药品经营许可证》

657. 0.3.3　经营甲类非处方药的零售企业不需要具有《药品经营企业许可证》（　　）。

A. 正确　　　　B. 错误

658. 0.3.3　只有乙类非处方药才可

以在大众传媒进行广告宣传（　　）。

 A. 正确   B. 错误

659. 0.3.3 处方药经审批可以在大众传播媒介进行广告宣传（　　）。

 A. 正确   B. 错误

660. 0.3.3 处方药可以在电视台进行广告宣传（　　）。

 A. 正确   B. 错误

661. 0.3.3 必须凭执业医师或执业助理医师处方才可调配、购买和使用的药品是非处方药（　　）。

 A. 正确   B. 错误

662. 0.3.3 销售乙类非处方药的单位必须取得《药品经营许可证》（　　）。

 A. 正确   B. 错误

663. 0.3.3 下列说法错误的是（　　）。

 A. 非处方药分为甲类、乙类两种

 B. 商业企业可以自由销售乙类非处方药

 C. 处方药只允许在医药专业杂志上做广告

 D. 消费者有权自主选购非处方药

664. 0.3.3 甲类和乙类非处方药的划分是根据（　　）。

 A. 经济性   B. 有效性

 C. 安全性   D. 等级

665. 0.3.3 下列说法不正确的是（　　）。

 A. 消费者有权自主选购非处方药

 B. 根据药品的安全性不同，非处方药可以分为甲、乙两类

 C. 处方药不允许作任何形式的广告宣传

 D. 非处方药可以在大众传播媒介进行广告宣传

666. 0.3.3 急诊处方印刷用纸颜色为淡黄色（　　）。

 A. 正确   B. 错误

667. 0.3.3 非处方药经审批可以在大众传播媒介进行广告宣传（　　）。

 A. 正确   B. 错误

668. 0.3.3. 处方药与非处方药经过审批后可以在大众传媒上进行广告宣传（　　）。

 A. 正确   B. 错误

669. 0.3.3 非处方药的简称为（　　）。

 A. OTC   B. OCT

 C. COT   D. TOC

670. 0.3.2.3 简称为 OTC 的是（　　）。

 A. 处方药   B. 非处方药

 C. 外用药   D. 非药品

671. 0.3.4.1 生产经营企业购进中药饮片，其（　　）必须符合国家药品监督管理部门规定的要求。

 A. 质量   B. 数量

 C. 规格   D. 批号

672. 0.3.4.1 药品零售企业采购中药饮片，必须在确保质量合格的前提下，从持有（　　）和《营业执照》的单位购进。

 A. 药品生产（经营）许可证

 B. 荣誉证

 C. 合格证

 D. 质量保证书

673. 0.3.4.1 中药饮片入（出）库必须经（　　）人员检验（复核）合格签字后方可入（出）库。

 A. 销售   B. 质检

 C. 养护   D. 保管

674. 0.3.4.1 （　　）中药饮片必须按国家有关规定，实行专人、专库、专账、专用衡器、双人双锁保管，做到账、货、卡相符。

 A. 毒性   B. 名贵

 C. 易潮解   D. 易变质

675. 0.3.4.1 中药饮片调剂应严格执行（　　）制度，对有配伍、妊娠禁忌的及违反国家有关规定的处方，应拒绝调配。

A. 保管　　　　B. 审方
C. 销售　　　　D. 养护

676. 0.3.4.1 生产经营企业购进中药饮片，其质量必须符合国家药品监督管理部门规定的要求（　　）。

A. 正确　　　　B. 错误

677. 0.3.4.1 生产经营企业购进中药饮片，其质量必须符合政府技术监督管理部门规定的要求（　　）。

A. 正确　　　　B. 错误

678. 0.3.4.1 药品零售企业采购中药饮片，必须在确保质量合格的前提下，从持有《药品生产（经营）许可证》和《营业执照》的单位购进（　　）。

A. 正确　　　　B. 错误

679. 0.3.4.1 药品零售企业采购中药饮片，必须在确保质量合格的前提下，从持有《经营许可证》和《营业执照》的单位购进（　　）。

A. 正确　　　　B. 错误

680. 0.3.4.1 中药饮片入（出）库必须经质检人员检验（复核）合格签字后方可入（出）库（　　）。

A. 正确　　　　B. 错误

681. 0.3.4.1 中药饮片入（出）库必须经销售人员检验（复核）合格签字后方可入（出）库（　　）。

A. 正确　　　　B. 错误

682. 0.3.4.1 名贵中药饮片必须按国家有关规定，实行专人、专库、专账、专用衡器、双人双锁保管，做到账、货、卡相符（　　）。

A. 正确　　　　B. 错误

683. 0.3.4.1 毒性中药饮片必须按国家有关规定，实行专人、专库、专账、

专用衡器、双人双锁保管，做到账、货、卡相符（　　）。

A. 正确　　　　B. 错误

684. 0.3.4.1 中药饮片调剂应严格执行审方制度，对有配伍、妊娠禁忌的及违反国家有关规定的处方，应拒绝调配（　　）。

A. 正确　　　　B. 错误

685. 0.3.4.1 中药饮片斗前应写正名正字（　　）。

A. 正确　　　　B. 错误

686. 0.3.4.1 药品经营企业购销药品必须有真实完整的（　　）。

A. 购进记录　　B. 销售记录
C. 价格记录　　D. 购销记录

687. 0.3.4.1 药品零售企业购进记录必须保存至超过药品有效期一年，但不得少于（　　）。

A. 二　　　　　B. 三
C. 四　　　　　D. 五

688. 0.3.4.1 中药零售药店不得从事（　　）的活动。

A. 处方药销售　B. 药品促销
C. 药品批发业务　D. 化学药品销售

689. 0.3.4.1 药品零售企业不得向任何单位和个人出租（　　）等为其经营药品提供条件。

A. 经营药柜　　B. 经营信息
C. 经营业务　　D. 临方炮制方法

690. 0.3.4.1 企业购进药品应有合法票据，并按规定建立购进记录，做到（　　）相符。

A. 产、供、销　B. 票、帐、货
C. 进、存、出　D. 质、货

691. 0.3.4.1 药品购销记录内容必须有经办人、负责人签名（　　）。

A. 正确　　　　B. 错误

692. 0.3.4.1 药品经营企业购销药品必须有真实完整的购销记录（　　）。

A. 正确　　　　　B. 错误

693. 0.3.4.1 特殊管理药品、外用药品包装的标签或说明书，应有规定的标识和警示说明（　　）。

A. 正确　　　　　B. 错误

694. 0.3.4.1 药品零售企业购进记录必须保存至超过药品有效期一年，但不得少于二年（　　）。

A. 正确　　　　　B. 错误

695. 0.3.4.1 药品零售企业购进记录必须保存至超过药品有效期一年，但不得少于一年（　　）。

A. 正确　　　　　B. 错误

696. 0.3.4.1 中药零售药店不得从事伪造药品购销记录的活动（　　）。

A. 正确　　　　　B. 错误

697. 0.3.4.1 企业购进药品应有合法票据，并按规定建立购进记录，做到票、帐、货相符（　　）。

A. 正确　　　　　B. 错误

698. 0.3.4.1 企业购进药品应有合法票据，并按规定建立购进记录，做到产、供、销相符（　　）。

A. 正确　　　　　B. 错误

699. 0.3.4.2 销售特殊管理的药品，凭盖有医疗单位公章的医生处方限量供应，处方保存（　　）年。

A. 1　　　　　　B. 2
C. 3　　　　　　D. 4

700. 0.3.4.2 国家严禁无（　　）的单位和个人从事药品经营活动。

A. 药品经营许可证
B. 上级行政批文
C. 药学专业人员
D. 执业药师

701. 0.3.4.2 有《药品经营许可证》，从事（　　）的，按无证经营处理。

A. 进口药国内销售

B. 异地经营
C. 处方药销售
D. 药品生产企业销售本企业药品

702. 0.3.4.2 药品零售企业可以从事零星药品批发业务（　　）。

A. 正确　　　　　B. 错误

703. 0.3.4.2 出租、出借《药品经营许可证》的，没收违法所得，并处违法所得一倍以上三倍以下的罚款（　　）。

A. 正确　　　　　B. 错误

704. 0.3.4.2 连锁经营药店的门店，不得独立从事药品购进业务（　　）。

A. 正确　　　　　B. 错误

705. 0.3.4.2 药品销售人员经领导批准。可以兼职其他企业进行药品购销活动。

A. 正确　　　　　B. 错误

706. 0.3.4.2 销售特殊管理的药品，凭医生处方限量供应，处方保存一年（　　）。

A. 正确　　　　　B. 错误

707. 0.3.4.2 在药品购销活动中，发现假劣药品应及时做退货处理（　　）。

A. 正确　　　　　B. 错误

708. 0.3.4.2 兽用药品经营单位经营人用药品的按无证经营处理（　　）。

A. 正确　　　　　B. 错误

709. 0.3.4.2 药品生产企业只能销售本企业生产的药品（　　）。

A. 正确　　　　　B. 错误

（四）相关服务知识

710. 0.4.1 对药品销售人员仪容仪表规范的基本要求不包括（　　）。

A. 精神饱满，服饰整洁
B. 学识渊博，谈吐文雅
C. 仪表得体
D. 端庄自然

711. 0.4.1 对药品销售人员仪容仪

表规范的基本要求的是（　　）。

 A. 精神饱满 B. 服饰整洁

 C. 仪表得体 D. 端庄自然

 E. 举止迷人

712. 0.4.1 药店销售服务人员应头发整洁，无异味，发型大方得体（　　）。

 A. 正确   B. 错误

713. 0.4.1.1 不符合药品销售服务礼仪规范的基本要求的做法是（　　）。

 A. 尊重顾客

 B. 热情服务

 C. 文明经商

 D. 热情推荐贵重药品

714. 0.4.1.1 药品销售人员个人仪容仪表美的含义不包含（　　）。

 A. 表现美 B. 自然美

 C. 修饰美 D. 内在美

715. 0.4.1.1 以下对销售人员仪表的描述中，不可取的是（　　）。

 A. 头发整洁无异味

 B. 女员工可以适当化妆

 C. 指甲可以留长，但应经常洗刷保持干净卫生

 D. 销售人员身上不能留有异味，应勤洗澡、保持口腔清洁

716. 0.4.1.1 中药调剂员可以将头发染成棕褐色（　　）。

 A. 正确   B. 错误

717. 0.4.1.1 药品销售人员个人仪容仪表规范基本要求不包括的是（　　）。

 A. 精神饱满 B. 服饰整洁

 C. 端庄自然 D. 浓妆艳抹

718. 0.4.1.1 药店销售服务人员上班期间不得染发，不得穿奇装异服（　　）。

 A. 正确   B. 错误

719. 0.4.1.1 药店销售服务的仪容规范中服务礼仪的主要内容不包括（　　）。

 A. 仪容规范 B. 仪态规范

 C. 服饰规范 D. 方式规范

720. 0.4.1.1 药品销售人员的仪表美包括仪容自然美、仪容装饰美和仪表内在美（　　）。

 A. 正确   B. 错误

721. 0.4.1.1 以下做法符合药店销售服务仪容规范的是（　　）。

 A. 披肩发

 B. 化淡妆

 C. 上岗前吃葱、蒜

 D. 挽袖

722. 0.4.1.1 为了给顾客以清新、朝气、积极向上的感觉，销售人员常需要使用一些香味浓郁的化妆品、洗发用品（　　）。

 A. 正确   B. 错误

723. 0.4.1.1 不符合个人卫生要求的是（　　）。

 A. 勤洗澡、勤换衣

 B. 保持牙齿口腔清洁

 C. 口腔有异味

 D. 忌食葱、蒜、韭菜等刺激性异味食物

724. 0.4.1.1 药店销售服务仪容不包括（　　）。

 A. 发式礼仪 B. 面部

 C. 指甲   D. 专业知识

725. 0.4.1.1 药品销售人员不能使用彩色指甲油，不美甲（　　）。

 A. 正确   B. 错误

726. 0.4.1.1 药品销售人员仪容仪表规范的基本要求是（　　）。

 A. 浓妆艳抹 B. 精神饱满

 C. 服饰整洁 D. 仪表得体

 E. 端庄自然

727. 0.4.1.1 销售人员仪表应该具备（　　）。

 A. 头发整洁无异味

B. 女员工可以适当化妆

C. 指甲可以留长，但应经常洗刷保持干净卫生

D. 销售人员身上不能留有异味，应勤洗澡

E. 保持口腔清洁

728. 0.4.1.1 药店销售服务仪容包括（   ）

A. 发式　　　　B. 面部
C. 指甲　　　　D. 专业
E. 服饰

729. 0.4.1.1 药店销售服务人员上班期间不得染发，不得穿奇装异服（   ）。

A. 正确　　　　B. 错误

730. 0.4.1.1 药品销售人员仪容仪表规范的基本要求是（   ）。

A. 精神饱满　　B. 服饰整洁
C. 仪表得体　　D. 端庄自然
E. 语调柔和

731. 0.4.1.1 药品销售人员的仪表美是自然美、装饰美和内在美的完整结合（   ）。

A. 正确　　　　B. 错误

732. 0.4.1.1 关于药店服务礼仪说法正确的是（   ）。

A. 头发要整洁、无异味
B. 女员工应盘发
C. 不使用指甲油
D. 可以化淡妆
E. 可以染成棕褐色头发

733. 0.4.1.1 药品销售人员发式礼仪规范要求是头发整洁，无异味，发型大方，得体，不染发（   ）。

A. 正确　　　　B. 错误

734. 0.4.1.1 符合药品销售服务礼仪规范的基本要求的做法是（   ）。

A. 尊重顾客　　B. 热情服务
C. 文明经商　　D. 热情推荐

E. 真诚守信

735. 0.4.1.1 不应该出现在药品销售人员身上的行为是（   ）。

A. 使用清香发胶保持头发整洁
B. 女员工可适当化妆
C. 可适当使用指甲油
D. 穿拖鞋

736. 0.4.1.1 为了给顾客以清新、朝气、积极向上的感觉，销售人员常需要使用一些香气浓郁的化妆品、洗发用品（   ）。

A. 正确　　　　B. 错误

737. 0.4.1.1 药店销售服务的仪容规范中服务礼仪的主要内容包括（   ）。

A. 仪容规范　　B. 仪态规范
C. 服饰规范　　D. 方式规范
E. 修饰规范

738. 0.4.2 药品销售人员对待顾客要热情周到服务，要做到（   ）。

A. 来有迎声
B. 问有答声
C. 走有送声
D. 邀请再次光临声
E. 不明白有解释声

739. 0.4.2 文明用语是药品销售行业的职业语言（   ）。

A. 正确　　　　B. 错误

740. 0.4.2 销售文明用语中不包括（   ）。

A. 下班了不办了　B. 对不起
C. 请稍等　　　　D. 再见

741. 0.4.2 不属于销售服务文明用语的是（   ）。

A. 您好　　　　B. 对不起
C. 不知道　　　D. 多多包涵

742. 0.4.2 服务文明用语要把握主动性的原则（   ）。

A. 正确　　　　B. 错误

743. 0.4.2 不属于服务文明用语要

把握的原则是（　　）。

A. 主动性　　　　　B. 尊重性

C. 准确性　　　　　D. 行业性

744. 0.4.2　不符合销售服务文明用语的是（　　）。

A. 您好　　　　　　B. 抱歉

C. 不好意思　　　　D. 不知道

745. 0.4.2　销售服务的文明行为是（　　）。

A. 顾客提前来到，说：还没上班，出去等着。

B. 业务忙时，说：急什么，那边等着去。

C. 临近下班，说下班了，不办了。

D. 接待顾客，说：您好，欢迎光临。

746. 0.4.2　临近下班时，应该对顾客说"下班了办不了，明天再来"（　　）。

A. 正确　　　　　　B. 错误

747. 0.4.2　服务文明用语要把握的原则是（　　）。

A. 主动性　　　　　B. 尊重性

C. 特定性　　　　　D. 准确性

E. 适度性

748. 0.4.2　在净化销售服务用语时，必须坚持主动性、尊重性、准确性与（　　）。

A. 习惯性　　　　　B. 适应性

C. 技巧性　　　　　D. 适度性

749. 0.4.2　"对不起"属于销售文明用语。（　　）

A. 正确　　　　　　B. 错误

750. 0.4.2　服务文明用语要把握适度性的原则（　　）。

A. 正确　　　　　　B. 错误

751. 0.4.2　药品销售要做到的"五声"是来有迎声，问有答声，走有送声，不明白有解释声，不满意有道歉声（　　）。

A. 正确　　　　　　B. 错误

752. 0.4.2　下列不属于"文明十字"的是（　　）。

A. 您好　　　　　　B. 不好意思

C. 请　　　　　　　D. 再见

753. 0.4.2　"您好、谢谢、请、对不起、再见"是指（　　）。

A. 文明十字　　　　B. 问候语

C. 五声　　　　　　D. 告别语

754. 0.4.2　不属于药品销售人员服务的用语是（　　）。

A. 来有迎声

B. 问有答声

C. 走有送声

D. 邀请再次光临声

755. 0.4.2　文明用语的基本原则不包括（　　）。

A. 文明　　　　　　B. 礼貌

C. 谦虚　　　　　　D. 亲切

756. 0.4.2　中药调剂员进行医药服务时主动接近顾客，但要保持适当距离（　　）。

A. 正确　　　　　　B. 错误

757. 0.4.2　"您好"不符合销售服务文明用语（　　）。

A. 正确　　　　　　B. 错误

758. 0.4.2　服务文明用语要把握主动性原则。（　　）

A. 正确　　　　　　B. 错误

759. 0.4.2.　不属于文明十字的是（　　）。

A. 你好　　　　　　B. 谢谢

C. 请　　　　　　　D. 请走好

760. 0.4.2.0　不属于接待顾客时使用的文明用语的是（　　）。

A. 欢迎您下次再来

B. 对不起让您久等了

C. 多多包涵

D. 能为您服务很高兴

761. 0.4.2.0 销售常用服务文明十字是（　　）。

A. 您好　　　　B. 谢谢

C. 对不起　　　D. 再见

E. 您慢走

（五）安全知识

762. 0.5 我国的安全生产方针是：安全第一，预防为主，综合治理（　　）。

A. 正确　　　　B. 错误

763. 0.5 泡沫灭火器适用于 A、B、C、D 类火灾的灭火（　　）。

A. 正确　　　　B. 错误

764. 0.5 安全生产应牢固树立"三不伤害"原则（　　）。

A. 正确　　　　B. 错误

765. 0.5 适用于扑救封闭性较强的空间或设备容器内的火灾的方法是（　　）。

A. 冷却灭火法　B. 窒息灭火法

C. 隔离灭火法　D. 化学抑制法

766. 0.5 我国的安全生产方针是：安全第一，预防为主，综合治理（　　）。

A. 正确　　　　B. 错误

767. 0.5 泡沫灭火器适用于 A、C 类火灾的灭火（　　）。

A. 正确　　　　B. 错误

768. 0.5 适用于扑救气体火灾的方法是（　　）。

A. 冷却灭火法　B. 窒息灭火法

C. 隔离灭火法　D. 化学抑制法

769. 0.5 安全生产应牢固树立"三不伤害"原则之一是"不伤害自己"（　　）。

A. 正确　　　　B. 错误

770. 0.5 我国安全生产的方针是：安全第一，预防为主，降低事故（　　）。

A. 正确　　　　B. 错误

771. 0.5.1 "三不伤害"的安全理念是指不伤害自己，不伤害他人，不被他人伤害（　　）。

A. 正确　　　　B. 错误

772. 0.5.1 关于防火知识错误的是（　　）。

A. 燃烧的三个要素是可燃物、氧化剂和点火源

B. 燃烧分为四类：闪燃、点燃、自燃、爆炸

C. 自燃需要外来火源

D. 爆炸是大量能量瞬间释放

773. 0.5.1 下列不符合我国安全生产方针的是（　　）。

A. 安全第一　　B. 预防为主

C. 综合治理　　D. 减低事故

774. 0.5.1 中药调剂员安全生产要求是树立安全第一的思想，严格遵守本单位安全生产规章制度和操作规程（　　）。

A. 正确　　　　B. 错误

775. 0.5.1 中药调剂员应当接受安全生产教育和培训，提高安全生产技能，增强事故预防和应急处理能力（　　）。

A. 正确　　　　B. 错误

776. 0.5.1 安全生产中"三不伤害"是指（　　）。

A. 不伤害自己　B. 不伤害设备

C. 不被设备伤害 D. 不伤害他人

E. 不被他人伤害

777. 0.5.1 关于火灾及其分类说法错误的是（　　）。

A. A 类火灾是指固体物质火灾

B. B 类火灾是指液体或可融化固体火灾

C. C 类火灾是指气体火灾

D. D 类火灾是指不明原因火灾

778. 0.5.1 发现电子装备冒烟起火应切断电源，使用那种物质灭火（　　）。

A. 一氧化碳　　B. 二氧化碳

C. 泡沫　　　　D. 水

779. 0.5.1　属于 B 类火灾的是（　　）。

A. 气体物质火灾　B. 固体物质火灾

C. 液体物质火灾　D. 金属火灾

780. 0.5.1　可燃性的液体着火，不可用作灭火剂（　　）。

A. 化学泡沫　　　B. 二氧化碳

C. 干粉　　　　　D. 水

781. 0.5.1　贵重物质仓库的初起火灾的最佳选择（　　）。

A. 二氧化碳灭火器

B. 干粉灭火器

C. 卤代烷灭火器

D. 泡沫灭火器

782. 0.5.1　下列防护电气火灾的措施不正确的是（　　）。

A. 合理选用电气设备

B. 线路电气负荷不能过高，注意电器防潮

C. 注意电器防潮

D. 选择电气设备时，潮湿环境可选开放式

783. 0.5.1　泡沫灭火器适用于 A、B 类火灾的灭火（　　）。

A. 正确　　　　　B. 错误

二、中药调剂员四级理论知识习题

（一）中药饮片检识

1. 1.1.1.1　不属于天麻的性状鉴别特征的是（　　）。

A. 肚脐疤

B. 质柔韧

C. 点状排列的横环纹

D. 鹦哥嘴

2. 1.1.1.1　关于天麻性状描述错误的是（　　）。

A. 有点轮环　　　B. 有"鹦鹉嘴"

C. 有"肚脐眼"　D. 有"针眼"

3. 1.1.1.1　具有"云锦花纹"的药材是（　　）。

A. 怀牛膝　　　　B. 大黄

C. 何首乌　　　　D. 商陆

4. 1.1.1.1　某药材饮片为不规则厚片，切面具有"云锦花纹"，该药材是（　　）。

A. 甘草　　　　　B. 黄芪

C. 白芍　　　　　D. 何首乌

5. 1.1.1.1　某药材外表面红棕色或红褐色，切面浅黄棕色或浅红棕色，具"云锦花纹"，显粉性，该药材是（　　）。

A. 丹参　　　　　B. 甘草

C. 何首乌　　　　D. 当归

6. 1.1.1.1　具有"锦纹"的药材是（　　）。

A. 大黄　　　　　B. 川贝母

C. 党参　　　　　D. 黄芪

7. 1.1.1　具有"锦纹"的药材是（　　）。

A. 何首乌　　　　B. 黄芪

C. 大黄　　　　　D. 当归

8. 1.1.1.1　断面出现"云锦花纹"的药材是（　　）。

A. 大黄　　　　　B. 牛膝

C. 何首乌　　　　D. 白芍

9. 1.1.1.1　某药材为不规则纵切或斜切片，具指状分支，外表具纵皱纹及明显的环节，可见较多的纵纤维，该药材是（　　）。

A. 山慈菇　　　　B. 干姜

C. 天南星　　　　D. 片姜黄

10. 1.1.1.1 切面黄色，中间有红棕色的圆心，有的中央呈暗棕色或棕黑色枯朽状的药材是（ ）。

　A. 黄芩　　　　B. 黄芪
　C. 大黄　　　　D. 黄柏

11. 1.1.1.1 切面黄色，中间有红棕色的圆心，有的中央呈暗棕色或棕黑色枯朽状的药材是黄芩（ ）。

　A. 正确　　　　B. 错误

12. 1.1.1.1 切面类白色或微红色，内皮层环明显，可见多数筋脉小点的药材是（ ）。

　A. 山药　　　　B. 百部
　C. 石菖蒲　　　D. 郁金

13. 1.1.1.1 石菖蒲的切面特征是（ ）。

　A. 黄白色，有放射状纹理，有的中心枯朽
　B. 浅黄色，维管束小点排列成数轮同心环
　C. 不平坦，有裂隙，纤维性，黄绿色
　D. 类白色或微红色，内皮层环明显，可见多数经脉小点及棕色油细胞

14. 1.1.1.1 具有类白色或微红色，内皮层环明显，可见多数经脉小点及棕色油细胞特征的药材是石菖蒲（ ）。

　A. 正确　　　　B. 错误

15. 1.1.1.1 南柴胡与北柴胡气味的主要区别，是南柴胡有（ ）。

　A. 辛辣味　　　B. 微涩
　C. 芳香　　　　D. 具败油气

16. 1.1.1.1 习称有"怀中抱月"特征的中药是（ ）。

　A. 松贝　　　　B. 青贝
　C. 炉贝　　　　D. 平贝

17. 1.1.1.1 药材呈圆锥形火近球形，外层鳞叶2瓣，呈"怀中抱月"现象的是（ ）。

　A. 川贝母　　　B. 大黄

18. 1.1.1.1 "怀中抱月"是（ ）的特征描述。

　A. 青贝　　　　B. 炉贝
　C. 松贝　　　　D. 浙贝母

19. 1.1.1.1 川贝母具有"怀中抱月"现象（ ）。

　A. 正确　　　　B. 错误

20. 1.1.1.1 松贝具有"怀中抱月"特征（ ）。

　A. 正确　　　　B. 错误

21. 1.1.1.1 断面有"星点"的药材是（ ）。

　A. 黄连　　　　B. 大黄
　C. 黄芩　　　　D. 当归

22. 1.1.1.1 大黄以质地坚实，无锦纹，红棕色者为佳（ ）。

　A. 正确　　　　B. 错误

23. 1.1.1.1 根茎多簇状分枝，形似鸡爪，表面黄棕色，粗糙，部分节间光滑有"过桥"、质坚硬，断面黄色，味极苦。此药材是（ ）。

　A. 味连　　　　B. 雅连
　C. 云连　　　　D. 野连

24. 1.1.1.1 外形如鸡爪，节有的长、平滑如茎杆（过桥），此药材是（ ）。

　A. 升麻　　　　B. 黄连
　C. 羌活　　　　D. 石菖蒲

25. 1.1.1.1 节间的特征习称为"过桥"的中药（ ）。

　A. 黄连　　　　B. 黄芪
　C. 黄柏　　　　D. 黄芩

26. 1.1.1.1 下列药材中不具有"菊花心"的是（ ）。

　A. 黄芪　　　　B. 防风
　C. 桔梗　　　　D. 何首乌

27. 1.1.1.1 表面类白色或淡棕色，较光滑，顶端有凹陷的茎痕，周围有麻

点状根痕，有的块茎周边有小扁球状侧芽的药材是（　　）。

 A. 天南星 B. 乌药

 C. 太子参 D. 狗脊

28. 1.1.1.1　根头部有"蚯蚓头"特征的药材是党参（　　）。

 A. 正确   B. 错误

29. 1.1.1.1　类圆形的段状，切面角质样，皮部黄白色，木部类白色。具此特征的药材是（　　）。

 A. 党参   B. 柴胡

 C. 明党参 D. 板蓝根

30. 1.1.1.1　川木香切片为不规则蝴蝶形厚片（　　）。

 A. 正确   B. 错误

31. 1.1.1.1　切面白色或淡黄色，富粉性，横切面可见黄色木质部，略成放射状排列的药材是（　　）。

 A. 白芷   B. 粉葛

 C. 山药   D. 天花粉

32. 1.1.1.1　药材黄芪的气味是（　　）。

 A. 气微，味微苦

 B. 气微，味微甜，嚼之微有豆腥气

 C. 气芳香，味先苦后甜

 D. 气微，味先甜后苦

33. 1.1.1.1　关于药材姜黄的性状描述，错误的是（　　）。

 A. 为不规则的厚片

 B. 外表面灰黄色或深黄色

 C. 切面棕黄色或金黄色

 D. 角质样，有蜡样光泽

34. 1.1.1.2　下列药材中，外表面可见灰白色地衣斑的是（　　）。

 A. 青风藤 B. 海风藤

 C. 槲寄生 D. 肉桂

35. 1.1.1.2　具有切面皮部红棕色，有数处向内嵌入木部，木部黄白色特征的药材是（　　）。

 A. 大血藤 B. 鸡血藤

 C. 川木通 D. 苏木

36. 1.1.1.2　黄柏以皮厚、紫棕色、油性大、味苦香气浓者为佳（　　）。

 A. 正确   B. 错误

37. 1.1.1.2　具有切面呈多个偏心性半圆形环，髓部偏向一侧特征的药材是（　　）。

 A. 大血藤 B. 通草

 C. 苏木   D. 鸡血藤

38. 1.1.1.2　某药材断面黑棕色韧皮部与红棕色木质部相间排列呈多个偏心性半圆环，髓部偏向一侧，该药材是（　　）。

 A. 川木通 B. 大血藤

 C. 鸡血藤 D. 通草

39. 1.1.1.2　药材折断面连有细密。银白色、富有弹性的橡胶丝。此药材是（　　）。

 A. 黄柏   B. 肉桂

 C. 杜仲   D. 牡丹皮

40. 1.1.1.2　药材呈板片状，质脆，易折断，折断面有细密、银白色、富弹性的橡胶丝相连，该药材是（　　）。

 A. 黄柏   B. 杜仲

 C. 厚朴   D. 香加皮

41. 1.1.1.2　具有断面有细密、银白色、富弹性的橡胶丝相连特征的皮类药材是（　　）。

 A. 杜仲   B. 木槿皮

 C. 厚朴   D. 肉桂

42. 1.1.1.2　特征为椭圆形、长矩圆形或不规则的厚片，切面木部红棕色或棕色，导管孔多数，韧皮部有树脂状分泌物呈红棕色至黑棕色，与木部相间排列呈多个偏心形半圆，髓部偏向一侧，此药材是（　　）。

 A. 木通   B. 川木通

 C. 大血藤 D. 鸡血藤

43. 1.1.1.2 不属于桑白皮特征的是（　　）。

A. 外表面白色或淡黄白色

B. 内表面黄白色

C. 纤维性强

D. 折断时有银白色细丝

44. 1.1.1.2 切面皮部红棕色，有数处向内嵌入木部，木部黄白色，有多数细孔状导管，射线呈放射状排列的药材是（　　）。

A. 川木通　　　　B. 大血藤

C. 木通　　　　　D. 鸡血藤

45. 1.1.1.2 多数枝节上对生两个向下弯曲的钩，或仅一侧有钩，另一侧有凸起的疤痕的药材是（　　）。

A. 白鲜皮　　　　B. 肉桂

C. 钩藤　　　　　D. 牡丹皮

46. 1.1.1.2 大血藤的断面特征为（　　）。

A. 髓部偏向一侧

B. 皮部红棕色，有六处向内嵌入木部

C. 红棕色皮部与黄白色木部交互排列成3~8轮半圆形环

D. 形成层环呈多角形

47. 1.1.1.2 厚朴以皮厚、紫棕色、油性大、有小亮星、香气浓者为佳（　　）。

A. 正确　　　　　B. 错误

48. 1.1.1.2 合欢皮的外表面灰棕色至灰褐色，密生（　　）。

A. 明显的椭圆形横向皮孔

B. 突起的颗粒状小点

C. 橙黄色或棕黄色鳞片状粗皮

D. 多数发亮的结晶

49. 1.1.1.2 药材的切面皮部呈红棕色，有数处向内嵌入木部，该药材是（　　）。

A. 大血藤　　　　B. 鸡血藤

C. 络石藤　　　　D. 忍冬藤

50. 1.1.1.2 切面韧皮部有树脂状分泌物呈红棕色至黑棕色，与木部相间排列成多个偏心形半圆形环，随部偏向一侧的药材是（　　）。

A. 大血藤　　　　B. 忍冬藤

C. 鸡血藤　　　　D. 络石藤

51. 1.1.1.3 关于野菊花的性状描述，错误的是（　　）。

A. 呈类球形，棕黄色

B. 外层苞片通常被有白毛，边缘膜质

C. 内层苞片被有白毛，边缘膜质

D. 舌状花1轮，黄色，皱缩卷曲

52. 1.1.1.3 呈圆棒形，外面被有多数鱼鳞状苞片，苞片外表面紫红色或淡红色，内表面密被白色絮状茸毛的药材是（　　）。

A. 辛夷　　　　　B. 芫花

C. 金银花　　　　D. 款冬花

53. 1.1.1.3 叶片多为紫色或一面紫色，展平后呈卵圆形，质脆，气清香的叶类药材是（　　）。

A. 枇杷叶　　　　B. 番泻叶

C. 大青叶　　　　D. 紫苏叶

54. 1.1.1.3 番泻叶展平后呈卵圆形，下表面紫色，疏生灰白色毛（　　）。

A. 正确　　　　　B. 错误

55. 1.1.1.3 下列叶类药材质地革质的是（　　）。

A. 大青叶　　　　B. 紫苏叶

C. 枇杷叶　　　　D. 蓼大青叶

56. 1.1.1.3 生蒲黄的性状描述不正确的是（　　）。

A. 黄色粉末　　　B. 细条形

C. 质轻松　　　　D. 手捻有滑腻感

57. 1.1.1.3 有一叶类药材呈粗丝条状，上表面较光滑，下表面残存黄色茸毛，革质而脆，此药材是（　　）。

A. 大青叶　　　　B. 紫苏叶

C. 番泻叶　　　　D. 枇杷叶

58. 1.1.1.3　有关大青叶的性状描述不正确的是（　　）。

A. 完整叶片展平后为心形

B. 叶基部狭窄下延至叶柄呈翼状

C. 叶柄腹面略呈槽状

D. 叶先端钝

59. 1.1.1.3　药材的生品为黄色粉末，质轻松，用手捻有滑腻感，入水漂浮水面。气微，味淡（　　）。

A. 旋覆花　　　　B. 蒲黄

C. 野菊花　　　　D. 松花粉

60. 1.1.1.3　菊花的入药部位是（　　）。

A. 花朵　　　　B. 头状花序

C. 花柱　　　　D. 花蕾

61. 1.1.1.3　花类饮片中，气清香，味甘、微苦的是（　　）。

A. 红花　　　　B. 玫瑰花

C. 金银花　　　　D. 菊花

62. 1.1.1.3　某药材呈圆棒状性，外面被有多数鱼鳞状苞片，苞片外表面紫红色或淡红色，内表面密被白色絮状绒毛。该药材是（　　）。

A. 款冬花　　　　B. 月季花

C. 金银花　　　　D. 红花

63. 1.1.1.3　叶片长卵形披针或线状披针形，先端尖而锐，叶基不对称，叶面黄绿色、叶背色浅，叶脉明显的药是（　　）。

A. 大青叶　　　　B. 枇杷叶

C. 紫苏叶　　　　D. 番泻叶

64. 1.1.1.3　菊花以头状花序入药（　　）。

A. 正确　　　　B. 错误

65. 1.1.1.3　具有长圆棒形，上端较粗，下端渐细，外被有多数鱼鳞状苞片，苞片外表面紫红色，内表面密被白色絮状茸毛特征的药材是（　　）。

A. 旋覆花　　　　B. 款冬花

C. 野菊花　　　　D. 玫瑰花

66. 1.1.1.4　种子类药材中形状呈扁心形的是（　　）。

A. 柏子仁　　　　B. 桃仁

C. 苦杏仁　　　　D. 薏苡仁

67. 1.1.1.4　呈长卵形或椭圆形，表面红黄色或棕红色，具6条翅状纵棱，果皮薄而脆，此药材是（　　）。

A. 金樱子　　　　B. 栀子

C. 连翘　　　　D. 巴豆

68. 1.1.1.4　五味子和南五味子的区别在于（　　）。

A. 果肉：南五味子果肉干瘪，紧贴于种子上；五味子果肉油润柔软

B. 种子1~2枚，肾形

C. 味道：果肉味酸

D. 功效：收敛固涩，益气生津

69. 1.1.1.4　具焦糖气，味微酸的药材是（　　）。

A. 瓜蒌　　　　B. 豆蔻

C. 沙苑子　　　　D. 五味子

70. 1.1.1.4　药材断面显棕白相间的大理石样花纹特征的是（　　）。

A. 槟榔　　　　B. 山楂

C. 豆蔻　　　　D. 砂仁

71. 1.1.1.4　栀子具有长卵圆形或椭圆形，表面红黄色或棕红色，有6条翅状纵棱特征。（　　）

A. 正确　　　　B. 错误

72. 1.1.1.4　山楂呈长卵圆形或椭圆形，表面红黄色或棕红色，具6条翅状纵棱，果皮薄而脆，略有光泽（　　）。

A. 正确　　　　B. 错误

73. 1.1.1.4　断面具有"大理石"样花纹的药材是（　　）。

A. 肉豆蔻　　　　B. 红豆蔻

C. 豆蔻　　　　D. 草豆蔻

74. 1.1.1.4　果实呈不规则的球形或扁球形，直径5~8mm，表面乌黑色，

皱缩，油润，果肉柔软，气微味酸，种子破碎后有香气，味辛、微苦的药材是（　　）。

A. 车前子　　　　B. 火麻仁

C. 五味子　　　　D. 女贞子

75. 1.1.1.4　来源与其他三个不同科属的药材是（　　）。

A. 豆蔻　　　　　B. 肉豆蔻

C. 红豆蔻　　　　D. 草豆蔻

76. 1.1.1.4　表面红黄色或棕红色，具6条翅状纵棱的药材是（　　）。

A. 砂仁　　　　　B. 栀子

C. 枸杞子　　　　D. 连翘

77. 1.1.1.4　周边淡黄棕色，切面呈棕白色相间的大理石样花纹的药材是（　　）。

A. 薏苡仁　　　　B. 槟榔

C. 苦杏仁　　　　D. 桃仁

78. 1.1.1.4　牛蒡子呈长卵圆形，表面深红色或红黄色，具6条翅状纵棱，内表面呈红黄色，有光泽（　　）。

A. 正确　　　　　B. 错误

79. 1.1.1.4　以饱满、坚实、色绿、香气浓者质佳的药材是（　　）。

A. 枳实　　　　　B. 砂仁

C. 红豆蔻　　　　D. 吴茱萸

80. 1.1.1.4　金樱子呈长卵形或椭圆形，表面红黄色或棕红色，具6条翅状纵棱，果皮薄而脆（　　）。

A. 正确　　　　　B. 错误

81. 1.1.1.4　呈球形或略呈五角状扁球形，表面暗黄绿色至褐色，粗糙，有多数点状突起或凹下的油点，该药材是（　　）。

A. 栀子　　　　　B. 枸杞子

C. 吴茱萸　　　　D. 山茱萸

82. 1.1.1.5　质量上乘的鱼腥草不应该（　　）。

A. 茎多　　　　　B. 色灰绿

C. 有花穗　　　　D. 鱼腥气浓

83. 1.1.1.5　茎扭曲，表面棕色或暗棕色，叶用水浸后对光透视可见黑色或褐色条纹，花单生叶腋，具长梗，此药材是（　　）。

A. 鱼腥草　　　　B. 老鹳草

C. 金钱草　　　　D. 佩兰

84. 1.1.1.5　叶子揉搓后有特殊清凉香气的是（　　）。

A. 半枝莲　　　　B. 广金钱草

C. 广藿香　　　　D. 薄荷

85. 1.1.1.5　叶片皱缩破碎，表面灰绿色或污绿色，具明显弧形叶脉，可见穗状花序的药材是（　　）。

A. 穿心莲　　　　B. 车前草

C. 绞股蓝　　　　D. 蒲公英

86. 1.1.1.5　下列药材茎是方柱形的是（　　）。

A. 薄荷　　　　　B. 麻黄

C. 石斛　　　　　D. 半边莲

87. 1.1.1.5　茎叶混合，茎方叶对生，茎表面紫棕色或淡绿色，叶搓揉时有特异清凉香气的药材是（　　）。

A. 紫苏叶　　　　B. 薄荷

C. 麻黄　　　　　D. 杜仲

88. 1.1.1.5　关于药材薄荷的性状描述正确的是（　　）。

A. 全体被白色柔毛

B. 节明显，节上有膜质鳞叶

C. 茎呈方柱形，叶对生

D. 蒴果长椭圆形

89. 1.1.1.5　一全草类药材，茎方柱形，表面紫棕或绿棕色，断面中空；用手揉搓，有特异浓烈的清凉香气。此类药材是（　　）。

A. 木贼　　　　　B. 麻黄

C. 薄荷　　　　　D. 荆芥

90. 1.1.1.5　呈细长圆柱形段状，表面淡绿色，有细纵脊线，节明显，节上有膜质鳞叶，体轻，质脆，易折断，气微香，味涩、微苦。此类药材是（　　）。

A. 茵陈　　　　B. 益母草

C. 车前草　　　D. 麻黄

91. 1.1.1.5　下列药材科属来源不一样的是（　　）。

A. 广藿香　　　B. 半枝莲

C. 佩兰　　　　D. 益母草

92. 1.1.1.5　茵陈的性状鉴别特征不包括（　　）。

A. 灰白色或灰绿色

B. 全体密被灰白茸毛

C. 气微香，味微苦

D. 叶片心形

93. 1.1.1.5　肉苁蓉以片大，色灰褐色，质脆者为佳（　　）。

A. 正确　　　　B. 错误

94. 1.1.1.5　茎呈方柱形，上端有分枝，表面黄绿色，有纵沟。质轻而韧，折断面中心有白色髓部。叶互对生于节上的药材是（　　）。

A. 广藿香　　　B. 荆芥

C. 泽兰　　　　D. 益母草

95. 1.1.1.5　墨旱莲的性状特征不包括（　　）。

A. 不规则的段、茎、叶、花序混合

B. 全体被白色茸毛

C. 茎呈类圆柱形、表面绿褐色墨绿色，叶对生、近无柄、墨绿色

D. 有特殊香气，味辛凉

96. 1.1.1.5　耳环石斛以色黄绿、龙头凤尾、嚼之黏性大者为佳（　　）。

A. 正确　　　　B. 错误

97. 1.1.1.5　茎扭曲，表面棕色或暗棕色，叶用水浸后对光透视可见黑色或褐色条纹，花单生叶腋，具长梗，此药材是（　　）。

A. 鱼腥草　　　B. 老鹳草

C. 金钱草　　　D. 佩兰

98. 1.1.1.5　外表面棕褐色，有的可见鳞叶，切面黄棕色，中间有点状维管束排列成波状环纹，该药材是（　　）。

A. 大黄　　　　B. 锁阳

C. 肉苁蓉　　　D. 广藿香

99. 1.1.1.6　关于马勃的性状特征，描述错误的是（　　）。

A. 表面残存包被纸质

B. 孢体灰褐色、黄褐色或紫褐色或紫色

C. 孢体紧密、无弹性

D. 孢体用手撕有灰褐色棉絮状的丝状物

100. 1.1.1.6　药材的性状特征呈粉末状，棕黄色或浅棕黄色，体轻。该药材为（　　）。

A. 蒲黄　　　　B. 松花粉

C. 海金沙　　　D. 青黛

101. 1.1.1.6　茯苓不具备的鉴别特征是（　　）。

A. 片、块表面类白色或淡红色、淡棕色

B. 质坚实，断面颗粒性

C. 外皮黑色

D. 气微，味淡，嚼之粘牙

102. 1.1.1.6　茯苓的性状特征为（　　）。

A. 不规则块，大小不一，外皮棕褐色至黑褐色，体重，质坚实

B. 不规则片状，外面棕褐色至黑褐色。内面白色或淡棕色，体软质松

C. 块片状，大小不一，白色，淡红或淡棕色

D. 四方形或不定形块状，表面铁黑色或黑红色，研粉血红色

103. 1.1.1.6　某药材为不规则块状，体重质坚，断面颗粒性，外层淡棕色，内部白色，该药材是（　　）。

A. 猪苓　　　　B. 茯苓

C. 五倍子　　　　D. 神曲

104. 1.1.1.6　不属于猪苓性状特征的是（　　）。

A. 有瘤状突起　B. 外皮灰黑色

C. 体轻　　　　D. 质硬而脆

105. 1.1.1.6　下列药材中，嚼之粘牙的是（　　）。

A. 昆布　　　　B. 海藻

C. 雷丸　　　　D. 茯苓

106. 1.1.1.6　一真菌类药材，菌盖木栓质，半圆形或肾形，红褐色，菌柄侧生。此药材是（　　）。

A. 银耳　　　　B. 灵芝

C. 茯苓　　　　D. 猪苓

107. 1.1.1.6　去皮后的切制品呈块状或片状，大小不一，表面类白色，有的淡红色或淡棕色，质坚实，断面颗粒性，气微，味淡，嚼之粘牙，此药材是（　　）。

A. 五倍子　　　　B. 灵芝

C. 茯苓　　　　D. 马勃

108. 1.1.1.6　药材入药部位不一样的是（　　）。

A. 茯苓　　　　B. 猪苓

C. 雷丸　　　　D. 灵芝

109. 1.1.1.6　符合茯苓断面特征的是（　　）。

A. 颗粒性　　　B. 纤维性

C. 粉性　　　　D. 角质状

110. 1.1.1.6　药材的上表面红褐色或紫黑色，光泽如漆，具皱纹，切面具纵直丝纹，该药材是（　　）。

A. 茯苓　　　　B. 灵芝

C. 雷丸　　　　D. 昆布

111. 1.1.1.6　菌类药材，外形呈伞状，皮壳紫黑色，有漆样光泽的药材是（　　）。

A. 灵芝　　　　B. 茯苓

C. 雷丸　　　　D. 海金沙

112. 1.1.1.6　茯苓断面特征呈颗粒性（　　）。

A. 正确　　　　B. 错误

113. 1.1.1.6　由藿香、青蒿等药物细粉与面粉混合发酵而成的加工品，称为（　　）。

A. 神曲　　　　B. 建神曲

C. 儿茶　　　　D. 青黛

114. 1.1.1.6　呈粉末状，棕黄色或浅棕黄色的药材是（　　）。

A. 蒲黄　　　　B. 松花粉

C. 海金沙　　　D. 青黛

115. 1.1.1.6　外表皮黑色，皱缩或有瘤状突起，切面类白色或黄白色，略呈颗粒状，体轻。该药材是（　　）。

A. 猪苓　　　　B. 茯苓

C. 雷丸　　　　D. 灵芝

116. 1.1.1.7　表面铁黑色或红褐色，有光泽或粗糙而无光泽，常附有红粉。此药材是（　　）。

A. 儿茶　　　　B. 血竭

C. 没药　　　　D. 乳香

117. 1.1.1.7　呈不规则的碎块或颗粒状，红棕色或黄棕色，表面粗糙的药材是（　　）。

A. 乳香　　　　B. 没药

C. 松香　　　　D. 藤黄

118. 1.1.1.7　符合血竭的性状特征的是（　　）。

A. 表面黑红色，研粉血红色

B. 表面红棕色，与水共研黄色

C. 气香味辛

D. 破碎面油样光泽

119. 1.1.1.7　"外色黑似铁，研粉红似血"描述的是（　　）。

A. 乳香　　　　B. 没药

C. 血竭　　　　D. 鸡血藤

120. 1.1.1.7　树脂类药材的形状为滴乳状或不规则小团块状的是（　　）。

A. 血竭 　　　　B. 没药

C. 藤黄 　　　　D. 乳香

121. 1.1.1.7 有关乳香的性状描述不正确的是（ 　 ）。

A. 半透明 　　　　B. 有特殊香气

C. 滴乳状 　　　　D. 质松软

122. 1.1.1.7 具特异香气，味微苦，嚼之碎成小块，迅即软化成乳白色胶块，黏附牙齿，并微有辣感的药材是（ 　 ）。

A. 没药 　　　　B. 乳香

C. 松香 　　　　D. 芦荟

123. 1.1.1.7 燃烧时有爆鸣声及闪光的药材是（ 　 ）。

A. 海金沙 　　　　B. 血竭

C. 麝香 　　　　D. 蟾酥

124. 1.1.1.7 呈不规则的碎块，表面铁黑色或红褐色，有光泽或者粗糙而无光泽，常附有红粉，破碎面黑红色，研成粉末血红色，气微，味淡。此药材是（ 　 ）。

A. 血竭 　　　　B. 儿茶

C. 没药 　　　　D. 芦荟

125. 1.1.1.7 不属于没药特征的是（ 　 ）。

A. 不规则碎块或颗粒状

B. 表面红棕色或黄棕色

C. 破碎面带棕色油样光泽

D. 特异臭气

126. 1.1.1.7 表面铁黑色或红褐色，粉末血红色，在水中不溶，在热水中软化的药材是（ 　 ）。

A. 乳香 　　　　B. 没药

C. 血竭 　　　　D. 芦荟

127. 1.1.1.7 乳香以淡黄色颗粒状，半透明，无杂质者为佳（ 　 ）。

A. 正确 　　　　B. 错误

128. 1.1.1.7 呈不规则的碎块状或颗粒状，表面红棕色或黄棕色，质坚而

脆，易碎裂的药材是（ 　 ）。

A. 乳香 　　　　B. 芦荟

C. 没药 　　　　D. 血竭

129. 1.1.1.7 呈不规则碎块状。外表面红黄色或橙棕色平滑，断面似蜡质，半透明。质脆易碎，气微味辛。此药材是（ 　 ）。

A. 乳香 　　　　B. 没药

C. 藤黄 　　　　D. 芦荟

130. 1.1.1.7 呈不规则的碎块或颗粒状，质坚而脆，易碎裂的药材是（ 　 ）。

A. 乳香 　　　　B. 没药

C. 松香 　　　　D. 藤黄

131. 1.1.1.7 呈小型滴乳状或不规则小团块，嚼之开始碎成小块，迅即软化成乳白色胶块，黏附牙齿，并有微辣感，该药材是（ 　 ）。

A. 松香 　　　　B. 乳香

C. 降香 　　　　D. 丁香

132. 1.1.1.8 关于蕲蛇整品的性状有许多习称，下列习称不是描述蕲蛇的是（ 　 ）。

A. 翘鼻头 　　　　B. 挂甲

C. 连珠斑 　　　　D. 佛指甲

133. 1.1.1.8 不属于穿山甲的性状特征的是（ 　 ）。

A. 呈扇形、三角形或菱形

B. 中央较厚，边缘较薄

C. 中部有一条弓形的横向棱线

D. 质脆，易折断

134. 1.1.1.8 关于蟾酥，描述正确的是（ 　 ）。

A. 断面红棕色，半透明

B. 气香，味甜

C. 粉末嗅之作嚏

D. 沾水黏滑

135. 1.1.1.8 石决明的性状特征是：不规则碎块状，外表面粗糙，质坚

硬，断面灰白色。内表面光滑，具珍珠样彩色光泽（　　　）。

A. 正确　　　　B. 错误

136. 1.1.1.8　某贝壳类药材内表面光滑，具有珍珠样彩色光泽的药材是（　　　）。

A. 石决明　　　　B. 牡蛎

C. 瓦楞子　　　　D. 珍珠母

137. 1.1.1.8　有关地龙的性状描述不正确的是（　　　）。

A. 片断状

B. 具环节

C. 生殖环带较光亮

D. 体重

138. 1.1.1.8　石决明外表面粗糙，内表面光滑，具珍珠样彩色光泽（　　　）。

A. 正确　　　　B. 错误

139. 1.1.1.8　下列药材中具有"白颈"特点的是（　　　）。

A. 蜈蚣　　　　B. 地龙

C. 蕲蛇　　　　D. 乌梢蛇

140. 1.1.1.8　呈扁平段状，有多数环节，背部黑褐色或黑棕色，稍隆起，腹面平坦，棕黄色，有的可见吸盘，质硬，切面胶质状，气微腥。此药材是（　　　）。

A. 土鳖虫　　　　B. 地龙

C. 全蝎　　　　D. 水蛭

141. 1.1.1.8　牡蛎的药用部位是贝壳（　　　）。

A. 正确　　　　B. 错误

142. 1.1.1.8　乌金衣是蕲蛇的鉴别术语（　　　）。

A. 正确　　　　B. 错误

143. 1.1.1.8　全体共二十二环节，有触角及毒钩各一对，每节有足一对的药材是（　　　）。

A. 僵蚕　　　　B. 地龙

C. 水蛭　　　　D. 蜈蚣

144. 1.1.1.8　白僵蚕断面平坦，外层白色，中间棕色或棕黑色，具丝腺环3个（　　　）。

A. 正确　　　　B. 错误

145. 1.1.1.8　穿山甲的性状特征不包括（　　　）。

A. 呈扇形、三角形或菱形

B. 中央较厚，边缘较薄

C. 中部有一条弓形的横向棱线

D. 断面粉质

146. 1.1.1.8　略呈圆柱形，表面灰黄色，被有白色粉霜，易折断，断面平坦，外层白色，中间有亮棕色或亮黑色的丝线环4个，该药材是（　　　）。

A. 蜈蚣　　　　B. 地龙

C. 僵蚕　　　　D. 冬虫夏草

147. 1.1.1.9　关于矿物类中药性状描述错误的是（　　　）。

A. 龙齿间有珐琅质存在

B. 龙骨吸湿性强

C. 朱砂有闪烁的光泽，体重

D. 自然铜断面黑褐色色，有玻璃样光泽

148. 1.1.1.9　石膏的主要鉴别特征是（　　　）。

A. 纵断

B. 纵断面无光泽，凹凸不平

C. 无色透明，断面玻璃样光泽

D. 断面具有蜂窝状小孔

149. 1.1.1.9　呈棱柱状、不规则状，断面玻璃样，无色透明；气微味咸的药材是（　　　）。

A. 自然铜　　　　B. 芒硝

C. 玄明粉　　　　D. 滑石

150. 1.1.1.9　自然铜的性状特征是（　　　）。

A. 呈不规则块状，表面亮黄色，具棕黑色条纹

B. 呈方块形，表面亮黄色，有铜绿

色斑点

C. 呈不规则块状，表面红褐色

D. 呈方块状，表面金黄色或黄褐色，有金属光泽，有的黄棕色或棕褐色，具条纹

151. 1.1.1.9 矿物类药材纵断面具纤维状纹理，并具有绢丝样光泽的是（　　）。

A. 滑石　　　　　B. 磁石

C. 石膏　　　　　D. 赭石

152. 1.1.1.9 有关生赭石的性状描述错误的是（　　）。

A. 有钉头

B. 有的具金属光泽

C. 暗棕红色

D. 质松

153. 1.1.1.9 药材易纵向断裂，纵断面具纤维状纹理，并有绢丝样光泽的是（　　）。

A. 石膏　　　　　B. 滑石

C. 磁石　　　　　D. 赭石

154. 1.1.1.9 全体棕红色，一面有圆形乳头状突起（习称"钉头"），另一面相对应处有相同大小凹窝的矿物药是（　　）。

A. 石膏　　　　　B. 朱砂

C. 赭石　　　　　D. 自然铜

155. 1.1.1.9 药材滑石性状特征是（　　）。

A. 为黑色粉末

B. 手摸有滑腻感

C. 多有圆形乳头状突起的"钉头"

D. 带醋酸气

156. 1.1.1.9 赭石扁平块状，表面棕红色或灰黑色，一面乳头状突起，习称"钉头"（　　）。

A. 正确　　　　　B. 错误

157. 1.1.1.9 具备绢丝样光泽的矿药材是（　　）。

A. 石膏　　　　　B. 芒硝

C. 龙骨　　　　　D. 滑石

158. 1.1.1.9 具磁性，有金属光泽，体重，质坚硬的药材是（　　）。

A. 磁石　　　　　B. 赭石

C. 滑石　　　　　D. 石膏

159. 1.1.1.9 以块大色白半透明，表面如丝，无杂石者佳的药材是（　　）。

A. 自然铜　　　　B. 赭石

C. 滑石　　　　　D. 石膏

160. 1.1.1.9 斑蝥生品须按毒性药品管理（　　）。

A. 正确　　　　　B. 错误

161. 1.1.1.9 药材石膏具备的主要特征是（　　）。

A. 纵断

B. 手摸有滑腻感

C. 无色透明，断面玻璃样光泽

D. 有的具金属光泽

162. 1.1.1.9 表面有"钉头"的中药是（　　）。

A. 磁石　　　　　B. 滑石

C. 芒硝　　　　　D. 赭石

163. 1.1.2 药用部位不是根的药材是（　　）。

A. 首乌　　　　　B. 黄连

C. 牛膝　　　　　D. 木香

164. 1.1.2.1 土贝母为葫芦科土贝母的干燥鳞茎（　　）。

A. 正确　　　　　B. 错误

165. 1.1.2.1 山豆根为豆科植物越南槐的干燥根茎（　　）。

A. 正确　　　　　B. 错误

166. 1.1.2.1 莪术的药用部位是（　　）。

A. 根　　　　　　B. 根茎

C. 块茎　　　　　D. 块根

167. 1.1.2.1 药用部位是根及根茎的药材是（　　）。

A. 党参　　　　　　B. 板蓝根
C. 黄芪　　　　　　D. 甘草

168. 1.1.2.1　药用部位为块根的是
（　　　）。
A. 乌药　　　　　　B. 白及
C. 片姜黄　　　　　D. 天南星

169. 1.1.2.1　细辛药用部位是
（　　　）。
A. 全草　　　　　　B. 干燥根及根茎
C. 地上茎叶　　　　D. 果实

170. 1.1.2.1　片姜黄为姜科植物温郁金的干燥块根（　　　）。
A. 正确　　　　　　B. 错误

171. 1.1.2.1　天南星的用药部位为
（　　　）。
A. 根及根茎　　　　B. 根茎
C. 块根　　　　　　D. 块茎

172. 1.1.2.1　下列药材药用部位为块茎的是（　　　）。
A. 干姜　　　　　　B. 天麻
C. 白芷　　　　　　D. 山慈姑

173. 1.1.2.1　川贝母的入药部位是
（　　　）。
A. 块根　　　　　　B. 块茎
C. 鳞茎　　　　　　D. 球茎

174. 1.1.2.1　黄连的入药部位是
（　　　）。
A. 根茎　　　　　　B. 根
C. 根及根茎　　　　D. 叶

175. 1.1.2.1　狗脊的入药部位是
（　　　）。
A. 根茎及叶柄残基
B. 根及根茎
C. 根茎
D. 块根

176. 1.1.2.1　狗脊的药用部位为干燥成熟的果实（　　　）。
A. 正确　　　　　　B. 错误

177. 1.1.2.1　玉竹的药用部位为干燥根茎（　　　）。
A. 正确　　　　　　B. 错误

178. 1.1.2.1　知母的药用部位为
（　　　）。
A. 根茎　　　　　　B. 果实
C. 种子　　　　　　D. 全草

179. 1.1.2.1　千年健药用部位为
（　　　）。
A. 木兰科植物千年健的干燥根茎
B. 樟科植物千年健的干燥根茎
C. 兰科植物千年健的根茎
D. 天南星科植物千年健的干燥根茎

180. 1.1.2.1　药用部位不是根茎的药材是（　　　）。
A. 香附　　　　　　B. 重楼
C. 骨碎补　　　　　D. 桑寄生

181. 1.1.2.1　黄连的用药部位是
（　　　）。
A. 根　　　　　　　B. 根茎
C. 根及根茎　　　　D. 块根

182. 1.1.2.1　药用部位不是根的药材是（　　　）。
A. 黄芩　　　　　　B. 葛根
C. 苍术　　　　　　D. 北沙参

183. 1.1.2.1　延胡索的药用部位是
（　　　）。
A. 果实　　　　　　B. 根
C. 块茎　　　　　　D. 鳞茎

184. 1.1.2.1　天麻来源于兰科植物天麻的干燥（　　　）。
A. 根　　　　　　　B. 肉质鳞叶
C. 块茎　　　　　　D. 鳞茎

185. 1.1.2.1　入药部位为肉质鳞叶的是（　　　）。
A. 麦冬　　　　　　B. 何首乌
C. 赤芍　　　　　　D. 百合

186. 1.1.2.1　郁金的药用部位为根
（　　　）。
A. 正确　　　　　　B. 错误

187. 1.1.2.1 药用部位为根的药物是（　　）。

A. 拳参　　　　　B. 莪术
C. 黄精　　　　　D. 续断

188. 1.1.2.1 山药的入药部位是（　　）。

A. 根茎　　　　　B. 花
C. 果实　　　　　D. 皮

189. 1.1.2.1 天麻的入药部位是（　　）。

A. 花　　　　　　B. 块茎
C. 根　　　　　　D. 果实

190. 1.1.2.1 大黄的用药部位是（　　）。

A. 茎木　　　　　B. 根及根茎
C. 种子　　　　　D. 皮

191. 1.1.2.1 龙胆的药用部位是全草（　　）。

A. 正确　　　　　B. 错误

192. 1.1.2.1 大黄的常见伪品是土大黄（　　）。

A. 正确　　　　　B. 错误

193. 1.1.2.1 药用部位为假鳞茎的药材是（　　）。

A. 山慈姑　　　　B. 白及
C. 三棱　　　　　D. 天南星

194. 1.1.2.1 黄芩的药用部位是（　　）。

A. 干燥根　　　　B. 干燥根茎
C. 干燥根及根茎　D. 干燥须根

195. 1.1.2.1 土大黄来源为蓼科巴天酸模或皱叶酸模的干燥根（　　）。

A. 正确　　　　　B. 错误

196. 1.1.2.1 苍术的药用部位是（　　）。

A. 球茎　　　　　B. 根茎
C. 块茎　　　　　D. 果实

197. 1.1.2.1 药用部位是根及根茎的药材是（　　）。

A. 党参　　　　　B. 板蓝根
C. 黄芪　　　　　D. 甘草

198. 1.1.2.1 玉竹的药用部位是（　　）。

A. 根　　　　　　B. 块根
C. 根茎　　　　　D. 根及根茎

199. 1.1.2.1 药用部位为块根的药材是（　　）。

A. 半夏　　　　　B. 知母
C. 大黄　　　　　D. 何首乌

200. 1.1.2.2 通草为五加科植物通脱木的干燥茎髓（　　）。

A. 正确　　　　　B. 错误

201. 1.1.2.2 通草的药用部位是（　　）。

A. 全草　　　　　B. 茎
C. 茎髓　　　　　D. 藤茎

202. 1.1.2.2 木通的来源是（　　）。

A. 毛茛科植物小木通或绣球藤的干燥藤茎
B. 木通科植物大血藤的干燥藤茎
C. 马兜铃科植物关木通的干燥藤茎
D. 木通科植物木通、三叶木通或白木通的干燥藤茎

203. 1.1.2.2 植物的干皮、枝皮、根皮均可入药的药材是（　　）。

A. 厚朴　　　　　B. 秦皮
C. 杜仲　　　　　D. 牡丹皮

204. 1.1.2.2 以根皮入药的药材是（　　）。

A. 杜仲　　　　　B. 黄柏
C. 肉桂　　　　　D. 白鲜皮

205. 1.1.2.2 川木通的入药部位是（　　）。

A. 根茎　　　　　B. 根及根茎
C. 根　　　　　　D. 藤茎

206. 1.1.2.2 肉桂药用部位为（　　）。

A. 川桂的干燥树皮

B. 肉桂的干燥树皮

C. 丹桂的干燥树皮

D. 樟树的树皮

207. 1.1.2.2　药用部位不是藤茎的药材是（　　）。

A. 通草　　　　　B. 大血藤

C. 川木通　　　　D. 鸡血藤

208. 1.1.2.2　以茎髓入药的药材是（　　）。

A. 槲寄生　　　　B. 苏木

C. 降香　　　　　D. 通草

209. 1.1.2.2　厚朴为木兰科植物厚朴或凹叶厚朴的干燥的（　　）。

A. 干皮

B. 根皮

C. 枝皮

D. 干皮、根皮及枝皮

210. 1.1.2.2　药用部位不是藤茎的药物是（　　）。

A. 木通　　　　　B. 鸡血藤

C. 钩藤　　　　　D. 青风藤

211. 1.1.2.2　杜仲的入药部位是（　　）。

A. 果实　　　　　B. 根

C. 皮　　　　　　D. 花

212. 1.1.2.2　山药的常见伪品是（　　）。

A. 木薯　　　　　B. 马铃薯

C. 天花粉　　　　D. 牛蒡子根

213. 1.1.2.2　厚朴的药用部位是（　　）。

A. 茎木　　　　　B. 根及根茎

C. 种子　　　　　D. 皮

214. 1.1.2.2　槲寄生的药用部位是（　　）。

A. 带叶茎枝　　　B. 干燥根茎

C. 干燥藤茎　　　D. 带钩茎枝

215. 1.1.2.2　杜仲的入药部位是根（　　）。

A. 正确　　　　　B. 错误

216. 1.1.2.2　药用部位为根皮的药材是（　　）。

A. 牡丹皮　　　　B. 杜仲

C. 黄柏　　　　　D. 肉桂

217. 1.1.2.3　金银花为忍冬科植物忍冬的干燥花蕾或带初开的花（　　）。

A. 正确　　　　　B. 错误

218. 1.1.2.3　菊花的药用部位是（　　）。

A. 花蕾　　　　　B. 花冠

C. 花柱　　　　　D. 头状花序

219. 1.1.2.3　金银花入药，花已完全开放，黄色的为佳（　　）。

A. 正确　　　　　B. 错误

220. 1.1.2.3　下列药材是以花蕾入药的是（　　）。

A. 红花　　　　　B. 玫瑰花

C. 菊花　　　　　D. 蒲黄

221. 1.1.2.3　金银花的药用部位是（　　）。

A. 花蕾　　　　　B. 花柱

C. 花粉　　　　　D. 子房

222. 1.1.2.3　药材菊花的药用部位是（　　）。

A. 花蕾　　　　　B. 花

C. 花粉　　　　　D. 头状花序

223. 1.1.2.3　番泻叶来源于（　　）。

A. 豆科　　　　　B. 木犀科

C. 苦木科　　　　D. 兰科

224. 1.1.2.3　入药部位为头状花序的药材是（　　）。

A. 玫瑰花　　　　B. 金银花

C. 旋覆花　　　　D. 蒲黄

225. 1.1.2.3　药用部位为菊科干燥花蕾的药材是（　　）。

A. 款冬花　　　　B. 旋覆花

C. 玫瑰花　　　　D. 菊花

226. 1.1.2.3　蒲黄的入药部位是
（　　）。

A. 果实　　　　　B. 花

C. 花粉　　　　　D. 茎

227. 1.1.2.3　蒲黄的药用部位是花
粉（　　）。

A. 正确　　　　　B. 错误

228. 1.1.2.3　菊花的药用部位是
（　　）。

A. 花蕾　　　　　B. 花冠

C. 花柱　　　　　D. 头状花序

229. 1.1.2.3　旋覆花的药用部位是
（　　）。

A. 花粉　　　　　B. 柱头

C. 花蕾　　　　　D. 花序

230. 1.1.2.4　女贞子为木犀科植物
女贞的干燥成熟种子（　　）。

A. 正确　　　　　B. 错误

231. 1.1.2.4　肉豆蔻的药用部位是
（　　）。

A. 成熟果实　　　B. 种子

C. 未成熟果实　　D. 种仁

232. 1.1.2.4　不属于砂仁的来源的
是（　　）。

A. 绿壳砂　　　　B. 红壳砂

C. 阳春砂　　　　D. 海南砂

233. 1.1.2.4　乌梅的药用部位是
（　　）。

A. 成熟果实　　　B. 近成熟果实

C. 未成熟果实　　D. 幼果

234. 1.1.2.4　红花的药用部位是干
燥柱头（　　）。

A. 正确　　　　　B. 错误

235. 1.1.2.4　以植物的种子入药的
药材是（　　）。

A. 五味子　　　　B. 女贞子

C. 牛蒡子　　　　D. 车前子

236. 1.1.2.4　药用部位是种子的药
材是（　　）。

A. 小茴香　　　　B. 苦杏仁

C. 五味子　　　　D. 山楂

237. 1.1.2.4　药用部位为种子的药
材是（　　）。

A. 川楝子　　　　B. 牛蒡子

C. 紫苏子　　　　D. 槟榔

238. 1.1.2.4　五味子、女贞子、车
前子、决明子的药用部位是种子（　　）。

A. 正确　　　　　B. 错误

239. 1.1.2.4　不是来源于姜科的药
材有（　　）。

A. 郁金　　　　　B. 莪术

C. 石菖蒲　　　　D. 姜黄

240. 1.1.2.4　山茱萸为山茱萸科植
物山茱萸的（　　）。

A. 干燥成熟果肉　B. 干燥成熟果实

C. 干燥成熟种子　D. 干燥的幼果

241. 1.1.2.4　乌梅的药用部位是
（　　）。

A. 种子　　　　　B. 幼果

C. 近成熟果实　　D. 成熟果实

242. 1.1.2.4　药用部位是成熟种子
的药材是（　　）。

A. 紫苏子　　　　B. 川楝子

C. 牛蒡子　　　　D. 槟榔

243. 1.1.2.4　五味子的入药部位是
（　　）。

A. 果实　　　　　B. 种子

C. 花　　　　　　D. 叶

244. 1.1.2.4　草豆蔻的药用部位是
（　　）。

A. 近成熟种子　　B. 成熟种子

C. 成熟果实　　　D. 未成熟果实

245. 1.1.2.4　肉豆蔻的入药部位是
（　　）。

A. 干燥成熟果肉　B. 近成熟种子

C. 未成熟果实　　D. 种仁

246. 1.1.2.4　木瓜的药用部位是
（　　）。

A. 近成熟的果实　B. 成熟的果实

C. 种子　　　　　D. 根茎

247. 1.1.2.5　金钱草为报春花科植物过路黄的干燥全草（　　）。

A. 正确　　　　　B. 错误

248. 1.1.2.5　肉苁蓉的入药部位是（　　）。

A. 草质　　　　　B. 肉质茎

C. 块根　　　　　D. 块茎

249. 1.1.2.5　夏枯草为唇形科植物夏枯草干燥带花的果穗（　　）。

A. 错误　　　　　B. 正确

250. 1.1.2.5　药用部位为肉质茎的药材是（　　）。

A. 紫花地丁　　　B. 荆芥

C. 肉苁蓉　　　　D. 蒲公英

251. 1.1.2.5　以植物的地上部分入药的药材是（　　）。

A. 广金钱草　　　B. 车前草

C. 金钱草　　　　D. 半枝莲

252. 1.1.2.5　麻黄的入药部位是（　　）。

A. 根茎　　　　　B. 根

C. 草质茎　　　　D. 木质茎

253. 1.1.2.5　药用部位不属于皮类的药材是（　　）。

A. 牡丹皮　　　　B. 白鲜皮

C. 肉桂　　　　　D. 荆芥

254. 1.1.2.5　药用部位不是全草的药材是（　　）。

A. 车前草　　　　B. 半边莲

C. 仙鹤草　　　　D. 金钱草

255. 1.1.2.5　不是来源于姜科植物的药材是（　　）。

A. 郁金　　　　　B. 莪术

C. 石菖蒲　　　　D. 姜黄

256. 1.1.2.5　入药部位为干燥的地上部分的药材是（　　）。

A. 车前草　　　　B. 广藿香

C. 半边莲　　　　D. 金钱草

257. 1.1.2.5　药用部位为全草的唇形科植物是（　　）。

A. 佩兰　　　　　B. 半枝莲

C. 泽兰　　　　　D. 益母草

258. 1.1.2.5　益母草的入药部位是地上部分（　　）。

A. 正确　　　　　B. 错误

259. 1.1.2.5　薄荷的药用部位是全草（　　）。

A. 正确　　　　　B. 错误

260. 1.1.2.5　肉苁蓉的药用部位是（　　）。

A. 干燥地上部分　B. 干燥的根茎

C. 干燥的茎　　　D. 干燥的肉质茎

261. 1.1.2.5　肉苁蓉的入药部位是肉质茎（　　）。

A. 正确　　　　　B. 错误

262. 1.1.2.5　药用部位为全草的中药是（　　）。

A. 薄荷　　　　　B. 蒲公英

C. 荆芥　　　　　D. 益母草

263. 1.1.2.6　茯苓为多孔菌科真菌茯苓的干燥子实体（　　）。

A. 正确　　　　　B. 错误

264. 1.1.2.6　五倍子的入药部位是（　　）。

A. 种子　　　　　B. 果实

C. 菌核　　　　　D. 虫瘿

265. 1.1.2.6　来源于多孔菌科的中药是（　　）。

A. 茯苓　　　　　B. 没药

C. 冬虫夏草　　　D. 乳香

266. 1.1.2.6　药用部位不是菌核的药材是（　　）。

A. 雷丸　　　　　B. 猪苓

C. 灵芝　　　　　D. 茯苓

267. 1.1.2.6　灵芝的入药部位是菌核（　　）。

A. 正确　　　　　B. 错误

268. 1.1.2.6　茯苓的入药部位是（　　）。

A. 菌丝　　　　　B. 子座
C. 子实体　　　　D. 菌核

269. 1.1.2.6　茯苓、猪苓都来源于多孔菌科的真菌，其用药部位都是菌核（　　）。

A. 正确　　　　　B. 错误

270. 1.1.2.6　以菌核入药的药材不包括（　　）。

A. 银耳　　　　　B. 茯苓
C. 猪苓　　　　　D. 雷丸

271. 1.1.2.6　五倍子的入药部位是虫瘿（　　）。

A. 正确　　　　　B. 错误

272. 1.1.2.6　灵芝的药用部位是（　　）。

A. 菌核　　　　　B. 子实体
C. 藻体　　　　　D. 孢子

273. 1.1.2.6　猪苓的入药部位是（　　）。

A. 根茎　　　　　B. 菌核
C. 果实　　　　　D. 种子

274. 1.1.2.6　雷丸的药用部位是（　　）。

A. 菌核　　　　　B. 子实体
C. 叶状体　　　　D. 根

275. 1.1.2.6　五倍子的药用部位是子实体（　　）。

A. 正确　　　　　B. 错误

276. 1.1.2.6　五倍子的药用部位是菌核（　　）。

A. 正确　　　　　B. 错误

277. 1.1.2.7　儿茶为豆科植物儿茶的去皮枝、干的干燥浸膏（　　）。

A. 正确　　　　　B. 错误

278. 1.1.2.7　以树脂入药的药材是（　　）。

A. 儿茶　　　　　B. 乳香
C. 冰片　　　　　D. 芦荟

279. 1.1.2.7　性状特征和藤黄相符的是（　　）。

A. 藤黄的茎枝、叶熬制的干燥煎膏
B. 橄榄科植物渗出的油状树脂
C. 生品按毒性药材管理
D. 棕榈科植物龙血树的干燥树脂

280. 1.1.2.7　符合乳香性状特征的选项是（　　）。

A. 酸树脂　　　　B. 酯树脂
C. 香树脂　　　　D. 油胶树脂

281. 1.1.2.7　某药材来源于棕榈科植物麒麟竭果实渗出的树脂，此药材是（　　）。

A. 儿茶　　　　　B. 芦荟
C. 血竭　　　　　D. 松香

282. 1.1.2.7　没药的入药部位是（　　）。

A. 根茎　　　　　B. 树脂
C. 根　　　　　　D. 果实

283. 1.1.2.7　芦荟的入药部位是（　　）。

A. 煎膏
B. 叶的液汁浓缩干燥物
C. 树脂
D. 胶树脂

284. 1.1.2.7　神曲是由鲜辣蓼、鲜青蒿、鲜苍耳草、杏仁、赤小豆等药物加入面粉混合后，经蒸制而成的曲剂（　　）。

A. 正确　　　　　B. 错误

285. 1.1.2.7　没药为橄榄科植物没药树、爱伦堡没药树的枝、干的干燥煎膏（　　）。

A. 正确　　　　　B. 错误

286. 1.1.2.7　不属于树脂类中药的是（　　）。

A. 没药　　　　　B. 血竭

C. 芦荟　　　　　D. 乳香

287. 1.1.2.7　芦荟的入药部位是根（　　）。

A. 正确　　　　　B. 错误

288. 1.1.2.7　芦荟的药用部位为液汁浓缩干燥物（　　）。

A. 正确　　　　　B. 错误

289. 1.1.2.7　以树脂入药的是（　　）。

A. 儿茶　　　　　B. 乳香

C. 冰片　　　　　D. 芦荟

290. 1.1.2.7　药用部位为油胶树脂的药材是（　　）。

A. 茯苓　　　　　B. 猪苓

C. 没药　　　　　D. 五倍子

291. 1.1.2.8　土鳖虫为鳖蠊科昆虫地鳖或冀地鳖的雄虫干燥体（　　）。

A. 正确　　　　　B. 错误

292. 1.1.2.8　以卵鞘入药的中药是（　　）。

A. 蝉蜕　　　　　B. 五倍子

C. 桑螵蛸　　　　D. 僵蚕

293. 1.1.2.8　性状特征和蕲蛇相符的是（　　）。

A. 表面有和白相间的花纹

B. 药用去掉头尾

C. 银环蛇的干燥体

D. 五步蛇的干燥体

294. 1.1.2.8　属于动物分泌物入药的药材是（　　）。

A. 牛黄　　　　　B. 蟾酥

C. 五灵脂　　　　D. 羚羊角

295. 1.1.2.8　以五步蛇的干燥体为来源的药材是（　　）。

A. 乌梢蛇　　　　B. 金钱白花蛇

C. 蛇蜕　　　　　D. 蕲蛇

296. 1.1.2.8　石决明的入药部位是（　　）。

A. 贝壳　　　　　B. 种子

C. 干燥虫体　　　D. 果实

297. 1.1.2.8　五灵脂来源于（　　）。

A. 猫的干燥的粪便

B. 兔子的干燥粪便

C. 复齿鼯鼠的干燥粪便

D. 鸡的干燥砂囊内壁

298. 1.1.2.8　蟾蜍的药用部位是（　　）。

A. 中华大蟾蜍的尿液

B. 中华大蟾蜍的皮肤

C. 黑眶蟾蜍的内脏

D. 中华大蟾蜍或黑眶蟾蜍的干燥分泌物

299. 1.1.2.8　药用部位不是动物的干燥体的选项是（　　）。

A. 全蝎　　　　　B. 土鳖虫

C. 鸡内金　　　　D. 地龙

300. 1.1.2.8　僵蚕表面的白色粉霜是（　　）。

A. 加工时的粉尘

B. 析出的

C. 气生菌丝和分生孢子

D. 掺伪物

301. 1.1.2.8　土鳖虫为鳖蠊科昆虫地鳖或冀地鳖的（　　）。

A. 干燥体　　　　B. 贝壳

C. 雌虫干燥体　　D. 干燥沙囊

302. 1.1.2.8　药用部位是干燥内壳的是（　　）。

A. 桑螵蛸　　　　B. 海螵蛸

C. 蛇蜕　　　　　D. 穿山甲

303. 1.1.2.8　石决明的入药部位是（　　）。

A. 根茎　　　　　B. 种子

C. 贝壳　　　　　D. 全草

304. 1.1.2.8　蝉蜕的药用部位是（　　）。

A. 皮壳　　　　　B. 贝壳

C. 背甲　　　　　D. 干燥体

305. 1. 1. 2. 8 蛤蟆油的药用部位是
（   ）。

A. 雌林蛙的干燥全体

B. 雌林蛙除去内脏的干燥全体

C. 雌林蛙的干燥输卵管

D. 雌林蛙的分泌物

306. 1. 1. 2. 8 石决明的入药部位是
种子（   ）。

A. 正确　　　　　B. 错误

307. 1. 1. 2. 8 桑螵蛸的药用部位是
（   ）。

A. 贝壳　　　　　B. 内壳

C. 鳞甲　　　　　D. 卵鞘

308. 1. 1. 2. 9 磁石主含四氧化三铁
（   ）。

A. 正确　　　　　B. 错误

309. 1. 1. 2. 9 药材自然铜属于
（   ）。

A. 赤铁矿　　　　B. 黄铁矿

C. 磁铁矿　　　　D. 菱锌矿

310. 1. 1. 2. 9 主含铜元素的矿物是
（   ）。

A. 明矾　　　　　B. 胆矾

C. 皂矾　　　　　D. 自然铜

311. 1. 1. 2. 9 主要含二硫化铁成分
的药材是（   ）。

A. 自然铜　　　　B. 朱砂

C. 雄黄　　　　　D. 白矾

312. 1. 1. 2. 9 来源于古代哺乳动物
的骨骼化石的药材是（   ）。

A. 龙齿　　　　　B. 龙骨

C. 朱砂　　　　　D. 磁石

313. 1. 1. 2. 9 石膏是硫酸盐类矿物
硬石膏族石膏（   ）。

A. 正确　　　　　B. 错误

314. 1. 1. 2. 9 自然铜为硫化物类矿
物黄铁矿族黄铁矿（   ）。

A. 正确　　　　　B. 错误

315. 1. 1. 2. 9 石膏属于（   ）。

A. 氯化物　　　　B. 氧化物

C. 碳酸盐类　　　D. 硫酸盐类

316. 1. 1. 2. 9 自然铜为硫化物类矿
物，主含成分是（   ）。

A. 含水硫酸钠　　B. 硫化汞

C. 含水硅酸镁　　D. 二硫化铁

317. 1. 1. 2. 9 不属于硫酸盐类矿物
药的是（   ）。

A. 石膏　　　　　B. 朱砂

C. 芒硝　　　　　D. 玄明粉

318. 1. 1. 2. 9 朱砂为氧化物类矿物
刚玉族赤铁矿（   ）。

A. 正确　　　　　B. 错误

319. 1. 1. 2. 9 自然铜的主要成分是
二硫化铁（   ）。

A. 正确　　　　　B. 错误

320. 1. 1. 2. 9 芒硝来源于（   ）。

A. 芒硝原矿物

B. 辰砂加工品

C. 黄铁原矿

D. 芒硝加工精制结晶体

321. 1. 1. 2. 9 自然铜属于（   ）。

A. 赤铁矿　　　　B. 黄铁矿

C. 磁铁矿　　　　D. 菱锌矿

322. 1. 1. 2. 9 自然铜的成分是
（   ）。

A. 二硫化铁　　　B. 硫化汞

C. 硫酸钠　　　　D. 含水硅酸镁

323. 1. 1. 3 优质药材黄芩主产地是
（   ）。

A. 河北承德　　　B. 甘肃天水

C. 湖北蕲春　　　D. 河南禹州

324. 1. 1. 3 五倍子秋季采摘，置沸
水中略煮或蒸至表面呈灰色（   ）。

A. 正确　　　　　B. 错误

325. 1. 1. 3 浙贝母在采收加工过程
中用来吸去擦出浆汁的是（   ）。

A. 煅过的龙骨粉　B. 煅过的牡蛎粉

C. 煅过的贝壳粉　D. 煅过的石膏粉

326. 1.1.3 质优党参的主产地是（ ）。

A. 湖北　　　　　B. 黑龙江

C. 青海　　　　　D. 甘肃

327. 1.1.3 原药材干燥过程中需要反复使用"发汗"的是（ ）。

A. 厚朴　　　　　B. 五加皮

C. 黄芩　　　　　D. 黄柏

328. 1.1.3 采收加工时，置沸水中煮后除去外皮，或去皮后再煮，晒干的药材是（ ）。

A. 白芍　　　　　B. 白术

C. 牛膝　　　　　D. 山药

329. 1.1.3 当归主产于（ ）。

A. 河南　　　　　B. 甘肃

C. 浙江　　　　　D. 山西

330. 1.1.3 主产于江苏的药材是（ ）。

A. 枸杞　　　　　B. 苍术

C. 赤芍　　　　　D. 牛膝

331. 1.1.3 在采收加工时需要"发汗"的药材是（ ）。

A. 白芍　　　　　B. 黄柏

C. 厚朴　　　　　D. 香加皮

332. 1.1.3 玄参主产于（ ）。

A. 四川　　　　　B. 甘肃

C. 新疆　　　　　D. 浙江

333. 1.1.3 枳实和枳壳的相同处是（ ）。

A. 植物　　　　　B. 采收时间

C. 大小　　　　　D. 功效

334. 1.1.3 鹿角霜是（ ）。

A. 鹿角榨油后的渣

B. 鹿角表面的粉霜

C. 熬制鹿角胶剩余的骨渣

D. 鹿角除去皮膜后粉碎的细粉

335. 1.1.3 枸杞子的道地药材主产地是（ ）。

A. 新疆　　　　　B. 甘肃

C. 宁夏　　　　　D. 内蒙古

336. 1.1.3 采收季节在冬天的药材是（ ）。

A. 麦冬　　　　　B. 天冬

C. 款冬花　　　　D. 忍冬

337. 1.1.3 四大怀药不包括（ ）。

A. 地黄　　　　　B. 山药

C. 牛膝　　　　　D. 红花

338. 1.1.3 麻黄的道地药材主产于（ ）。

A. 内蒙古　　　　B. 新疆

C. 甘肃　　　　　D. 陕西

339. 1.1.3 吉林的道地药材有人参、鹿茸（ ）。

A. 正确　　　　　B. 错误

340. 1.1.3 浙贝母的采收季节是（ ）。

A. 春　　　　　　B. 夏

C. 秋　　　　　　D. 冬

341. 1.1.3 采收后须经"发汗"法处理的是（ ）。

A. 黄柏　　　　　B. 杜仲

C. 香加皮　　　　D. 五加皮

342. 1.1.3 川芎主产于（ ）。

A. 河北　　　　　B. 浙江

C. 四川　　　　　D. 河南

343. 1.1.3 人参的道地产地是（ ）。

A. 吉林　　　　　B. 山东

C. 内蒙古　　　　D. 河北

344. 1.1.3 干燥时需要进行"发汗"的药材是（ ）。

A. 海藻　　　　　B. 茯苓

C. 肉桂　　　　　D. 木瓜

345. 1.1.3 枸杞子的道地药材的主产地是新疆（ ）。

A. 正确　　　　　B. 错误

346. 1.1.3 加工时需要煮后去皮的药材是（ ）。

A. 北豆根　　　　B. 莪术

C. 白芍　　　　　D. 白附子

347. 1.1.3　道地产地是山东的药材是（　　）。

A. 薄荷　　　　　B. 木瓜

C. 陈皮　　　　　D. 阿胶

348. 1.1.3　牡丹皮中的凤丹皮主产地是（　　）。

A. 安徽凤凰山　　B. 安徽凤阳

C. 浙江温州　　　D. 浙江杭州

349. 1.1.3　五灵脂的采收时间为（　　）。

A. 全年　　　　　B. 春至夏初

C. 夏季　　　　　D. 秋季

350. 1.1.3　木瓜的采收季节是（　　）。

A. 幼果

B. 成熟果实

C. 近成熟果实

D. 幼果或近成熟果实

351. 1.1.3　太子参的采收时间为（　　）。

A. 秋冬　　　　　B. 春至夏初

C. 夏季　　　　　D. 秋季

352. 1.1.3　肉桂的采收时间一般为（　　）。

A. 全年可采　　　B. 春至夏初

C. 夏季　　　　　D. 秋季

353. 1.1.3　槟榔产地的包括广西、云南、江西、福建等省（　　）。

A. 正确　　　　　B. 错误

354. 1.1.3　姜黄的加工方法有（　　）。

A. 除去杂质，略泡，洗净，润透，切厚片，晒干

B. 去净杂质，切薄片

C. 去杂质，切厚片或段

D. 去杂质，炒炭

355. 1.1.3　质量佳的干姜产于（　　）。

A. 江西　　　　　B. 安徽

C. 河南　　　　　D. 四川

356. 1.1.3　乌药的采收季节是（　　）。

A. 冬季　　　　　B. 春季

C. 夏季　　　　　D. 全年

357. 1.1.3　不属于苦杏仁炮制方法的是（　　）。

A. 除去杂质

B. 开水烫，搓去种皮

C. 清炒

D. 熏蒸

358. 1.1.3　主产于内蒙古的道地药材是（　　）。

A. 甘草　　　　　B. 山药

C. 党参　　　　　D. 木瓜

359. 1.1.3　人参、鹿茸的道地产地是（　　）。

A. 山东　　　　　B. 吉林

C. 安徽　　　　　D. 江西

360. 1.1.3　主产于山东的道地药材是（　　）。

A. 菊花　　　　　B. 阿胶

C. 薄荷　　　　　D. 枳壳

361. 1.1.3　地黄主产于（　　）。

A. 宁夏　　　　　B. 山西

C. 河南　　　　　D. 江苏

362. 1.1.3　藿香、陈皮主产于（　　）。

A. 吉林　　　　　B. 河南

C. 江苏　　　　　D. 广东

363. 1.1.3　某药材的产地加工方法为：冬季茎叶枯萎后采挖，切去根头，洗净，除去外皮及须根，干燥。此药材是（　　）。

A. 山药　　　　　B. 白芍

C. 百合　　　　　D. 天麻

364. 1.1.3　产地加工方法为：夏、

秋二季采挖，洗净，除去头尾及细根，置沸水中煮后除去外皮或去皮后再煮，晒干。此药材是（　　）。

 A. 山药   B. 白芍
 C. 百合   D. 天麻

365. 1.1.3   关于延胡索的采收加工的说法不正确的是（　　）。

 A. 夏初茎叶枯萎时采挖
 B. 秋季茎叶枯萎时采挖
 C. 应去除须根，洗净
 D. 置沸水中煮至恰无白心时取出晒干

366. 1.1.3   某药材产地加工方法为：秋季采挖，洗净，剥取鳞叶，置沸水中略烫，干燥。此药材是（　　）。

 A. 山药   B. 白芍
 C. 百合   D. 天麻

367. 1.1.3   某药材的产地加工为：立冬至次年清明前采挖，洗净蒸透，低温干燥。此药材是（　　）。

 A. 山药   B. 白芍
 C. 百合   D. 天麻

368. 1.1.3   党参的道地药材产地是（　　）。

 A. 山西   B. 宁夏
 C. 安徽   D. 河南

369. 1.1.3   当归饮片为切成丝状（　　）。

 A. 正确   B. 错误

370. 1.1.3   黄柏饮片为切成段状（　　）。

 A. 正确   B. 错误

371. 1.1.3   "四大怀药" 不包括（　　）。

 A. 地黄   B. 牛膝
 C. 山药   D. 山茱萸

372. 1.1.3   安徽的道地药材是（　　）。

 A. 人参   B. 枸杞子

 C. 薄荷   D. 木瓜

373. 1.1.3   优质干姜主产于（　　）。

 A. 四川   B. 河南
 C. 陕西   D. 山西

374. 1.1.3   采收加工过程中需经"发汗"的药材是（　　）。

 A. 紫草   B. 续断
 C. 太子参   D. 黄精

375. 1.1.3   采收加工过程中需蒸或煮至无白心的药材是（　　）。

 A. 乌药   B. 干姜
 C. 白及   D. 茜草

376. 1.1.3   优质紫草主产于（　　）。

 A. 四川   B. 河南
 C. 陕西   D. 新疆

377. 1.1.3   采收加工过程中需蒸或煮至透心的药材是（　　）。

 A. 知母   B. 仙茅
 C. 太子参   D. 郁金

378. 1.1.3   延胡索的主产地是（　　）。

 A. 江苏   B. 浙江
 C. 山西   D. 河北

379. 1.1.3   道地优质药材牡丹皮主产于（　　）。

 A. 浙江   B. 安徽
 C. 四川   D. 河南

380. 1.1.3   取盐附子用清水浸漂，每日换水 2~3 次，至盐分漂尽，与甘草、黑豆加水共煮透心，至切开后口尝无麻舌感时，取出，除去甘草、黑豆，切薄片，晒干。所得的饮片称（　　）。

 A. 黑顺片   B. 白附片
 C. 淡附片   D. 黄附片

381. 1.1.3   采收加工时，置沸水中煮后除去外皮，或去皮后再煮，晒干的药材是（　　）。

A. 白芍   B. 白术

C. 牛膝   D. 山药

382. 1.1.3 当归主产于（   ）。

A. 河南   B. 甘肃

C. 浙江   D. 山西

383. 1.1.3 主产于江苏的药材是（   ）。

A. 泽泻   B. 苍术

C. 赤芍   D. 银柴胡

384. 1.1.3 在采收加工时需要经"发汗"处理的药材是（   ）。

A. 白芍   B. 黄柏

C. 厚朴   D. 香加皮

385. 1.1.3 玄参主产于（   ）。

A. 四川   B. 甘肃

C. 新疆   D. 浙江

386. 1.1.3 主产于河南的中药是（   ）。

A. 白芍   B. 牛膝

C. 薄荷   D. 山茱萸

387. 1.1.3 天麻的加工方法是（   ）。

A. 洗净，蒸透，低温干燥

B. 洗净，蒸透，晒干

C. 洗净，蒸透，发汗

D. 洗净，蒸透，阴干

388. 1.1.3 待水分稍蒸发后，捆成小把，上棚，用烟火慢慢熏干的中药是（   ）。

A. 广藿香   B. 玄参

C. 当归   D. 党参

389. 1.1.3 广藿香的产地加工方法是（   ）。

A. 日晒夜闷，反复至干

B. 日晒夜闷，阴干

C. 日晒夜闷，烘干

D. 日晒夜闷，上棚熏干

390. 1.1.3 优质川芎主产于四川都江堰（   ）。

A. 正确   B. 错误

391. 1.1.3.1 四大怀药中有（   ）。

A. 大黄   B. 党参

C. 芍药   D. 菊花

392. 1.1.3.1 四大怀药"包括（   ）。

A. 怀牛膝、地黄、山药、菊花

B. 怀牛膝、地黄、山药、红花

C. 怀牛膝、地黄、山药、芫花

D. 怀牛膝、地黄、山药、金银花

393. 1.1.3.2 属于"浙八味"的药材是（   ）。

A. 大黄   B. 藁本

C. 白术   D. 知母

394. 1.1.3.2 属内蒙古道地药材的是（   ）。

A. 木瓜   B. 麻黄

C. 鹿茸   D. 党参

395. 1.1.3.3 主产于云南的药材是（   ）。

A. 益母草   B. 三七

C. 白术   D. 丹参

396. 1.1.3.3 党参的主要产地是陕西（   ）。

A. 正确   B. 错误

397. 1.1.3.4 属于"东北三宝"的药材是（   ）。

A. 人参   B. 藁本

C. 全蝎   D. 百部

398. 1.1.3.4 一般叶类药材采收时期通常是（   ）。

A. 秋季至次年早春植株开

B. 花将开放或正盛开

C. 花开放至凋谢时期

D. 果实成熟期

399. 1.1.3.5 天麻的采收时节是（   ）。

A. 立冬后至清明节

B. 立秋至立冬后

C. 立冬至夏至时

D. 立冬至大寒

400. 1.2.1　在饮片切制过程中不符合切制规格及片型标准的饮片，称为（　　）。

A. 败片　　　　B. 翘片

C. 连刀片　　　D. 皱纹片

401. 1.2.1　饮片干燥后失去了原有的气味的现象，称为走味（　　）。

A. 正确　　　　B. 错误

402. 1.2.1　药材或饮片表面出现油分或黏液质渗出的现象，称为走油（　　）。

A. 正确　　　　B. 错误

403. 1.2.1　使饮片质量变异的外部因素是（　　）。

A. 水分　　　　B. 湿度

C. 黏液质　　　D. 淀粉

404. 1.2.1　属于中药饮片品质变质现象之一的是（　　）。

A. 含水量过高　B. 杂质太多

C. 虫蛀　　　　D. 厚薄不均

405. 1.2.1　在贮存时容易潮解的中药是（　　）。

A. 大青盐　　　B. 大黄

C. 桃仁　　　　D. 佛手

406. 1.2.1.1　出现败片的主要原因是（　　）。

A. 不当保管　　B. 阳光暴晒

C. 含水过多　　D. 操作不当

407. 1.2.1.1　饮片软化时含水过多，切制后饮片边缘卷翘不平整会导致翘片（　　）。

A. 正确　　　　B. 错误

408. 1.2.1.1-2　切制槟榔，若软化加水过多则易出现（　　）。

A. 连刀　　　　B. 翘片

C. 败片　　　　D. 油片

409. 1.2.1.2　出现翘片的主要原因是（　　）。

A. 操作技术欠佳，使饮片规格和类型不一致，不符合切制要求

B. 饮片软化时含水过多，切制后饮片边缘卷翘不平整

C. 切药机长时间未进行维护保养

D. 药材本身太硬

410. 1.2.1.2　翘片产生的原因是操作不当（　　）。

A. 正确　　　　B. 错误

411. 1.2.1.2　饮片软化时含水过多，切制后饮片边缘卷翘不平整的现象称为（　　）。

A. 风化　　　　B. 翘片

C. 潮解　　　　D. 泛油

412. 1.2.1.2　下列药材中容易变色的是（　　）。

A. 款冬花　　　B. 莲子

C. 当归　　　　D. 栀子

413. 1.2.1.3　走油是指药材所含挥发油、糖类和脂肪类出现酸败的情况（　　）。

A. 正确　　　　B. 错误

414. 1.2.1.3　走味是指中药饮片中所含的脂肪油挥发后导致的气味散失（　　）。

A. 正确　　　　B. 错误

415. 1.2.1.3　某些含油中药的油质溢出，称为（　　）。

A. 发霉　　　　B. 泛油

C. 走味　　　　D. 粘连

416. 1.2.1.3-4　丁香在常温下放置时间过长则会出现走味（　　）。

A. 正确　　　　B. 错误

417. 1.2.1.4　金银花的颜色由黄绿变为黄白后，药效不变（　　）。

A. 正确　　　　B. 错误

418. 1.2.1.4　中药饮片固有色泽发

生改变，但是质量没有影响（　　　）。

A. 正确　　　　　B. 错误

419. 1.2.1.4　变色是指药材自身色泽变深，而色泽变浅不属于变色（　　　）。

A. 正确　　　　　B. 错误

420. 1.2.1.4　药材饮片变色会导致药材质量下降（　　　）。

A. 正确　　　　　B. 错误

421. 1.2.1.4　花类药材最容易发生变色现象（　　　）。

A. 正确　　　　　B. 错误

422. 1.2.1.4　中药自身色泽改变的现象称为（　　　）。

A. 变色　　　　　B. 霉变

C. 败片　　　　　D. 翘片

423. 1.2.1.4　以下中药在储存时最易变色的是（　　　）。

A. 黄连　　　　　B. 红花

C. 白芍　　　　　D. 牛黄

424. 1.2.1.5　药材软化时，吸水量太过或环境温度过高会导致（　　　）。

A. 发霉　　　　　B. 翘片

C. 油片　　　　　D. 走味

425. 1.2.1.5　引起饮片泛油的原因是（　　　）。

A. 淀粉含量高　　B. 脂肪含量高

C. 水分太多　　　D. 发霉

426. 1.2.1.5　容易泛油的中药是（　　　）。

A. 麦冬　　　　　B. 白芍

C. 当归　　　　　D. 芒硝

427. 1.2.1.5-6　处置不当均易出现油片的药材不包括（　　　）。

A. 大黄　　　　　B. 苦杏仁

C. 桃仁　　　　　D. 党参

428. 1.2.1.6　温度升至40℃左右时，药材中微生物将大量繁殖（　　　）。

A. 正确　　　　　B. 错误

429. 1.2.1.6　在中药饮片切制过程

中所有不符合切制规格、片形标准的饮片都称为败片。饮片边缘卷曲而不平整的称为翘片（　　　）。

A. 正确　　　　　B. 错误

430. 1.2.1.6　变色是指饮片干燥后失去了原药材的色泽；走味是指干燥后的饮片失去了药材原有的气味（　　　）。

A. 正确　　　　　B. 错误

431. 1.2.1.6　油片是药材或饮片的表面有油分或黏液质渗出的现象（　　　）。

A. 正确　　　　　B. 错误

432. 1.2.1.6　饮片一般不会发霉的条件是（　　　）。

A. 温度20℃～35℃

B. 温度2℃～10℃

C. 中药含水量超过15%

D. 湿度大（75%以上）

433. 1.2.1.6　防止药材变色的措施不包括（　　　）。

A. 避光　　　　　B. 干燥

C. 冷藏　　　　　D. 蒸著

434. 1.2.1.6　霉变的适宜温度是（　　　）。

A. 0℃～10℃　　　B. 10℃～20℃

C. 20℃～25℃　　　D. 20℃～35℃

435. 1.2.1.6　霉变是霉菌在中药表面或内部的滋生现象（　　　）。

A. 正确　　　　　B. 错误

436. 1.2.1.6　霉变是由于饮片干燥太过所致（　　　）。

A. 正确　　　　　B. 错误

437. 1.2.1.6　不属于饮片的变质现象的是（　　　）。

A. 破碎　　　　　B. 发霉

C. 虫蛀　　　　　D. 变色

438. 1.2.1.6　霉菌在中药表面或内部滋生的现象称为（　　　）。

A. 虫蛀　　　　　B. 泛油

C. 败片　　　　　D. 发霉

439. 1.2.1.6 在中药饮片切制过程中所有不符合切制规格、片形标准的饮片都称为翘片。饮片边缘卷曲而不平整的称为败片（　　）。

A. 正确　　　　　B. 错误

440. 1.2.1.6 走味是指饮片干燥后失去了原药材的色泽；变色是指干燥后的饮片失去了药材原有的气味（　　）。

A. 正确　　　　　B. 错误

441. 1.2.1.6 油片是药材或饮片的表面有糖分或黏液质渗出的现象（　　）。

A. 正确　　　　　B. 错误

442. 1.2.2.1 蒲黄中掺入淀粉，可用稀碘液显色鉴别（　　）。

A. 正确　　　　　B. 错误

443. 1.2.2.1 狭叶柴胡和大叶柴胡一样均是柴胡的正品来源（　　）。

A. 正确　　　　　B. 错误

444. 1.2.2.1 臭辣子常用来冒充（　　）。

A. 吴茱萸　　　　B. 连翘
C. 王不留行　　　D. 小茴香

445. 1.2.2.1 聚花过路黄常用来冒充（　　）。

A. 仙鹤草　　　　B. 泽兰
C. 金钱草　　　　D. 鱼腥草

446. 1.2.2.1 常用来冒充当归的是（　　）。

A. 藁本　　　　　B. 独活
C. 苍术　　　　　D. 羌活

447. 1.2.2.1 山药伪品有（　　）。

A. 光山药　　　　B. 毛山药
C. 木薯　　　　　D. 土炒山药

448. 1.2.2.1 属于大黄的伪品是（　　）。

A. 掌叶大黄　　　B. 土大黄
C. 唐古特大黄　　D. 药用大黄

449. 1.2.2.1 三七又名血三七（　　）。

450. 1.2.2.1 光皮木瓜可作为木瓜使用（　　）。

A. 正确　　　　　B. 错误

451. 1.2.2.1 聚花过路黄是金钱草的正品（　　）。

A. 正确　　　　　B. 错误

452. 1.2.2.1 充当天麻伪品的是（　　）。

A. 山大黄　　　　B. 芭蕉芋
C. 山麦冬　　　　D. 商陆

453. 1.2.2.1 充当八角茴香伪品的是（　　）。

A. 小茴香　　　　B. 莽草
C. 五味子　　　　D. 山茱萸

454. 1.2.2.1 美人蕉科植物芭蕉芋的根茎常冒充天麻使用（　　）。

A. 正确　　　　　B. 错误

455. 1.2.2.1 大黄的伪品有河套大黄、天山大黄，断面均有星点（　　）。

A. 正确　　　　　B. 错误

456. 1.2.2.1 天麻常见的伪品为美人蕉科植物芭蕉芋的根茎（　　）。

A. 正确　　　　　B. 错误

457. 1.2.2.1 山药常见的伪品为石竹科植物霞草的根（　　）。

A. 正确　　　　　B. 错误

458. 1.2.2.1 莪术曾用做三七药的伪品（　　）。

A. 正确　　　　　B. 错误

459. 1.2.2.1 不属于冬虫夏草的常见伪品的选项是（　　）。

A. 地蚕　　　　　B. 蛹草
C. 凉山虫草　　　D. 远志

460. 1.2.2.1 商陆常用来冒充（　　）。

A. 人参　　　　　B. 西洋参
C. 三七　　　　　D. 党参

461. 1.2.2.1 茉莉根常用来冒充人

参（　　）。

　　A. 正确　　　　　B. 错误

　　462. 1.2.2.1　常易混作川贝母的伪品是（　　）。

　　A. 川贝母　　　　B. 平贝母

　　C. 暗紫贝母　　　D. 甘肃贝母

　　463. 1.2.2.1　木薯是山药常见的伪品（　　）。

　　A. 正确　　　　　B. 错误

　　464. 1.2.2.1　木薯是天麻常见的伪品（　　）。

　　A. 正确　　　　　B. 错误

　　465. 1.2.2.1　山药常见的伪品是（　　）。

　　A. 白芍　　　　　B. 莪术

　　C. 木薯　　　　　D. 美人蕉

　　466. 1.2.2.1　天麻常见的伪品是（　　）。

　　A. 芭蕉芋　　　　B. 木薯

　　C. 莪术　　　　　D. 山药

　　467. 1.2.2.2　中药伪品鉴别时需注意药材的品种、产地、来源等（　　）。

　　A. 正确　　　　　B. 错误

（二）中药饮片调剂

　　468. 2.1.1　计价是按照物价管理规定的价格计价，不得任意估价和改价，做到计价准确无误（　　）。

　　A. 正确　　　　　B. 错误

　　469. 2.1.1　中药计价时应注意（　　）。

　　A. 必须贯彻国家规定，准确无误

　　B. 价格根据该药品的进货价调整

　　C. 计价标注应使用蓝、黑、红色笔，不要用铅笔

　　D. 自费药品不要计价

　　470. 2.1.1　处方中药味若有不同规格或有细料、贵重药品，应在药名顶部注明单价（　　）。

　　A. 正确　　　　　B. 错误

　　471. 2.1.1　中药计价必须按照管理规定的价格，不得任意估价（　　）。

　　A. 正确　　　　　B. 错误

　　472. 2.1.1　中药计价应按物价管理规定的价格计价，也可自行定价（　　）。

　　A. 正确　　　　　B. 错误

　　473. 2.1.1　关于中药计价，说法不正确的是（　　）。

　　A. 价格按照物价管理规定执行

　　B. 有不同等级的细贵药品，可按最贵档计价，称为"顶码"

　　C. 对某些自费药品，应在收据中注明

　　D. 收找款时应唱收唱付

　　474. 2.1.1　不符合计价要求的是（　　）。

　　A. 可用蓝色钢笔

　　B. 应在处方药味四角处用笔画勾，作为原方标志

　　C. 可用红色笔

　　D. 有自费药品应注明

　　475. 2.1.1　开票收款时必须写明姓名、剂数、单价、总价，收找款时唱收唱付（　　）。

　　A. 正确　　　　　B. 错误

　　476. 2.1.1　处方中有细料、贵重药材，在划价时应在药名的顶部注明单价，俗称"顶码"（　　）。

　　A. 正确　　　　　B. 错误

　　477. 2.1.1　计价时处方中药味若有不同规格，应在药名下方注明单价，俗称"顶码"（　　）。

　　A. 正确　　　　　B. 错误

　　478. 2.1.1　计价时不可使用的是（　　）。

　　A. 黑色钢笔　　　B. 蓝色钢笔

　　C. 黑色圆珠笔　　D. 红色笔

　　479. 2.1.1　中药饮片计价中若有不同规格、细料、贵重药品或有特殊处理

的药品，应在药名的顶部注明单价，俗称"顶码"（　　）。

  A. 正确   B. 错误

480. 2.1.1　计价时应用蓝色或红色钢笔、圆珠笔，不可用铅笔（　　）。

  A. 正确   B. 错误

481. 2.1.2　计价时，若有贵重药品，应在药名的顶部注明单价，俗称"脚注"（　　）。

  A. 正确   B. 错误

482. 2.1.2　计价时，如处方有细料、贵重药品，应"顶码"（　　）。

  A. 正确   B. 错误

483. 2.1.2　计价时，应在处方药味四角处，用笔画勾，作为原方标志（　　）。

  A. 正确   B. 错误

484. 2.1.2　顶码是指计价时在处方中所有药味顶部注明的单价（　　）。

  A. 正确   B. 错误

485. 2.1.2　计价时应在处方四角处用笔画钩作为原方的标志，再次调剂时不用再计价（　　）。

  A. 正确   B. 错误

486. 2.1.2　计价时可用红色笔或铅笔（　　）。

  A. 正确   B. 错误

487. 2.1.2　中药计价时应用蓝色、黑色或红色钢笔、圆珠笔、铅笔等（　　）。

  A. 正确   B. 错误

488. 2.1.2　计价时，若有毒性药品，应在药名的顶部注明单价，俗称"脚注"（　　）。

  A. 正确   B. 错误

489. 2.2.1　不属于相反配伍关系的是（　　）。

  A. 乌头与附子 B. 海藻与甘草

  C. 辛夷与藜芦 D. 白及与川乌

490. 2.2.1　中药用药禁忌包括配伍禁忌、病证禁忌、服药时的饮食禁忌（　　）。

  A. 正确   B. 错误

491. 2.2.1　调配处方时，砂仁需临时捣碎（　　）。

  A. 正确   B. 错误

492. 2.2.1.1　与附子配伍使用会产生毒性的是（　　）。

  A. 大黄   B. 肉桂

  C. 姜半夏   D. 甘草

493. 2.2.1.1　与甘草配伍使用会产生毒性的是（　　）。

  A. 黄芪   B. 白及

  C. 川乌   D. 海藻

494. 2.2.1.1　与藜芦配伍使用会产生毒性的是（　　）。

  A. 瓜蒌   B. 伊贝母

  C. 赤芍   D. 麻黄

495. 2.2.1.1　属于"十九畏"配伍的是（　　）。

  A. 巴豆与牵牛子 B. 乌头与半夏

  C. 甘草与芫花 D. 藜芦与细辛

496. 2.2.1.1　不宜和红参同用的药味是（　　）。

  A. 赤石脂   B. 五灵脂

  C. 玄明粉   D. 牵牛子

497. 2.2.1.1　不宜与玄明粉同用的药物是（　　）。

  A. 肉桂   B. 人参

  C. 三棱   D. 牵牛子

498. 2.2.1.1　属于"十八反"配伍的是（　　）。

  A. 丁香与郁金 B. 肉桂与赤石脂

  C. 牙硝与三棱 D. 川贝母与川乌

499. 2.2.1.1　不宜与附子同用的药物是（　　）。

  A. 党参   B. 细辛

  C. 海藻   D. 天花粉

500. 2.2.1.1 不能与白蔹同用的药物是（　　）。

A. 半夏　　　　　B. 瓜蒌皮

C. 川贝母　　　　D. 制川乌

501. 2.2.1.1 不宜与细辛配伍的是（　　）。

A. 人参　　　　　B. 藜芦

C. 半夏　　　　　D. 黑顺片

502. 2.2.1.1 不可以与附子配伍的药物是（　　）。

A. 干姜　　　　　B. 白芍

C. 白及　　　　　D. 豆蔻

503. 2.2.1.1 甘草调和诸药，不宜加入甘草是因为处方中有（　　）。

A. 苦参　　　　　B. 赤芍

C. 瓜蒌皮　　　　D. 海藻

504. 2.2.1.1 太子参反藜芦（　　）。

A. 正确　　　　　B. 错误

505. 2.2.1.1 拳参和玄参均反藜芦（　　）。

A. 正确　　　　　B. 错误

506. 2.2.1.1 "十八反"中，沙参反（　　）。

A. 甘草　　　　　B. 乌头

C. 藜芦　　　　　D. 白芍

507. 2.2.1.1 下列属于十八反的是（　　）。

A. 藜芦与玄参　　B. 甘草与苦参

C. 半夏与栝楼　　D. 细辛与芍药

508. 2.2.1.1 "十八反"中，反甘草的是（　　）。

A. 海藻　　　　　B. 细辛

C. 半夏　　　　　D. 苦参

509. 2.2.1.1 "十八反"中，反乌头的是（　　）。

A. 苦参　　　　　B. 天花粉

C. 丹参　　　　　D. 白芍

510. 2.2.1.1 可与藜芦同用的药材是（　　）。

A. 白蔹　　　　　B. 细辛

C. 人参　　　　　D. 芍药

511. 2.2.1.1 可与乌头类药材同用的是（　　）。

A. 半夏　　　　　B. 白蔹

C. 瓜蒌　　　　　D. 甘草

512. 2.2.1.1 可与甘草同用的药材是（　　）。

A. 白及　　　　　B. 京大戟

C. 甘遂　　　　　D. 芫花

513. 2.2.1.1 配伍后作用相反的药物是（　　）。

A. 甘草与大戟　　B. 白及与半夏

C. 细辛与芍药　　D. 贝母和藜芦

514. 2.2.1.1 可与黑顺片同用的药物是（　　）。

A. 神曲　　　　　B. 元宝贝

C. 白蔹　　　　　D. 半夏曲

515. 2.2.1.1 不能与附子出现在同一处方中的药物是（　　）。

A. 白术　　　　　B. 白芍

C. 白头翁　　　　D. 天花粉

516. 2.2.1.1 十八反中的相反的意思是指药物配伍使用后可产生毒副作用（　　）。

A. 正确　　　　　B. 错误

517. 2.2.1.1 关于十八反的药对中，错误的是（　　）。

A. 党参反藜芦　　B. 拳参反藜芦

C. 沙参反藜芦　　D. 芫花反甘草

518. 2.2.1.1 关于十八反的药对中，正确的是（　　）。

A. 附子反白薇　　B. 甘草反京大戟

C. 芍药反海藻　　D. 白蔹反甘草

519. 2.2.1.1 不能和甘草配伍应用的选项是（　　）。

A. 甘遂　　　　　B. 党参

C. 姜半夏　　　　D. 丹参

520. 2.2.1.1 不能和人参配伍应用

的选项是（　　）。

A. 甘草　　　　　B. 藜芦

C. 白术　　　　　D. 附子

521. 2.2.1.1　可以和乌头类配伍应用的选项是（　　）。

A. 法半夏　　　　B. 天花粉

C. 白及　　　　　D. 桂枝

522. 2.2.1.1　不属于与甘草相反的是（　　）。

A. 细辛　　　　　B. 海藻

C. 京大戟　　　　D. 芫花

523. 2.2.1.1　与乌头相反的贝母不包括（　　）。

A. 川贝母　　　　B. 土贝母

C. 浙贝母　　　　D. 伊贝母

524. 2.2.1.1　与乌头相反的药物是（　　）。

A. 甘草　　　　　B. 海藻

C. 川贝　　　　　D. 人参

525. 2.2.1.1　藜芦反苦参（　　）。

A. 正确　　　　　B. 错误

526. 2.2.1.1　"十八反"中，乌头反（　　）。

A. 半夏　　　　　B. 甘草

C. 细辛　　　　　D. 白芍

527. 2.2.1.1　"十八反"中，甘草反（　　）。

A. 党参　　　　　B. 芫花

C. 瓜蒌　　　　　D. 赤芍

528. 2.2.1.1　不属于配伍禁忌的是（　　）。

A. 藜芦配人参　　B. 甘草配海藻

C. 附子配天花粉　D. 北沙参配萝卜

529. 2.2.1.1　不可与丹参同用的药物是（　　）。

A. 白芍　　　　　B. 白及

C. 藜芦　　　　　D. 半夏

530. 2.2.1.1　不可与附子同用的是（　　）。

A. 海藻　　　　　B. 细辛

C. 甘草　　　　　D. 天花粉

531. 2.2.1.1　可与甘草同用的是芫花（　　）。

A. 正确　　　　　B. 错误

532. 2.2.1.1　与草乌相反的药物是（　　）。

A. 南星　　　　　B. 半夏

C. 芫花　　　　　D. 党参

533. 2.2.1.1　"十八反"中，细辛反漏芦（　　）。

A. 正确　　　　　B. 错误

534. 2.2.1.1　下列配伍关系属"十八反"是（　　）。

A. 大蓟与甘草　　B. 人参与莱菔子

C. 芫花与甘草　　D. 人参与五灵脂

535. 2.2.1.1　属于"十八反"配伍的是（　　）。

A. 丁香与郁金　　B. 肉桂与赤石脂

C. 牙硝与三棱　　D. 川贝母与川乌

536. 2.2.1.1　不宜与附子同用的药物是（　　）。

A. 党参　　　　　B. 细辛

C. 海藻　　　　　D. 天花粉

537. 2.2.1.1　不能与白蔹同用的药物是（　　）。

A. 半夏　　　　　B. 瓜蒌皮

C. 川贝母　　　　D. 制川乌

538. 2.2.1.1　以下药组中，不宜一起使用的是（　　）。

A. 白芍与甘草　　B. 天花粉与附子

C. 半夏与藜芦　　D. 细辛与甘草

539. 2.2.1.1　以下说法正确的是（　　）。

A. 瓜蒌反天花粉　B. 半夏反乌头

C. 大枣反甘草　　D. 白芍反甘草

540. 2.2.1.1　十八反是绝对禁止的，处方中一定不能出现十八反的内容（　　）。

A. 正确　　　　　B. 错误

541. 2.2.1.2　与人参配伍使用，会导致其功效大幅下降的是（　　）。

A. 五灵脂　　　　B. 白芷

C. 金银花　　　　D. 青风藤

542. 2.2.1.2　与肉桂配伍使用，会导致其功效大幅下降的是（　　）。

A. 磁石　　　　　B. 赤石脂

C. 信石　　　　　D. 红粉

543. 2.2.1.2　与芒硝配伍使用，会导致其功效大幅下降的是（　　）。

A. 莪术　　　　　B. 三七

C. 三棱　　　　　D. 狼毒

544. 2.2.1.2　找出配伍禁忌的药对（　　）。

A. 红参、五灵脂　B. 甘草、党参

C. 肉桂、五灵脂　D. 草乌、芒硝

545. 2.2.1.2　处方中出现十八反、十九畏时，原则上不能用，若病情需要，可以酌情调配（　　）。

A. 正确　　　　　B. 错误

546. 2.2.1.2　不能与肉桂配伍使用的是（　　）。

A. 芒硝　　　　　B. 丁香

C. 官桂　　　　　D. 赤石脂

547. 2.2.1.2　十九畏中硫黄畏（　　）。

A. 朴硝　　　　　B. 硼砂

C. 朱砂　　　　　D. 雄黄

548. 2.2.1.2　巴豆畏黑丑白丑（　　）。

A. 正确　　　　　B. 错误

549. 2.2.1.2　下列属于十九畏的是（　　）。

A. 甘草与大戟　　B. 乌头与半夏

C. 藜芦与人参　　D. 牙硝与三棱

550. 2.2.1.2　属于十九畏的是（　　）。

A. 薄荷与鳖肉　　B. 硫黄与芒硝

C. 芦荟与肉桂　　D. 半夏与附子

551. 2.2.1.2　在配伍时，不宜与丁香配伍使用的药材是（　　）。

A. 三棱　　　　　B. 五灵脂

C. 郁金　　　　　D. 肉桂

552. 2.2.1.2　下列中药组合中属于配伍禁忌的是（　　）。

A. 人参与石脂　　B. 官桂与五灵脂

C. 三棱与郁金　　D. 丁香与郁金

553. 2.2.1.2　十九畏中硫黄畏（　　）。

A. 水银　　　　　B. 朴硝

C. 狼毒　　　　　D. 牵牛

554. 2.2.1.2　十九畏中水银畏（　　）。

A. 水银　　　　　B. 狼毒

C. 砒霜　　　　　D. 人参

555. 2.2.1.2　十九畏中巴豆畏（　　）。

A. 五灵脂　　　　B. 朴硝

C. 人参　　　　　D. 牵牛

556. 2.2.1.2　不属于配伍禁忌的是（　　）。

A. 巴豆与白丑

B. 玄明粉与砒石

C. 鸡舌香与郁金

D. 别直参与五灵脂

557. 2.2.1.2　人参与莱菔子配伍属配伍中的相畏（　　）。

A. 正确　　　　　B. 错误

558. 2.2.1.2　十九畏中的畏与中药配伍中的相畏意义相同（　　）。

A. 正确　　　　　B. 错误

559. 2.2.1.2　下列有关十九畏的说法错误的是（　　）。

A. 巴豆畏牵牛子　B. 人参畏五灵脂

C. 肉桂畏白石脂　D. 芒硝畏雄黄

560. 2.2.1.2　十九畏中，官桂畏（　　）。

A. 五灵脂　　　　B. 赤石脂

C. 人参　　　　　D. 巴豆

561. 2.2.1.2　十九畏中，丁香畏（　　　）。

A. 朴硝　　　　　B. 五灵脂

C. 郁金　　　　　D. 人参

562. 2.2.1.2　十九畏中，硫黄畏（　　　）。

A. 牵牛子　　　　B. 人参

C. 五灵脂　　　　D. 朴硝

563. 2.2.1.2　与五灵脂配伍使用属于十九畏的是（　　　）。

A. 水银　　　　　B. 巴豆

C. 人参　　　　　D. 牙硝

564. 2.2.1.2　以下错误的选项是（　　　）。

A. 丁香畏郁金　　B. 官桂畏石脂

C. 水银畏三棱　　D. 川乌畏犀角

565. 2.2.1.2　与硫黄配伍使用属于十九畏的是（　　　）。

A. 牵牛子　　　　B. 丁香

C. 郁金　　　　　D. 朴硝

566. 2.2.1.2　与玄明粉配伍使用属于十九畏的是（　　　）。

A. 三棱　　　　　B. 白丑

C. 硫黄　　　　　D. 甘草

567. 2.2.1.2　与人参配伍使用属于十九畏的是（　　　）。

A. 牵牛　　　　　B. 丁香

C. 五灵脂　　　　D. 肉桂

568. 2.2.1.2　与丁香配伍使用属于十九畏的是（　　　）。

A. 甘遂　　　　　B. 细辛

C. 半夏　　　　　D. 郁金

569. 2.2.1.2　不可与玄明粉同用的药味是（　　　）。

A. 硫黄　　　　　B. 水银

C. 巴豆　　　　　D. 砒霜

570. 2.2.1.2　十九畏歌诀中朴硝包括芒硝、马牙硝、皮硝、玄明粉（　　　）。

A. 正确　　　　　B. 错误

571. 2.2.1.2　不宜与肉桂同用的药物是（　　　）。

A. 五灵脂　　　　B. 赤石脂

C. 三棱　　　　　D. 丁香

572. 2.2.1.2　人参不宜与同用（　　　）。

A. 五灵脂　　　　B. 巴豆

C. 牵牛子　　　　D. 犀角

573. 2.2.1.2　十九畏歌诀中，玄明粉畏（　　　）。

A. 丁香　　　　　B. 三棱

C. 朴硝　　　　　D. 牵牛子

574. 2.2.1.2　不宜与丁香同用的药物是（　　　）。

A. 肉桂　　　　　B. 狼毒

C. 硫黄　　　　　D. 郁金

575. 2.2.1.2　以下药组中，不宜一起使用的是（　　　）。

A. 巴豆与牵牛子　B. 三棱与莪术

C. 水银与弥陀僧　D. 硫黄与丁香

576. 2.2.1.2　以下说法正确的是（　　　）。

A. 川乌畏五灵脂　B. 人参畏犀牛角

C. 水银畏砒霜　　D. 丁香畏三棱

577. 2.2.1.2　调剂时发现处方中有十九畏，则应拒绝调配（　　　）。

A. 正确　　　　　B. 错误

578. 2.2.1.2　下列不属于"十九畏"配伍禁忌的是（　　　）。

A. 川乌与半夏　　B. 肉桂与赤石脂

C. 人参与五灵脂　D. 玄明粉与三棱

579. 2.2.1.2　属于"十九畏"配伍的是（　　　）。

A. 巴豆与牵牛子　B. 乌头与半夏

C. 甘草与芫花　　D. 藜芦与细辛

580. 2.2.1.2　不宜和红参同用的药物是（　　　）。

A. 赤石脂　　　　　B. 五灵脂

C. 玄明粉　　　　　D. 牵牛子

581. 2.2.1.2　不宜与玄明粉同用的药物是（　　）。

A. 肉桂　　　　　　B. 人参

C. 三棱　　　　　　D. 牵牛子

582. 2.2.1.3　因为有大毒，妊娠期妇女禁用的是（　　）。

A. 大黄　　　　　　B. 芫花

C. 前胡　　　　　　D. 柴胡

583. 2.2.1.3　因为有破血作用，妊娠期妇女的禁用是（　　）。

A. 葛根　　　　　　B. 白芍

C. 三棱　　　　　　D. 白术

584. 2.2.1.3　因为有峻下逐水作用，妊娠期妇女的禁用是（　　）。

A. 忍冬藤　　　　　B. 海金沙

C. 木通　　　　　　D. 牵牛子

585. 2.2.1.3　为妊娠禁用药的药物是（　　）。

A. 芒硝　　　　　　B. 牡丹皮

C. 三七　　　　　　D. 桃仁

586. 2.2.1.3　不属于孕妇禁用药的是（　　）。

A. 芒硝　　　　　　B. 川牛膝

C. 莪术　　　　　　D. 红花

587. 2.2.1.3　属于孕妇慎用药的是（　　）。

A. 瞿麦　　　　　　B. 通草

C. 大黄　　　　　　D. 延胡索

588. 2.2.1.3　川牛膝、芒硝、牵牛子属于妊娠用药禁忌中的（　　）。

A. 忌用药　　　　　B. 禁用药

C. 忌口药　　　　　D. 慎用药

589. 2.2.1.3　孕妇均应慎用的药物是（　　）。

A. 白附子　　　　　B. 半夏

C. 枳实　　　　　　D. 蒲黄

590. 2.2.1.3　孕妇忌服药是（　　）。

A. 人参　　　　　　B. 当归

C. 天仙子　　　　　D. 紫苏子

591. 2.2.1.3　不属于妊娠禁用药的是（　　）。

A. 牵牛　　　　　　B. 桃仁

C. 巴豆　　　　　　D. 水蛭

592. 2.2.1.3　巴豆、斑蝥、甘遂、急性子均属于妊娠禁用药（　　）。

A. 正确　　　　　　B. 错误

593. 2.2.1.3　不属于妊娠慎用药的是（　　）。

A. 牛膝　　　　　　B. 大黄

C. 红花　　　　　　D. 附子

594. 2.2.1.3　属于妊娠禁用的药是（　　）。

A. 天南星　　　　　B. 益母草

C. 三七　　　　　　D. 苏木

595. 2.2.1.3　属于妊娠慎用药的是（　　）。

A. 京大戟　　　　　B. 益母草

C. 瞿麦　　　　　　D. 芒硝

596. 2.2.1.3　妊娠慎用药一般包括（　　）。

A. 温里药　　　　　B. 利水渗湿药

C. 驱虫药　　　　　D. 攻下通肠药

597. 2.2.1.3　不属于妊娠慎用药的是（　　）。

A. 肉桂　　　　　　B. 大黄

C. 黄芪　　　　　　D. 三七

598. 2.1.3　不属于妊娠忌用药的是（　　）。

A. 千金子　　　　　B. 千金子霜

C. 天仙子　　　　　D. 大黄

599. 2.2.1.3　不属于妊娠禁用药的是（　　）。

A. 川牛膝　　　　　B. 千金子

C. 附子　　　　　　D. 益母草

600. 2.2.1.3　妊娠禁用的药是（　　）。

A. 桃仁　　　　　B. 红花

C. 水蛭　　　　　D. 王不留行

601. 2.2.1.3　2010 版《中国药典》规定的妊娠禁用药不包括（　　）。

A. 斑蝥　　　　　B. 千金子

C. 芒硝　　　　　D. 牵牛子

602. 2.2.1.3　不属于孕妇忌用药的是（　　）。

A. 丁公藤　　　　B. 天仙子

C. 天南星　　　　D. 千金子

603. 2.2.1.3　中药瞿麦属于（　　）。

A. 妊娠禁用药　　B. 孕妇忌用药

C. 孕妇慎用药　　D. 以上均不是

604. 2.2.1.3　属于妊娠禁用药的选项是（　　）。

A. 三棱　　　　　B. 桃仁

C. 砂仁　　　　　D. 白果

605. 2.2.1.3　下列选项中，属于妊娠慎用药的是（　　）。

A. 巴豆　　　　　B. 桃仁

C. 益母草　　　　D. 千金子

606. 2.2.1.3　下列选项中，属于妊娠忌服药的是（　　）。

A. 杏仁　　　　　B. 天仙子

C. 砂仁　　　　　D. 大黄

607. 2.2.1.3　以下妊娠禁忌药，有大毒的是（　　）。

A. 砒霜　　　　　B. 桃仁

C. 莪术　　　　　D. 巴豆

608. 2.2.1.3　不属于妊娠禁忌药的是（　　）。

A. 三棱　　　　　B. 人参

C. 附子　　　　　D. 芒硝

609. 2.2.1.3　属于妊娠禁忌药的是（　　）。

A. 补益药　　　　B. 发散解表药

C. 燥湿化痰药　　D. 峻下逐水药

610. 2.2.1.3　属于妊娠禁用药的是（　　）。

A. 马钱子　　　　B. 黄芪

C. 百合　　　　　D. 枸杞

611. 2.2.1.3　不属于妊娠禁用药的是（　　）。

A. 芫花　　　　　B. 麝香

C. 斑蝥　　　　　D. 玉竹

612. 2.2.1.3　不属于孕妇慎用药的是（　　）。

A. 红花　　　　　B. 枳实

C. 番泻叶　　　　D. 甘草

613. 2.2.1.3　下列属于妊娠禁用药的是（　　）。

A. 大黄　　　　　B. 益母草

C. 白附子　　　　D. 蟾酥

614. 2.2.1.3　下列药物中妊娠期可谨慎使用的药物是哪个（　　）。

A. 巴豆　　　　　B. 斑蝥

C. 郁李仁　　　　D. 马钱子

615. 2.2.1.3　下列药物中妊娠期可用的药物是（　　）。

A. 牵牛子　　　　B. 莪术

C. 益母草　　　　D. 黄芩

616. 2.2.1.3　下列不是 2010 年版《中国药典》规定妊娠禁用药的是（　　）。

A. 三棱　　　　　B. 莪术

C. 麝香　　　　　D. 干姜

617. 2.2.1.3　下列是妊娠禁用药的是（　　）。

A. 三棱　　　　　B. 苏木

C. 千金子　　　　D. 枳壳

618. 2.2.1.3　下列是妊娠忌用药的是（　　）。

A. 芒硝　　　　　B. 千金子霜

C. 闹羊花　　　　D. 漏芦

619. 2.2.1.3　下列是妊娠慎用药的是（　　）。

A. 巴豆　　　　　B. 附子

C. 红花　　　　　D. 益母草

620. 2.2.1.3 属于妊娠禁用药的药物是（ ）。

A. 芒硝 B. 牡丹皮

C. 三七 D. 桃仁

621. 2.2.1.3 不属于孕妇禁用药的是（ ）。

A. 芒硝 B. 川牛膝

C. 莪术 D. 红花

622. 2.2.1.3 以下属于妊娠禁用药的有（ ）。

A. 三棱 B. 郁金

C. 三七 D. 漏芦

623. 2.2.1.3 以下属于妊娠慎用药的有（ ）。

A. 巴豆 B. 千金子

C. 莪术 D. 三七

624. 2.2.1.3 凡是有大毒的、破血的、峻下逐水的能损害胎儿引起堕胎流产的药物都为妊娠禁忌药（ ）。

A. 正确 B. 错误

625. 2.2.2 下列饮片不需要临时捣碎的是（ ）。

A. 法半夏 B. 砂仁

C. 冬瓜子 D. 菟丝子

626. 2.2.2 调配中药时需临方捣碎的饮片品种是（ ）。

A. 枸杞子 B. 川楝子

C. 肉桂 D. 枳实

627. 2.2.2 调配处方时需要捣碎的药是（ ）。

A. 地黄 B. 丁香

C. 柏子仁 D. 辛夷

628. 2.2.2 下列不属于需临方炮制的药材是（ ）。

A. 山药 B. 牛蒡子

C. 紫苏子 D. 桃仁

629. 2.2.2 需临时捣碎的药材是（ ）。

A. 光慈姑 B. 草豆蔻

C. 干青果 D. 娑罗子

630. 2.2.2 下列不属于需临方捣碎的饮片是（ ）。

A. 白芍 B. 砂仁

C. 沉香 D. 肉桂

631. 2.2.2 调配处方不须临时捣碎的是（ ）。

A. 苍耳子 B. 枳实

C. 苦杏仁 D. 阿胶

632. 2.2.2 不需要调配时临时捣碎的药物是（ ）。

A. 红豆蔻 B. 大风子

C. 辛夷 D. 龟甲

633. 2.2.2 调配处方时不需要临时捣碎的品种（ ）。

A. 豆蔻 B. 肉桂子

C. 冬瓜子 D. 南瓜子

634. 2.2.2 调配处方时需要临时捣碎的是（ ）。

A. 麦冬 B. 天花粉

C. 知母 D. 法半夏

635. 2.2.2 需临方捣碎的药是（ ）。

A. 牛蒡子 B. 黄芪

C. 大黄 D. 何首乌

636. 2.2.2 下列药物中在调配处方时不用捣碎的是（ ）。

A. 辛夷 B. 清半夏

C. 补骨脂 D. 豆蔻

637. 2.2.2 调配中药时需临方捣碎的饮片品种是（ ）。

A. 山楂 B. 川楝子

C. 肉桂 D. 枳实

638. 2.2.2 配方时需要临时捣碎的品种的是（ ）。

A. 巴豆 B. 白果

C. 吴茱萸 D. 紫苏子

639. 2.2.2.1 杏仁需要临时捣碎（ ）。

A. 正确　　　　B. 错误

640. 2.3.1 以下有关清炒法的描述，正确的是（　　）。

A. 药材需先净选

B. 用中火炒

C. 白芥子炒后可降低毒性

D. 炒时需加液体辅料

641. 2.3.1 清炒法是操作时不需要加任何固体辅料的临方炮制方法（　　）。

A. 正确　　　　B. 错误

642. 2.3.1 协助君、臣药以加强治疗作用的药是（　　）。

A. 佐助药　　　B. 佐制药

C. 反佐药　　　D. 佐使药

643. 2.3.1.1 不属于炒黄达标的描述是（　　）。

A. 表面颜色由浅变黑

B. 表面颜色加深

C. 表皮爆裂

D. 爆花并有飘逸出香气

644. 2.3.1.1 药材炒黄不可以。（　　）。

A. 增强疗效　　B. 增加有效成分

C. 缓和药性　　D. 保存有效成分

645. 2.3.1.1 炒白芥子正确的做法是（　　）。

A. 用文火炒至表面颜色加深，有香气溢出

B. 用中火炒至表面焦褐色，有焦香气溢出

C. 用中火炒至冒烟

D. 炒干即可

646. 2.3.1.1 炒黄操作中多用（　　）。

A. 文火　　　　B. 中火

C. 武火　　　　D. 都可以

647. 2.3.1.1 炒黄、炒焦、炒炭时均要注意控制适当火力，原则上应控制（　　）。

A. 先文后武　　B. 先武后文

C. 一直文火　　D. 一直武火

648. 2.3.1.1 炒黄的火候是（　　）。

A. 文火　　　　B. 中火

C. 武火　　　　D. 先文后武

649. 2.3.1.1 炒黄的操作要点为用文火或中火，炒至药材达到的状态不包括（　　）。

A. 表面呈黄色　B. 颜色加深

C. 表皮爆裂　　D. 具有焦香气

650. 2.3.1.1 炒黄的是将药材炒至表面呈（　　）。

A. 黄色　　　　B. 焦黄色

C. 焦褐色　　　D. 焦黑色

651. 2.3.1.1 炒黄是将经过净选和切制的药材置于热锅内，用武火炒至表面颜色加深或表皮爆裂或爆花并逸出香气（　　）。

A. 正确　　　　B. 错误

652. 2.3.1.1 将经过净选和切制的药材置于热锅内，用文火或中火，炒至表面呈黄色或颜色加深或表皮爆裂或爆花并溢出香气的中药炮制方法为（　　）。

A. 炒焦　　　　B. 炒炭

C. 炒黄　　　　D. 土炒

653. 2.3.1.1 下列关于炒黄操作中说法错误的是（　　）。

A. 用中火或武火炒制

B. 用文火或中火炒制

C. 某些药物可炒至表面呈黄色或颜色加深

D. 可通过炒黄使某些药物有效成分易于煎出

654. 2.3.1.1 炒黄的操作方法不正确的是（　　）。

A. 文火或中火连续加热

B. 不断翻炒或搅拌

C. 炒至表面呈黄色或颜色加深

D. 药材炒热后再加入液体辅料

655. 2.3.1.1　炒黄是用武火将药材炒至表面呈黄色（　　　）。

　　A. 正确　　　　　B. 错误

656. 2.3.1.1　炒黄操作中，火力不可过大，故多用文火（　　　）。

　　A. 正确　　　　　B. 错误

657. 2.3.1.2　炒焦使用的火候为中火或者武火（　　　）。

　　A. 正确　　　　　B. 错误

658. 2.3.1.2　炒焦是将药材炒至表面焦黄色或焦褐色，内呈淡黄色或焦黄色，具有焦香气（　　　）。

　　A. 正确　　　　　B. 错误

659. 2.3.1.2　炒焦山楂的正确做法是（　　　）。

　　A. 用武火炒至表面焦褐色，内部焦黄色

　　B. 用中火炒至冒烟，表面黄褐色

　　C. 用文火炒至表面颜色加深，有香气溢出

　　D. 用中火加热翻炒至表面焦黄色或焦褐色，内呈淡黄色，具有焦香气

660. 2.3.1.2　炒焦操作，质地疏松的片、花、叶全草类药材可用武火（　　　）。

　　A. 正确　　　　　B. 错误

661. 2.3.1.2　炒炭时，对于质地坚实的药材应选用（　　　）。

　　A. 文火　　　　　B. 武火

　　C. 中火　　　　　D. 先文后武

662. 2.3.1.2　炒焦一般用中火，炒至药材表面呈什么颜色（　　　）。

　　A. 黄色　　　　　B. 焦黑色

　　C. 焦褐色　　　　D. 淡黄色

663. 2.3.1.2　下列中药中属于炒黄的中药品种是（　　　）。

　　A. 决明子　　　　B. 石膏

　　C. 山茱萸　　　　D. 麻黄

664. 2.3.1.2　下列中药中属于炒焦的中药品种是（　　　）。

　　A. 王不留行　　　B. 鹿茸

　　C. 乌梅　　　　　D. 斑蝥

665. 2.3.1.2　下列中药中属于炒炭的中药品种是（　　　）。

　　A. 生地　　　　　B. 川楝子

　　C. 地榆　　　　　D. 延胡索

666. 2.3.1.2　炒焦用中火或武火加热翻炒至药物表面达到的状态不包括（　　　）。

　　A. 焦黄色　　　　B. 焦褐色

　　C. 内呈淡黄色　　D. 内部焦黑色

667. 2.3.1.2　炒焦是将药物炒至其内部呈（　　　）。

　　A. 焦黑色

　　B. 焦褐色

　　C. 不变色

　　D. 淡黄色或焦黄色

668. 2.3.1.2　炒焦是将净制的药材置于热锅内，用中火或武火加热翻炒至药物表面焦黄色或焦褐色，内呈淡黄色或焦黄色，具有焦香气（　　　）。

　　A. 正确　　　　　B. 错误

669. 2.3.1.2　将经过净制的药材置于热锅内，用中火或武火加热翻炒至表面呈焦黄色或焦褐色，内呈淡黄色或焦黄色，具有焦香气的中药炮制方法为（　　　）。

　　A. 炒焦　　　　　B. 炒炭

　　C. 炒黄　　　　　D. 土炒

670. 2.3.1.2　对炒焦操作方法叙述错误的是（　　　）。

　　A. 用中火或武火加热

　　B. 药物表面成焦黄色

　　C. 成焦褐色

　　D. 内部焦褐色

671. 2.3.1.2　炒焦是将药材炒至表面焦黄色或焦褐色，内呈淡黄色或焦黄

色，具有焦香气（   ）。

A. 正确   B. 错误

672. 2.3.1.2 炒焦操作时，质地坚实的宜用武火，质地疏松的宜用文火（   ）。

A. 正确   B. 错误

673. 2.3.2 丸剂的特点不包括（   ）。

A. 溶散、释放药物缓慢

B. 制法简单

C. 含原药粉较多的服用剂量较大

D. 不良反应小

674. 2.4.1 服药时间，应根据病情和药性而定，宜在饭后服下的是（   ）。

A. 解表药   B. 滋补药

C. 驱虫药   D. 安神药

675. 2.4.1 对易恶心、呕吐而不能冷服的病人，宜在嚼片生姜或橘皮以防呕吐（   ）。

A. 饭后   B. 服药后

C. 服药前   D. 空腹时

676. 2.4.1 影响中成药稳定性的外在因素不包括（   ）。

A. 温度   B. 药物组成

C. 湿度   D. 光线

677. 2.4.1.1 关于用药要因时制宜，是指不同季节用药要有所不同（   ）。

A. 正确   B. 错误

678. 2.4.1.1 中医在不同季节治疗用药要有所不同，这是中医的（   ）。

A. 因季制宜   B. 因时制宜

C. 因地制宜   D. 因人制宜

679. 2.4.1.1 夏暑之季用药应避免过用温热药是根据（   ）。

A. 因时制宜   B. 因地制宜

C. 因人制宜   D. 都不对

680. 2.4.1.1 属于中医学的基本特点之一的是（   ）。

A. 整体观念   B. 望闻问切

C. 四诊合参   D. 同病异治

681. 2.4.1.1 关于"因时因地制宜"描述正确的是（   ）。

A. 不同的季节用药应有选择性

B. 不同的地方的人在同一时间段内，用药应相同

C. 用药应根据季节和地理环境的变化而做出改动

D. 治疗疾病时可不考虑季节问题

682. 2.4.1.1 用寒远寒，用热远热，正是中医治疗因时制宜原则的具体表现（   ）。

A. 正确   B. 错误

683. 2.4.1.1 夏暑之季用药应避免用寒凉药（   ）。

A. 正确   B. 错误

684. 2.4.1.1 夏暑之季用药应避免过用（   ）。

A. 寒凉药   B. 化湿剂

C. 温热药   D. 补益剂

685. 2.4.1.1 夏暑之季用药应避免过用温热药，严寒之时用药应避免过用寒凉药（   ）。

A. 正确   B. 错误

686. 2.4.1.1-2 因地制宜是指不同季节治疗用药要有所不同（   ）。

A. 正确   B. 错误

687. 2.4.1.2 就用药剂量而言，成人药量宜大，儿童则宜小（   ）。

A. 正确   B. 错误

688. 2.4.1.2 "用寒远寒"的治则属于（   ）。

A. 因人制宜   B. 因时制宜

C. 因地制宜   D. 因病制宜

689. 2.4.1.2 东南地区，天气炎热，雨湿绵绵，寒凉剂与化湿剂较常用（   ）。

A. 正确   B. 错误

690. 2.4.1.2 我国东南地区天气炎热，雨湿绵绵，化湿剂必须慎用（　　）。

A. 正确　　　B. 错误

691. 2.4.1.3 因人制宜是指治疗用药应根据病人的年龄、性别、体质、生活习惯等不同而不同（　　）。

A. 正确　　　B. 错误

692. 2.4.1.3 治疗用药时应根据病人的年龄、性别、体质、生活习惯等不同而调整（　　）。

A. 正确　　　B. 错误

693. 2.4.1.3 素体阳虚者用药宜偏温是根据（　　）。

A. 因时制宜　　B. 因地制宜
C. 因人制宜　　D. 都不对

694. 2.4.1.3 同一病人在疾病发展不同阶段应用的治疗原则是（　　）。

A. 整体观念　　B. 望闻问切
C. 四诊合参　　D. 同病异治

695. 2.4.1.3 中医在治疗时应该因时、因地、因人制宜，三者结合（　　）。

A. 正确　　　B. 错误

696. 2.4.1.3 治疗用药的选择一般不会考虑患者的（　　）。

A. 年龄　　　B. 职业
C. 体质　　　D. 社会关系

697. 2.4.1.3 辛温解表药宜热服以助药力（　　）。

A. 正确　　　B. 错误

698. 2.4.1.3 根据因人制宜的中医治疗原则，形体魁梧者药量宜小，形体弱小者宜大（　　）。

A. 正确　　　B. 错误

699. 2.4.1.3 儿童用药药量宜（　　）。

A. 大　　　B. 小
C. 中　　　D. 辛

700. 2.4.1.3 下列用药的说法中错误的是（　　）。

A. 成人用药量宜大，儿童宜小
B. 体形魁梧者用药量宜大，体型弱小者宜小
C. 体阳虚者用药宜偏凉，阳盛者宜偏温
D. 女子有经期、怀孕、产后等情况，治疗用药尤须加以考虑

701. 2.4.1.3 儿童用药药量宜小，成人药量宜大；素体阳虚者用药宜寒凉，阳盛者用药宜温热（　　）。

A. 正确　　　B. 错误

702. 2.4.1.3 "老年慎泻，少年慎补"的用药原则是根据（　　）。

A. 因时制宜　　B. 因地制宜
C. 因人制宜　　D. 标本同治

703. 2.4.1.3 因人制宜是指治疗用药应根据病人的年龄、性别、体质、生活习惯等不同而不同（　　）。

A. 正确　　　B. 错误

704. 2.4.1.3 一般说来，成人用药量宜大，儿童则宜小，形体魁梧者药量宜大（　　）。

A. 正确　　　B. 错误

705. 2.4.2 对煎药容器的选择原则不正确的描述是（　　）。

A. 化学性质稳定
B. 传热要快
C. 容器要牢固
D. 禁用铁铝等易腐蚀材料

706. 2.4.2 酊剂的保管方法是（　　）。

A. 阴凉处贮藏
B. 遮光贮藏
C. 避光并常温处贮藏
D. 凉暗处贮藏

707. 2.4.2. 煎药前先浸泡的目的是使水分充分浸入药材组织，使药物酶解（　　）。

A. 正确 　　　　B. 错误

708. 2.4.2. 服用汤剂时，对胃有刺激性的药和驱虫药宜饭后服（　　）。

A. 正确 　　　　B. 错误

709. 2.4.2.1 下列药物服用时间错误的是（　　）。

A. 滋补药饭前服用

B. 慢性病定时服用

C. 驱虫药空腹服用

D. 安神药早上服用

710. 2.4.2.1 中毒病人服汤药宜（　　）。

A. 饭后服 　　　　B. 饭前服

C. 冷服 　　　　　D. 热服

711. 2.4.2.1 慢性病服药应该（　　）。

A. 空腹 　　　　　B. 睡前服

C. 定时服 　　　　D. 冷服

712. 2.4.2.1 对呕吐病人或者中毒病人，在服用汤药时应（　　）。

A. 热服 　　　　　B. 冷服

C. 冷热均可 　　　D. 含生姜服

713. 2.4.2.1 呕吐病人或中毒病人应冷服汤剂（　　）。

A. 正确 　　　　B. 错误

714. 2.4.2.1 下列关于服药方式正确的是（　　）。

A. 一般来说中药汤剂均应热服

B. 安神药应每天定时服

C. 疟疾药宜在疟疾发作前 2~3 小时服用

D. 攻下药因力量峻猛，应在饭后服

715. 2.4.2.1 我国应用最早、最广泛的剂型是（　　）。

A. 丸剂 　　　　　B. 汤剂

C. 散剂 　　　　　D. 丹剂

716. 2.4.2.1 儿童服汤药一日 2 次，一次服用量宜为（　　）。

A. 100~150ml 　　B. 50~150ml

C. 10~50ml 　　　D. 150~200ml

717. 2.4.2.1 服汤药时不宜采用热服法的患者是（　　）。

A. 表证 　　　　　B. 寒证

C. 真热假寒证 　　D. 真寒假热证

718. 2.4.2.1 代煎药物可不必浸泡，直接煎煮（　　）。

A. 正确 　　　　B. 错误

719. 2.4.2.1 下列对儿童服汤剂的说法错误的是（　　）。

A. 服用量 50~150ml/次

B. 不要急速灌服

C. 药液宜清稀，不应过稠，多次服用

D. 对病情危重者应遵照医嘱

720. 2.4.2.1 脾胃虚弱患者应忌食（　　）。

A. 鱼、虾、蟹等腥膻发物

B. 油炸粘腻食物、寒冷固硬食物

C. 胡椒、辣椒、大蒜

D. 脂肪、动物内脏

721. 2.4.2.1 呕吐病人服汤药宜（　　）。

A. 饭后服 　　　　B. 饭前服

C. 冷服 　　　　　D. 热服

722. 2.4.2.1 儿童服用汤剂，一般每次 150~200ml，每日两次（　　）。

A. 正确 　　　　B. 错误

723. 2.4.2.2 关于服药时的饮食禁忌，说法错误的是（　　）。

A. 一般少食豆类，肉类等不易消化实物

B. 服透疹药忌食生冷

C. 服温补药时，多食凉性食物，以纠正热药偏性

D. 热性病禁食酒类、辣味

724. 2.4.2.2 小儿服药，药液宜浓缩，以少量多次为好，不要急速灌服，以免呛咳（　　）。

A. 正确 　　　　B. 错误

725. 2.4.2.2　热性疾病的病人服药时的饮食禁忌为（　　）。

A. 冷服，空腹

B. 饭后趁热服药，微汗

C. 禁食寒凉之物

D. 禁食或少食酒类、辣味、鱼类、肉类等

726. 2.4.2.2　下列说法错误的是（　　）。

A. 一般汤剂均宜温服

B. 真热假寒，宜寒药冷服

C. 对呕吐病人或中毒病人均宜冷服

D. 对易恶心、呕吐而不能冷服的病人，宜在服药前，先嚼一片生姜或橘皮，以防止呕吐

727. 2.4.2.2　热性疾病在服药时应（　　）。

A. 禁食或者少食酒类、辣味

B. 少食生冷及酸味食物

C. 少吃萝卜

D. 多吃生冷食物

728. 2.4.2.2　小儿服药，药液以少量多次为好（　　）。

A. 正确　　　　　B. 错误

729. 2.4.2.2　药液宜浓、以少量多次为好，不要急速灌服，以免呛咳。此服药原则适合（　　）。

A. 孕妇　　　　　B. 小儿

C. 老人　　　　　D. 大病初癒

730. 2.4.2.2　热性疾病应当禁食或少食酒类、辣味、鱼类、肉类等食物（　　）。

A. 正确　　　　　B. 错误

731. 2.4.2.2　海金沙入汤剂时应（　　）。

A. 先煎　　　　　B. 后下

C. 包煎　　　　　D. 另煎

732. 2.4.2.2　易恶心、呕吐的患者在服汤剂过程中，可以（　　）。

A. 服药前，先嚼一片生姜或橘皮

B. 加热服下

C. 饭后服用

D. 饭前服用

733. 2.4.2.2　皮肤病患者应忌食的是（　　）。

A. 清淡食物

B. 生冷食物

C. 肥肉、脂肪、动物内脏等

D. 鱼、虾、蟹、辛辣刺激性食物

734. 2.4.2.2　小儿服药，药液宜浓缩，以少量多次为好，不要急速灌服，以免呛咳（　　）。

A. 正确　　　　　B. 错误

735. 2.4.2.2　热性疾病，应禁食或少食酒类、辣味、鱼类、肉类等食物（　　）。

A. 正确　　　　　B. 错误

736. 2.4.3.1　川贝母不能发挥作用的病症是（　　）。

A. 风湿痹痛　　　B. 肺热燥咳

C. 干咳少痰　　　D. 阴虚劳咳

737. 2.4.3.1　山药有补脾养胃、生津益肺，补肾涩精的作用，可用于（　　）。

A. 脾虚食少，久泻不止

B. 肝阳眩晕

C. 小儿惊风

D. 破伤风

738. 2.4.3.1　鸡血藤不适用于的病症是（　　）。

A. 月经不调　　　B. 血虚萎黄

C. 心悸气短　　　D. 麻木瘫痪

739. 2.4.3.1　大黄的功能不包括（　　）。

A. 泻热通便　　　B. 凉血

C. 润肠通便　　　D. 解毒

740. 2.4.3.1　黄芩的功能不包括（　　）。

A. 补气固表　　　　B. 泻火解毒

C. 止血　　　　　　D. 安胎

741. 2.4.3.1　北沙参的功效是（　　）。

A. 养阴清肺，益胃生津

B. 凉血滋阴，泻火解毒

C. 养阴润肺，清心安神

D. 清热生津，消肿排脓

742. 2.4.3.1　海金沙的功效是（　　）。

A. 清利湿热，通淋止痛

B. 利尿通淋，清热解暑

C. 利湿退黄，利尿通淋

D. 利尿通淋，清心降火

743. 2.4.3.1　郁金的功效是（　　）。

A. 破血行气，通经止痛

B. 行气化瘀，清心解郁，利胆退黄

C. 活血化瘀，凉血消痈，除烦安神

D. 破血行气，消积止痛

744. 2.4.3.1　五味子的功效是（　　）。

A. 收敛止泻，止咳利咽

B. 补益肝肾，收敛固涩

C. 收敛固涩，益气生津，补肾宁心

D. 敛肺止咳，生津渴，安蛔

745. 2.4.3.1　石决明的功效是（　　）。

A. 平肝息风，清肝明目

B. 平肝潜阳，重镇降逆

C. 清热平肝，息风定惊

D. 平肝潜阳，清肝明目

746. 2.4.3.1　苦杏仁和桃仁都具有的作用是（　　）。

A. 止咳平喘　　　　B. 润肠通便

C. 活血祛瘀　　　　D. 降气消痰

747. 2.4.3.1　清热润肺，化痰止咳指的是（　　）。

A. 紫菀　　　　　　B. 瓜蒌

C. 川贝母　　　　　D. 浙贝母

748. 2.4.3.1　具有利水渗湿，健脾宁心作用的是（　　）。

A. 泽泻　　　　　　B. 广金钱草

C. 猪苓　　　　　　D. 茯苓

749. 2.4.3.1　既具有燥湿化痰，又有祛风止痉作用的是（　　）。

A. 乌药　　　　　　B. 半夏

C. 桑白皮　　　　　D. 天南星

750. 2.4.3.1　不是地龙作用的是（　　）。

A. 清热定惊　　　　B. 通络

C. 平喘利尿　　　　D. 息风解痉

751. 2.4.3.1　菊花的功效是（　　）。

A. 疏散风热，宣肺祛痰，透疹解毒

B. 疏散风热，平肝明目，清热解毒

C. 疏散风热，平肝明目，润燥凉血

D. 疏散风热，清利头目，疏肝利咽

752. 2.4.3.1　大黄主要治疗（　　）。

A. 冷积便秘　　　　B. 热结便秘

C. 产后血虚便秘　　D. 年老津枯便秘

753. 2.4.3.1　麻黄的功效是（　　）。

A. 助阳解表、温通经脉，通阳利水

B. 发汗解表，温胃止呕，散寒止咳

C. 发汗解表，宣肺平喘，利水消肿

D. 发汗解表，和中利湿

754. 2.4.3.1　既清热燥湿，又杀虫、止痒、利尿的药物是（　　）。

A. 黄连　　　　　　B. 黄柏

C. 苦参　　　　　　D. 黄芩

755. 2.4.3.1　能利水渗湿，健脾安神的是（　　）。

A. 猪苓　　　　　　B. 薏苡仁

C. 泽泻　　　　　　D. 茯苓

756. 2.4.3.1　能清热解毒，凉散风热的是（　　）。

A. 金银花　　　　　B. 菊花

C. 玫瑰花　　　　D. 款冬花

757. 2.4.3.1　木香具有降气的作用（　　）。

A. 正确　　　　　B. 错误

758. 2.4.3.1　功能补肝肾，强筋骨，安胎的是（　　）。

A. 女贞子　　　　B. 杜仲

C. 益母草　　　　D. 黄芩

759. 2.4.3.1　用于治疗感冒发热，寒热往来，胸胁胀痛，子宫脱垂的是（　　）。

A. 黄芪　　　　　B. 香附

C. 柴胡　　　　　D. 荆芥

760. 2.4.3.1　功能清热润肺，化痰止咳的是（　　）。

A. 苦杏仁　　　　B. 枇杷叶

C. 款冬花　　　　D. 川贝母

761. 2.4.3.1　外散风热，内疏肝郁，又能利咽透疹的药物是（　　）。

A. 薄荷　　　　　B. 蝉蜕

C. 柴胡　　　　　D. 菊花

762. 2.4.3.1　治心经有热，烦躁不眠、口舌生疮，宜选用（　　）。

A. 黄芩　　　　　B. 黄连

C. 黄柏　　　　　D. 当归

763. 2.4.3.1　可以清热安胎的药物是（　　）。

A. 黄连　　　　　B. 天麻

C. 知母　　　　　D. 黄芩

764. 2.4.3.1　作用偏于下焦，善清相火，退虚热，除下焦湿热的药物是（　　）。

A. 肉桂　　　　　B. 黄连

C. 黄芪　　　　　D. 黄柏

765. 2.4.3.1　不属于大黄功效的是（　　）。

A. 泻下攻积泻下　B. 清热泻火

C. 软坚散结　　　D. 活血祛瘀

766. 2.4.3.1　大黄、首乌、当归的共同功效是（　　）。

A. 泻下功效　　　B. 清热功效

C. 活血功效　　　D. 滋补功效

767. 2.4.3.1　下列属于辛温解表药的是（　　）。

A. 干姜　　　　　B. 生姜

C. 牛蒡子　　　　D. 柴胡

768. 2.4.3.1　不是川贝商品规格的是（　　）。

A. 松贝　　　　　B. 炉贝

C. 珠贝　　　　　D. 青贝

769. 2.4.3.1　下列不属于辛凉解表药的是（　　）。

A. 薄荷　　　　　B. 桑叶

C. 野菊花　　　　D. 葛根

770. 2.4.3.1　下列既有清热燥湿，又具有安胎作用的药是（　　）。

A. 黄连　　　　　B. 黄柏

C. 杜仲　　　　　D. 黄芩

771. 2.4.3.1　具有宣散风热，清头目，透疹功效的中药是（　　）。

A. 薄荷　　　　　B. 广藿香

C. 紫苏叶　　　　D. 菊花

772. 2.4.3.1　功效为益胃生津，滋阴清热的中药是（　　）。

A. 石斛　　　　　B. 知母

C. 鱼腥草　　　　D. 墨旱莲

773. 2.4.3.1　具有补火助阳，引火归原，散寒止痛，活血通经功效的中药是（　　）。

A. 钩藤　　　　　B. 肉桂

C. 厚朴　　　　　D. 狗脊

774. 2.4.3.1　具有清热凉血，活血化瘀功效的中药是（　　）。

A. 白鲜皮　　　　B. 合欢皮

C. 桑白皮　　　　D. 牡丹皮

775. 2.4.3.1　不属于红花功效的选项是（　　）。

A. 活血　　　　　B. 补血

C. 散瘀   D. 通经

776. 2.4.3.1 清热利湿，通淋，消肿，用于热淋，砂淋，尿涩作痛，黄疸尿赤，痈肿疔疮，毒蛇咬伤，肝胆结石，尿路结石的药物是（   ）。

A. 佩兰   B. 金钱草
C. 茵陈   D. 蒲公英

777. 2.4.3.1 不属于大黄功效的选项是（   ）。

A. 泻热通肠   B. 凉血解毒
C. 安神益智   D. 逐瘀通经

778. 2.4.3.1 敛肺降火，涩肠止泻，敛汗止血，收湿敛疮，用于肺虚久咳，肺热痰嗽，久泻久痢，消渴，盗汗，便血，咳血，外伤出血等的药物是（   ）。

A. 茯苓   B. 猪苓
C. 五倍子   D. 雷丸

779. 2.4.3.1 功能补益肝肾，涩精固脱，用于眩晕耳鸣，腰膝酸痛，阳痿遗精，遗尿尿频的药物是（   ）。

A. 小茴香   B. 山楂
C. 女贞子   D. 山茱萸

780. 2.4.3.1 不属于白芍功能的选项是（   ）。

A. 消食和胃   B. 平肝止痛
C. 养血调经   D. 敛阴

781. 2.4.3.1 大黄的功能不包括的是（   ）。

A. 泻热通肠   B. 疏肝和胃
C. 凉血   D. 解毒

782. 2.4.3.1 下列药物能清热解毒、凉血利咽的是（   ）。

A. 人参   B. 红花
C. 板蓝根   D. 大黄

783. 2.4.3.1 不属于栀子的功能是（   ）。

A. 泻火除烦   B. 凉血解毒
C. 清热利咽   D. 清热

784. 2.4.3.1 下列药物中能够芳香化湿、醒脾和胃、发表解暑的药物是（   ）。

A. 葛根   B. 连翘
C. 金钱草   D. 佩兰

785. 2.4.3.1 功效是平肝舒筋，和胃化湿的是（   ）。

A. 木瓜   B. 牛膝
C. 陈皮   D. 苍术

786. 2.4.3.1 黄精的功效为补气养阴，健脾，润肺，益肾（   ）。

A. 正确   B. 错误

787. 2.4.3.1 功效是温中散寒，回阳通脉，燥湿消痰的是（   ）。

A. 生姜   B. 干姜
C. 附子   D. 小茴香

788. 2.4.3.1 瓜蒌的功效为（   ）。

A. 破血行气，清心解郁，通经止痛
B. 行气化瘀，清心解郁，利胆退黄
C. 理气解郁，消积止痛，调经止痛
D. 宽胸散结，清热涤痰，润燥滑肠

789. 2.4.3.1 功效是温肾助阳，收敛止血的是（   ）。

A. 鹿角   B. 鹿角胶
C. 鹿角霜   D. 鹿茸

790. 2.4.3.1 下列具有补气养阴，健脾，润肺，益肾功能的中药饮片是（   ）。

A. 知母   B. 黄精
C. 石斛   D. 天冬

791. 2.4.3.1 能清热燥湿，泻火除蒸的是（   ）。

A. 黄柏   B. 黄连
C. 黄芩   D. 大黄

792. 2.4.3.1 下列不是大血藤的功能的是（   ）。

A. 活血   B. 止痛
C. 祛风   D. 清热解毒

793. 2.4.3.1 清热润肺，化痰止咳的药是（　　）。

A. 苦杏仁　　　　B. 枇杷叶

C. 川贝　　　　　D. 牛蒡子

794. 2.4.3.1 牡丹皮的功能是（　　）。

A. 清热凉血，养阴生津

B. 清热凉血，泻火解毒

C. 清热凉血，活血化瘀

D. 清热凉血，散瘀止痛

795. 2.4.3.1 能补肝肾，强筋骨，安胎的药物是（　　）。

A. 紫苏叶　　　　B. 黄芩

C. 益母草　　　　D. 杜仲

796. 2.4.3.1 既能活血，又能补血，且有舒筋活络之功的药物是（　　）。

A. 川芎　　　　　B. 鸡血藤

C. 红花　　　　　D. 香附

797. 2.4.3.1 羌活的功效是（　　）。

A. 发散风寒，宣通鼻窍

B. 散风除湿，通窍，止痛

C. 散寒祛风，胜湿止痛

D. 发散风寒，胜湿止痛，止痉，止泻

798. 2.4.3.1 天麻的作用是（　　）。

A. 平肝潜阳、清肝明目

B. 熄风止痉、化痰开窍

C. 熄风平肝

D. 熄风止痉、清热平肝

799. 2.4.3.1 既能清热息风，又能平喘利尿的药物是（　　）。

A. 僵蚕　　　　　B. 鱼腥草

C. 蝉蜕　　　　　D. 地龙

800. 2.4.3.1 南沙参的功效是（　　）。

A. 养阴清肺，益胃生津

B. 养阴清肺，化痰益气

C. 利湿退黄，利尿通淋

D. 利尿通淋，清心降火

801. 2.4.3.1 海金沙的功效是（　　）。

A. 清利湿热，通淋止痛

B. 凉血滋阴，泻火解毒

C. 养阴润肺，清心安神

D. 清热生津，消肿排脓

802. 2.4.3.1 石菖蒲的功效是（　　）。

A. 收敛固涩，益气生津，补肾宁心

B. 行气化瘀，清心解郁，利胆退黄

C. 活血化瘀，凉血消痈，除烦安神

D. 化温、开胃、开窍豁痰，醒神益智

803. 2.4.3.1 五味子的功效是（　　）。

A. 行气化瘀，清心解郁，利胆退黄

B. 活血化瘀，凉血消痈，除烦安神

C. 收敛固涩，益气生津，补肾宁心

D. 敛肺止咳，生津止渴，安蛔

804. 2.4.3.1 钩藤的功效是（　　）。

A. 清热平肝，息风定惊

B. 平肝潜阳，重镇降逆

C. 平肝息风，清肝明目

D. 平肝潜阳，清肝明目

805. 2.4.3.1 酸枣仁的功效是（　　）。

A. 养心安神，祛风通络

B. 养心安神，祛痰开窍

C. 养心安神，敛汗

D. 养心安神，润肠通便

806. 2.4.3.1 荆芥的功效是（　　）。

A. 散风解表，透疹止痒，止血

B. 发表散寒，行气宽中

C. 发汗解肌，温通经脉

D. 发汗解表，温中止呕

807. 2.4.3.1 白芍的功效是（　　）。

A. 养血调经，敛阴止汗

B. 补血止血，滋阴润燥

C. 补血活血，调经止痛

D. 养血滋阴，补精益髓

808. 2.4.3.1 黄芩的功效是（　　）。

A. 清热燥湿，杀虫止痒

B. 清热燥湿，泻火解毒，止血，安胎

C. 清热燥湿，退虚热

D. 清热燥湿，泻肝胆火

809. 2.4.3.1 山楂的功效是（　　）。

A. 消食化积，活血散瘀

B. 消食和中，回乳

C. 消食除胀，降气化痰

D. 消食和中，健脾开胃

810. 2.4.3.1. 具有清热平肝，息风定惊，入汤剂宜后下的中药是（　　）。

A. 鸡血藤　　　　B. 大血藤

C. 钩藤　　　　　D. 何首乌

811. 2.4.3.2 具有清热凉血作用的是（　　）。

A. 板蓝根　　　　B. 党参

C. 柴胡　　　　　D. 黄芪

812. 2.4.3.2 下列药物中，属于解表药的是（　　）。

A. 当归　　　　　B. 防风

C. 熟地黄　　　　D. 麦冬

813. 2.4.3.2 以活血祛瘀见长，且孕妇慎用的是（　　）。

A. 月季花　　　　B. 金银花

C. 红花　　　　　D. 菊花

814. 2.4.3.2 下列药物中，具有行气作用的是（　　）。

A. 牛膝　　　　　B. 天麻

C. 天花粉　　　　D. 木香

815. 2.4.3.2 既能补血又能活血的是（　　）。

A. 钩藤　　　　　B. 鸡血藤

C. 厚朴　　　　　D. 杜仲

816. 2.4.3.2 中药的药性归类中，党参属于（　　）。

A. 补气药　　　　B. 补血药

C. 补阴药　　　　D. 补阳药

817. 2.4.3.2 茵陈是利湿退黄药，具有清湿热，退黄疸，利水消肿的作用（　　）。

A. 正确　　　　　B. 错误

818. 2.4.3.2 不属于补阴药的是（　　）。

A. 石斛　　　　　B. 牡蛎

C. 龟甲　　　　　D. 鳖甲

819. 2.4.3.2 黄芩、黄连、黄柏均为（　　）。

A. 清热解毒药　　B. 清热燥湿药

C. 清热泻火药　　D. 清热凉血药

820. 2.4.3.2 辛温解表药是（　　）。

A. 佩兰　　　　　B. 藿香

C. 薄荷　　　　　D. 荆芥

821. 2.4.3.2 下列属于补血药的是（　　）。

A. 当归　　　　　B. 蛤蚧

C. 杜仲　　　　　D. 甘草

822. 2.4.3.2 下列属于清热药的是（　　）。

A. 牛蒡子　　　　B. 大黄

C. 麻黄　　　　　D. 吴茱萸

823. 2.4.3.2 下列属于开窍药的是（　　）。

A. 羚羊角　　　　B. 冰片

C. 代赭石　　　　D. 益智仁

824. 2.4.3.2 下列不属于理气药的是（　　）。

A. 沉香　　　　　B. 陈皮

C. 香附　　　　　D. 木通

825. 2.4.3.2 下列不属于平肝熄风药的是（　　）。

A. 天麻　　　　　B. 石决明

C. 钩藤　　　　　D. 远志

826. 2.4.3.2 丹参是活血化瘀药（　　）。

A. 正确　　　　　B. 错误

827. 2.4.3.2　中药的药性归类中，天花粉属于（　　）。

A. 解表药　　　　B. 清热药

C. 泻下药　　　　D. 祛风湿药

828. 2.4.3.2　中药的药性归类中，厚朴属于（　　）。

A. 理气药　　　　B. 温里药

C. 化湿药　　　　D. 活血化瘀药

829. 2.4.3.2　以下药物中属于平肝息风药的是（　　）。

A. 滑石　　　　　B. 石膏

C. 石决明　　　　D. 石斛

830. 2.4.3.2　以下药物中属于化湿药的是（　　）。

A. 山药　　　　　B. 猪苓

C. 茯苓　　　　　D. 佩兰

831. 2.4.3.2　下列属于皮类中药的是（　　）。

A. 黄芩　　　　　B. 厚朴

C. 鸡血藤　　　　D. 石斛

832. 2.4.3.2　川贝的药用部位是（　　）。

A. 根　　　　　　B. 根茎

C. 块茎　　　　　D. 鳞茎

833. 2.4.3.2　中药的药性归类中，山药属于（　　）。

A. 辛凉解表药　　B. 补血药

C. 补阳药　　　　D. 补气药

834. 2.4.3.2　下列不属于根及根茎类中药的是（　　）。

A. 黄连　　　　　B. 牛膝

C. 天花粉　　　　D. 厚朴

835. 2.4.3.2　下列不属于荆芥类商品的是（　　）。

A. 荆芥叶　　　　B. 荆芥炭

C. 荆芥穗　　　　D. 荆芥穗炭

836. 2.4.3.2　没有利咽喉作用的是（　　）。

A. 麻黄　　　　　B. 板蓝根

C. 射干　　　　　D. 山豆根

837. 2.4.3.2　下列药用部位不是茎髓的是（　　）。

A. 木通　　　　　B. 灯芯草

C. 小通草　　　　D. 通草

838. 2.4.3.2　下列不属于活血祛瘀药的是（　　）。

A. 益母草　　　　B. 月季花

C. 玫瑰花　　　　D. 牛膝

839. 2.4.3.2　既清热解毒，又疏散风热的药是（　　）。

A. 连翘　　　　　B. 蒲公英

C. 北豆根　　　　D. 金银花

840. 2.4.3.2　下列中药中属于补阴药的是（　　）。

A. 熟地黄　　　　B. 甘草

C. 首乌　　　　　D. 黄芪

841. 2.4.3.2　中药益母草属于（　　）。

A. 活血调经药　　B. 清热泻火药

C. 理气药　　　　D. 息风止痉药

842. 2.4.3.2　下列中药中属于理气药的是（　　）。

A. 山药　　　　　B. 木香

C. 甘草　　　　　D. 佩兰

843. 2.4.3.2　下列中药中属于发散风热的是（　　）。

A. 川贝母　　　　B. 牛蒡子

C. 栀子　　　　　D. 防风

844. 2.4.3.2　下列中药具有平抑肝阳作用的是（　　）。

A. 五味子　　　　B. 山茱萸

C. 天麻　　　　　D. 石决明

845. 2.4.3.2　白芷散风除湿，通窍止痛，消肿排脓属于（　　）。

A. 解表药　　　　B. 补益药

C. 清热解毒药　　D. 活血化瘀药

846. 2.4.3.2　薄荷宣散风热，清头目，透疹属于（　　　）。

A. 解表药　　　　B. 补阳药

C. 清热泻火药　　D. 行气药

847. 2.4.3.2　山药能补脾养胃，生津益肺，补肾涩精，属于（　　　）。

A. 温里药　　　　B. 补益药

C. 清热凉血药　　D. 止咳化痰药

848. 2.4.3.2　金银花清热解毒，凉散风热属于（　　　）。

A. 解表药　　　　B. 补阴药

C. 清热解毒药　　D. 行气药

849. 2.4.3.2　木香行气止痛，健脾消滞属于（　　　）。

A. 活血化瘀药　　B. 补气药

C. 清热药　　　　D. 芳香类药

850. 2.4.3.2　枳实为理气药（　　　）。

A. 正确　　　　　B. 错误

851. 2.4.3.2　下列药物属于发散风寒药的是（　　　）。

A. 荆芥　　　　　B. 黄连

C. 连翘　　　　　D. 栀子

852. 2.4.3.2　酸枣仁属于重镇安神药（　　　）。

A. 正确　　　　　B. 错误

853. 2.4.3.2　以下药物属于利水渗湿药的是（　　　）。

A. 儿茶　　　　　B. 猪苓

C. 芦荟　　　　　D. 紫花地丁

854. 2.4.3.2　下列药物中属清热泻火药物的是（　　　）。

A. 鸡内金　　　　B. 桃仁

C. 石膏　　　　　D. 仙鹤草

855. 2.4.3.2　中药的药性归类中，太子参属于（　　　）。

A. 补虚药

B. 化痰止咳平喘药

C. 理气药

D. 清热药

856. 2.4.3.2　中药的药性归类中，石斛属于（　　　）。

A. 补虚药

B. 化痰止咳平喘药

C. 理气药

D. 清热药

857. 2.4.3.2　中药的药性归类中，黄精属于（　　　）。

A. 补虚药

B. 化痰止咳平喘药

C. 理气药

D. 清热药

858. 2.4.3.2　中药的药性归类中，肉苁蓉属于（　　　）。

A. 补虚药

B. 化痰止咳平喘药

C. 理气药

D. 清热药

859. 2.4.3.2　中药的药性归类中，乌梅属于（　　　）。

A. 消食药　　　　B. 驱虫药

C. 补虚药　　　　D. 收涩药

860. 2.4.3.2　下列属于补阳药的是（　　　）。

A. 肉苁蓉　　　　B. 干姜

C. 附子　　　　　D. 延胡索

861. 2.4.3.2　下列为解表药的是（　　　）。

A. 防风　　　　　B. 大黄

C. 山茱萸　　　　D. 山药

862. 2.4.3.2　下列为理气药的是（　　　）。

A. 木香　　　　　B. 党参

C. 知母　　　　　D. 郁金

863. 2.4.3.2　中药的药性归类中，当归属（　　　）。

A. 祛风湿药　　　B. 温里药

C. 补虚药　　　　D. 活血化瘀药

864. 2.4.3.2　下列不是清热药的是（　　　）。

A. 石膏　　　　　B. 金银花

C. 黄芩　　　　　D. 羌活

865. 2.4.3.2　下列不是利水渗湿药的是（　　）。

A. 茯苓　　　　　B. 猪苓

C. 车前子　　　　D. 广藿香

866. 2.4.3.2　按功效划分，石斛属于（　　）。

A. 补益药　　　　B. 泻下药

C. 活血药　　　　D. 理气药

867. 2.4.3.2　按功效划分，益母草属于活血药（　　）。

A. 正确　　　　　B. 错误

868. 2.4.3.2　按功效划分，柴胡属于（　　）。

A. 理气药　　　　B. 解表药

C. 清热药　　　　D. 利水药

869. 2.4.3.2　按功效划分，川楝子属于（　　）。

A. 泻下药　　　　B. 补益药

C. 活血药　　　　D. 理气药

870. 2.4.3.2　按功效划分，知母属于（　　）。

A. 解表药　　　　B. 祛风湿药

C. 清热药　　　　D. 补益药

871. 2.4.3.2　中药的药性归类中，牛蒡子属于（　　）。

A. 清热泻火药　　B. 辛凉解表药

C. 辛温解表药　　D. 清热燥湿药

872. 2.4.3.2　中药的药性归类中，麦冬属于（　　）。

A. 补血药　　　　B. 补气药

C. 补阴药　　　　D. 补阳药

873. 2.4.3.2　以下属于芳香化湿药的是（　　）。

A. 佩兰　　　　　B. 泽兰

C. 板蓝根　　　　D. 杜仲

874. 2.4.3.2　中药的药性归类中，麦芽属于（　　）。

A. 活血化瘀药　　B. 清热泻火药

C. 消食药　　　　D. 驱虫药

875. 2.4.3.2　以下属于平肝熄风药的是（　　）。

A. 海马　　　　　B. 蛤蚧

C. 络石藤　　　　D. 钩藤

876. 2.4.3.2.　属于化痰止咳平喘药的是（　　）。

A. 桑白皮　　　　B. 厚朴

C. 百合　　　　　D. 玉竹

877. 2.4.3.2.　中药的药性归类中，蝉蜕属于（　　）。

A. 清热药　　　　B. 解表药

C. 收涩药　　　　D. 祛风湿药

878. 2.4.3.2.　中药的药性归类中，赭石属于（　　）。

A. 安神药　　　　B. 平肝潜阳药

C. 止血药　　　　D. 活血化瘀药

879. 2.4.3.2.　中药的药性归类中，佩兰属于（　　）。

A. 清热药　　　　B. 解表药

C. 化湿药　　　　D. 理气药

880. 2.4.3.2.　中药的药性归类中，麦冬属于（　　）。

A. 清热药　　　　B. 解表药

C. 行气药　　　　D. 补益药

881. 2.5.1　保管不当容易发生风化的药物是（　　）。

A. 樟脑　　　　　B. 薄荷脑

C. 冰片　　　　　D. 胆矾

882. 2.5.1　不属于传统中药保管养护方法的是（　　）。

A. 干燥法　　　　B. 气调养护法

C. 密封法　　　　D. 通风法

883. 2.5.1　影响中药质量的非外界因素是（　　）。

A. 温度　　　　　B. 湿度

C. 日光　　　　　D. 化学成分

884. 2.5.1　中药饮片一般应分类贮

存保管（　　　）。

A. 正确　　　　　B. 错误

885. 2.5.1　不属于中成药保管原则的是（　　　）。

A. 安全储存　　　B. 降低损耗

C. 科学养护　　　D. 防止虫害

886. 2.5.1　中药饮片保管养护的原则是（　　　）。

A. 预防为主，保养结合

B. 防治并举，防重于治

C. 预防为主，专群结合

D. 预防为主，干群结合

887. 2.5.1　易发生霉变的饮片一般堆码（　　　）。

A. 2～3 层　　　　B. 5～8 层

C. 12～15 层　　　D. 20～25 层

888. 2.5.1　贵细中药具有来源不易、价值高、数量少等特性，宜储存于安全库房或专柜，专人保管、严防失窃（　　　）。

A. 正确　　　　　B. 错误

889. 2.5.1　对于易散失气味的中药饮片的保管养护，不可选用的方法是（　　　）。

A. 管理上先进先出

B. 通风法

C. 密封法

D. 低温低湿储藏

890. 2.5.1　中药饮片不能采用冷藏法贮存，因为此法湿度大，易使饮片发霉（　　　）。

A. 正确　　　　　B. 错误

891. 2.5.1　下列薄荷的保管养护方法中错误的是（　　　）。

A. 放在干燥阴凉避光库房内

B. 密封法储藏

C. 先进先出，储存时间不宜过长

D. 应多通风

892. 2.5.1　因保管不当容易发生风

化的药物是（　　　）。

A. 樟脑　　　　　B. 薄荷脑

C. 冰片　　　　　D. 胆矾

893. 2.5.1　易发生风化的饮片常用的保管方法是（　　　）。

A. 吸潮法　　　　B. 低温法

C. 低湿法　　　　D. 密封法

894. 2.5.1　易发生挥发的饮片保管方法是（　　　）。

A. 通风法　　　　B. 吸潮法

C. 密封法　　　　D. 低温法

895. 2.5.1.1　中药饮片养护中常采用生石灰吸潮法，容器应避免使用（　　　）。

A. 搪瓷　　　　　B. 铁制品

C. 铝制品　　　　D. 木制品

896. 2.5.1.1　药物贮存时，要求空气的相对湿度为 50%～70%（　　　）。

A. 正确　　　　　B. 错误

897. 2.5.1.1　利用通风、吸湿、曝晒或烘烤等贮藏法称（　　　）。

A. 正确抗同贮法　B. 清洁养护法

C. 防湿养护法　　D. 密闭贮藏法

898. 2.5.1.2　对于贵细类药材，一般养护方法不包括（　　　）。

A. 硫黄熏蒸法　　B. 吸潮法

C. 冷藏法　　　　D. 气调法

899. 2.5.1.2　燕窝的保贮方法是（　　　）。

A. 装铁罐内，置干燥处，防霉

B. 置空气中晾干

C. 用石灰防蛀

D. 与细辛同放

900. 2.5.2　一般将原包装置容器内，封严，放在阴凉处的药材是（　　　）。

A. 硇砂　　　　　B. 白矾

C. 红花　　　　　D. 西红花

901. 2.5.2　关于贵细药材保管说法错误的是（　　　）。

A. 应专柜专人保管

B. 梅雨季节可用吸潮剂吸湿

C. 西红花可用暴晒法养护

D. 燕窝蛤蟆油等可用冷藏法养护

902. 2.5.2 在采用对抗贮存法时，可与人参同贮的药材是（　　）。

A. 灯芯草　　　　B. 泽泻

C. 细辛　　　　　D. 绿豆

903. 2.5.2 贵细中药的养护方法不包括（　　）。

A. 暴晒　　　　　B. 吸潮

C. 冷藏　　　　　D. 气调法

904. 2.5.2 有关贵细中药的描述，正确的是（　　）。

A. 储存于安全库房或专柜

B. 专人保管

C. 质脆的人参等应防止残损

D. 入库验收时只需一人即可

905. 2.5.2 以下不属于贵细中药的保管养护方法的是（　　）。

A. 气调法　　　　B. 冷藏法

C. 通风法　　　　D. 吸潮法

906. 2.5.2 以下有关贵细中药的保管养护错误的是（　　）。

A. 入库应两人以上同时实施验收

B. 储存中应定期检查

C. 专人保管，严防失窃

D. 冷藏温度以 0℃ 为宜

907. 2.5.2 蛤蟆油一般储存缸、坛容器内，同时（　　）。

A. 放置生石灰　　B. 喷溴氰菊酯

C. 喷高浓度白酒　D. 放置硅胶

908. 2.5.2 贵细中药入库应两人以上同步实施验收（　　）。

A. 正确　　　　　B. 错误

909. 2.5.2 下列关于贵细中药的保管与养护说法错误的是（　　）。

A. 入库应两人以上同步实施验收

B. 发现毛重不符要直接拆箱检查

C. 贵细中药宜储存于安全库房或专柜，须专人保管

D. 贵细中药在储存中，应定期加强检查

910. 2.5.2 原包装不打开直接放置于容器内，封严，放在阴凉处的药材是（　　）。

A. 芒硝　　　　　B. 朱砂

C. 红花　　　　　D. 西红花

（三）中成药调剂

911. 3.1.1.1 具有疏风散寒，解表清热作用的中成药是（　　）。

A. 感冒清热颗粒

B. 银翘解毒颗粒

C. 藿香正气软胶囊

D. 板蓝根颗粒

912. 3.1.1.1 不属于板蓝根颗粒在使用过程中需要注意的事项（　　）。

A. 阴虚火旺之喉痹、乳蛾者忌用

B. 忌食辛辣油腻

C. 脾胃虚弱者慎用

D. 与西药抗生素使用有配伍反应

913. 3.1.1.1 防风通圣丸的主治证是（　　）。

A. 外感内热，表里俱实

B. 外感风寒，内伤生冷

C. 表证未解，邪热入里

D. 外感风寒，内有气滞

914. 3.1.1.1 藿香正气软胶囊的功效是（　　）。

A. 解表通里，清热解毒

B. 解表化湿，理气和中

C. 祛暑化湿，健脾和胃

D. 利湿化浊，清热解毒

915. 3.1.1.1 感冒清热颗粒适用于风热感冒（　　）。

A. 正确　　　　　B. 错误

916. 3.1.1.1 外感风寒，内伤湿滞

以及夏伤暑湿所致的感冒应使用（　　）。

A. 清开灵口服液

B. 双黄连口服液

C. 银翘解毒颗粒

D. 藿香正气软胶囊

917. 3.1.1.1 下列可用来治疗风寒感冒的是（　　）。

A. 银翘解毒颗粒

B. 感冒清热颗粒

C. 藿香正气软胶囊

D. 板蓝根颗粒

918. 3.1.1.1 下列主要用来治疗暑湿感冒的是（　　）。

A. 银翘解毒颗粒

B. 感冒清热颗粒

C. 藿香正气软胶囊

D. 板蓝根颗粒

919. 3.1.1.1 服用银翘解毒颗粒期间应忌烟酒及辛辣、生冷、油腻食物（　　）。

A. 正确　　　　　B. 错误

920. 3.1.1.1 患者胃肠型感冒，头痛昏重，脘腹胀痛，泄泻，应使用的中成药是（　　）。

A. 板蓝根颗粒

B. 银翘解毒颗粒

C. 感冒清热颗粒

D. 藿香正气软胶囊

921. 3.1.1.1 属于辛凉解表类的中成药是（　　）。

A. 防风通圣丸

B. 感冒清热颗粒

C. 藿香正气软胶囊

D. 银翘解毒颗粒

922. 3.1.1.1 属于辛温解表类的中成药是（　　）。

A. 防风通圣丸　　B. 板蓝根颗粒

C. 感冒清热颗粒　D. 银翘解毒颗粒

923. 3.1.1.1 具有疏风解表，清热解毒功效的是（　　）。

A. 感冒清热颗粒　B. 银翘解毒颗粒

C. 藿香正气丸　　D. 板蓝根颗粒

924. 3.1.1.1 下列中成药中用于风热感冒的是（　　）。

A. 感冒清热颗粒

B. 银翘解毒颗粒

C. 藿香正气软胶囊

D. 防风通圣丸

925. 3.1.1.1 板蓝根颗粒的功效是（　　）。

A. 疏风解表，清热解毒

B. 解表化湿，理气和中

C. 解表通里，清热解毒

D. 清热解毒，凉血利咽

926. 3.1.1.1 颗粒剂的养护应注意防止发霉变质（　　）。

A. 正确　　　　　B. 错误

927. 3.1.1.1 板蓝根颗粒的可以应用在（　　）。

A. 声哑失音　　　B. 肺胃津亏

C. 咽喉肿痛　　　D. 头痛发热

928. 3.1.1.1 感冒清热颗粒的功效是（　　）。

A. 疏风解表、清热解毒

B. 清热泻火、散风止痛

C. 疏风散寒、解表清热

D. 解表通里、清热解毒

929. 3.1.1.1 外感风寒、内伤湿滞所致的头痛昏重，胸膈痞闷，脘腹胀痛，呕吐泄泻，可选用（　　）。

A. 感冒清热颗粒

B. 板蓝根颗粒

C. 防风通圣散

D. 藿香正气软胶囊

930. 3.1.1.1 板蓝根不可用于（　　）。

A. 肺胃实热之喉痹、乳蛾

B. 急性扁桃体炎

C. 急性咽喉炎

D. 阴虚火旺之喉痹、乳蛾

931. 3.1.1.1 下列主要用于头痛发热，恶寒身痛，鼻流清涕，咳嗽咽干的药物有（　　）。

A. 板蓝根颗粒　　B. 感冒清热颗粒

C. 银翘解毒颗粒　D. 防风通圣丸

932. 3.1.1.1 下列主要用于治疗咽喉肿痛，口燥咽干，腮部肿胀的药物有（　　）。

A. 感冒清热颗粒

B. 藿香正气软胶囊

C. 板蓝根颗粒

D. 清音丸

933. 3.1.1.1 感冒退热颗粒的功效为（　　）。

A. 解表清热

B. 疏风散寒

C. 清热解毒

D. 清热止痛

934. 3.1.1.1 银翘解毒颗粒的使用注意是（　　）。

A. 风寒感冒者忌用，孕妇忌用

B. 风热感冒者忌用，孕妇忌用

C. 风寒感冒者忌用，孕妇慎用

D. 风热感冒者忌用，孕妇慎用

935. 3.1.1.1 肺胃热盛所致的咽喉肿痛、口干咽燥、腮部肿胀宜选用（　　）。

A. 感冒清热颗粒　B. 板蓝根颗粒

C. 银翘解毒颗粒　D. 防风通圣丸

936. 3.1.1.1 藿香正气软胶囊适用的感冒类型是（　　）。

A. 风热感冒　　　B. 外感内热

C. 夏伤暑湿　　　D. 肺胃热盛

937. 3.1.1.1 防风通圣丸的功效是（　　）。

A. 解表化湿、理气和中

B. 清热解毒、镇静安神

C. 解表通里，清热解毒

D. 清热泻火、散风止痛

938. 3.1.1.1 不属于银翘解毒颗粒的注意事项的是（　　）。

A. 风寒感冒者不适用

B. 忌烟、酒及辛辣、生冷、油腻食物

C. 不宜在服药期间同时服用滋补性中药

D. 高血压者慎用

939. 3.1.1.1 防风通圣丸的主治证是（　　）。

A. 外感内热，表里俱实

B. 外感风寒，内伤生冷

C. 表证未解，邪热入里

D. 外感风寒，内有气滞

940. 3.1.1.1 藿香正气软胶囊的功效是（　　）。

A. 解表通里，清热解毒

B. 解表化湿，理气和中

C. 祛暑化湿，健脾和胃

D. 利湿化浊，清热解毒

941. 3.1.1.1 功能为疏风解表，清热解毒的中成药是（　　）。

A. 感冒清热颗粒　B. 银翘解毒颗粒

C. 牛黄上清丸　　D. 藿香正气水

942. 3.1.1.1 可用于外感内热，表里俱实，恶寒壮热，头痛咽干，小便短赤，风疹湿疮的中成药是（　　）。

A. 清开灵口服液　B. 麻仁润肠丸

C. 感冒清热颗粒　D. 防风通圣丸

943. 3.1.1.10 生脉饮的组成是（　　）。

A. 红参、麦冬、五味子

B. 红参、天冬、五味子

C. 丹参、麦冬、五味子

D. 丹参、天冬、五味子

944. 3.1.1.2 下列中成药中，具有清热解毒、镇静安神作用的是（　　）。

　A. 牛黄上清丸　　B. 清开灵口服液

　C. 清音丸　　　　D. 小儿咽扁颗粒

945. 3.1.1.2　清开灵口服液的功效是（　　）。

　A. 清热解毒、疏风解表

　B. 清热解毒，镇静安神

　C. 清热解毒，凉血散瘀

　D. 清热解毒，疏风泄火

946. 3.1.1.2　外感风热时毒、火毒内盛，高热不退、病毒性感冒等应使用（　　）。

　A. 牛黄上清丸

　B. 小儿咽扁颗粒

　C. 清开灵口服液

　D. 藿香正气口服液

947. 3.1.1.2　功效为清热利咽，生津润燥的中成药是（　　）。

　A. 牛黄上清丸　　B. 清开灵口服液

　C. 清音丸　　　　D. 小儿咽扁颗粒

948. 3.1.1.2　以下不属于牛黄上清丸主治的是（　　）。

　A. 目赤耳鸣　　　B. 咽喉肿痛

　C. 口舌生疮　　　D. 泻痢

949. 3.1.1.2　属于清热泻火剂的是（　　）。

　A. 小儿咽扁颗粒　B. 清音丸

　C. 牛黄上清丸　　D. 清开灵口服液

950. 3.1.1.2　牛黄上清丸的功效是（　　）。

　A. 清热泻火，散风止痛

　B. 清热解毒，镇静安神

　C. 清热利咽，解毒止痛

　D. 清热利咽，生津润燥

951. 3.1.1.2　清音丸的可应用于（　　）。

　A. 腮部肿胀　　　B. 咽喉肿痛

　C. 头痛咽干　　　D. 口舌干燥

952. 3.1.1.2　牛黄上清丸的注意事项不包括（　　）。

　A. 脾胃虚弱者慎用

　B. 孕妇慎用

　C. 大便秘结忌用

　D. 阴虚火旺忌用

953. 3.1.1.2　下列能够清热解毒，镇静安神的药物有（　　）。

　A. 防风通圣丸　　B. 牛黄上清丸

　C. 七叶神安片　　D. 清开灵口服液

954. 3.1.1.2　清音丸的使用注意为（　　）。

　A. 肺胃津亏火旺慢喉喑慎用，孕妇慎用

　B. 肺胃津亏火旺慢喉喑慎用，孕妇忌用

　C. 邪毒火旺急喉痹者慎用，孕妇慎用

　D. 邪毒火旺急喉痹者慎用，孕妇忌用

955. 3.1.1.2　热毒内盛、风火上攻所致的头痛眩晕、目赤耳鸣、咽喉肿痛、口舌生疮、牙龈肿痛、大便燥结应服用（　　）。

　A. 牛黄上清丸　　B. 清开灵口服液

　C. 清音丸　　　　D. 小儿咽扁颗粒

956. 3.1.1.2　牛黄上清丸便秘者不宜服用（　　）。

　A. 正确　　　　　B. 错误

957. 3.1.1.2　小儿咽扁颗粒的功能是（　　）。

　A. 清热利咽，解毒止痛

　B. 清热解毒，利湿退黄

　C. 解表通里，清热解毒

　D. 润肠通便

958. 3.1.1.3　因处方中含有麻黄，故心脏病和高血压患者需慎用的是（　　）。

　A. 蛇胆陈皮液

　B. 养阴清肺膏

C. 小青龙合剂

D. 蛇胆川贝枇杷膏

959. 3.1.1.3 可用于阴虚肺燥证的化痰止咳药是（　　）。

A. 养阴清肺膏

B. 蛇胆陈皮液

C. 小青龙合剂

D. 蛇胆川贝枇杷膏

960. 3.1.1.3 用于风寒水饮，恶寒发热，喘咳痰稀的是（　　）。

A. 蛇胆川贝枇杷膏

B. 通宣理肺口服液

C. 小青龙合剂

D. 养阴清肺膏

961. 3.1.1.3 含麻黄，高血压、心脏病、青光眼患者慎用的药是（　　）。

A. 蛇胆川贝枇杷膏

B. 清音丸

C. 通宣理肺口服液

D. 牛黄上清丸

962. 3.1.1.3 下列可用于风寒束表，肺气不宣所致的感冒咳嗽证的是（　　）。

A. 养阴清肺膏

B. 通宣理肺口服液

C. 急支糖浆

D. 蛇胆川贝枇杷膏

963. 3.1.1.3 下列可用于治疗急性支气管炎的是（　　）。

A. 养阴清肺膏

B. 通宣理肺口服液

C. 急支糖浆

D. 蛇胆川贝枇杷膏

964. 3.1.1.3 患者咽喉干痛，干咳少痰，痰中带血，应使用（　　）。

A. 养阴清肺膏　　B. 蛇胆陈皮液

C. 小青龙合剂　　D. 急支糖浆

965. 3.1.1.3 高血压患者咳嗽可以使用的是（　　）。

A. 小青龙合剂

B. 蛇胆川贝枇杷膏

C. 急支糖浆

D. 通宣理肺口服液

966. 3.1.1.3 润肺止咳剂是（　　）。

A. 养阴清肺膏

B. 蛇胆川贝枇杷膏

C. 急支糖浆

D. 小青龙合剂

967. 3.1.1.3 清热止咳剂是（　　）。

A. 通宣理肺口服液

B. 蛇胆川贝枇杷膏

C. 小青龙合剂

D. 急支糖浆

968. 3.1.1.3 风寒水饮，恶寒发热，无汗，喘咳痰稀应选用（　　）。

A. 养阴润肺膏

B. 小青龙合剂

C. 急支糖浆

D. 蛇胆川贝枇杷膏

969. 3.1.1.3 阴虚肺燥，咽喉干痛，干咳少痰或痰中带血应选用（　　）。

A. 蛇胆陈皮液

B. 小青龙合剂

C. 养阴润肺膏

D. 通宣理肺口服液

970. 3.1.1.3 通宣理肺丸的功效是（　　）。

A. 解表散寒、宣肺止嗽

B. 清肺止咳、祛痰止咳

C. 清热化痰、宣肺止咳

D. 养阴润燥、清肺利咽

971. 3.1.1.3 蛇胆陈皮液的功效是解表化饮，止咳平喘（　　）。

A. 正确　　　　　　B. 错误

972. 3.1.1.3 可用于解表化饮，止咳平喘的中成药有（　　）。

A. 小青龙合剂

B. 通宣理肺口服液

C. 蛇胆川贝枇杷膏

D. 养阴清肺膏

973. 3.1.1.3 可用于发热恶寒，咳嗽，鼻塞流涕，头痛无汗，肢体酸痛的药物有（   ）。

A. 蛇胆川贝枇杷膏

B. 银翘解毒颗粒

C. 通宣理肺口服液

D. 板蓝根颗粒

974. 3.1.1.3 蛇胆川贝枇杷膏为（   ）。

A. 润肺止咳剂　　B. 散寒止咳剂

C. 清热止咳剂　　D. 燥湿化痰剂

975. 3.1.1.3 蛇胆陈皮胶囊为（   ）。

A. 润肺止咳剂　　B. 散寒止咳剂

C. 清热止咳剂　　D. 燥湿化痰剂

976. 3.1.1.3 下列关于湿毒清胶囊的叙述，不正确的是（   ）。

A. 本品为清热祛湿剂

B. 本品具有养血润肤、祛风止痒之

C. 过敏体质者当慎用本品

D. 药物组成中不含苦参

977. 3.1.1.3 功效为养阴润燥，清肺利咽的是（   ）。

A. 养阴清肺膏　　B. 小青龙合剂

C. 急支糖浆　　　D. 蛇胆陈皮胶囊

978. 3.1.1.3 功效为清热化痰，宣肺止咳的是（   ）。

A. 养阴清肺膏　　B. 小青龙合剂

C. 急支糖浆　　　D. 蛇胆陈皮胶囊

979. 3.1.1.3 下列中成药的组成中不含有麻黄，高血压患者可以使用的是（   ）。

A. 养阴清肺膏

B. 小青龙合剂

C. 通宣理肺口服液

D. 急支糖浆

980. 3.1.1.3 燥邪犯肺所致的咳嗽

痰多、胸闷气促宜选用（   ）。

A. 通宣理肺口服液

B. 蛇胆川贝枇杷膏

C. 蛇胆陈皮胶囊

D. 小青龙合剂

981. 3.1.1.3 急支糖浆的功效是（   ）。

A. 解表散寒，宣肺止咳

B. 清热化痰，宣肺止咳

C. 解表化饮，止咳平喘

D. 润肺止咳，祛痰定喘

982. 3.1.1.3 不属于通宣理肺口服液的使用注意的是（   ）。

A. 风热感冒及阴虚咳嗽者忌用

B. 高血压、心脏病患者慎用

C. 忌食生冷油腻食品

D. 糖尿病患者不宜服用

983. 3.1.1.3 具有清热化痰，宣肺止咳功能的是（   ）。

A. 通宣理肺口服液

B. 良附丸

C. 急支糖浆

D. 枇杷止咳糖浆

984. 3.1.1.3 用于阴虚肺燥，咽喉干痛，干咳少痰或痰中带血的中成药是（   ）。

A. 蛇胆陈皮液　　B. 养阴清肺膏

C. 小青龙合剂　　D. 祖师麻片

985. 3.1.1.4 功能润肠通便，可用于肠胃积热，胸腹胀满的是（   ）。

A. 茵栀黄口服液　B. 保和丸

C. 麻仁润肠丸　　D. 良附丸

986. 3.1.1.4 因寒凝气滞导致脘痛吐酸、胸腹胀满可选用（   ）。

A. 保和丸　　　　B. 健胃消食片

C. 左金丸　　　　D. 良附丸

987. 3.1.1.4 具有泻火疏肝，和胃止痛功效的药物是（   ）。

A. 健胃消食片　　B. 保和丸

C. 元胡止痛片　　D. 左金丸

988. 3.1.1.4　孕妇忌用的药是（　　）。

A. 银翘解毒颗粒　B. 保和丸

C. 元胡止痛片　　D. 麻仁润肠丸

989. 3.1.1.4　保和丸服药期间饮食应清淡，忌食油腻之品（　　）。

A. 正确　　　　　B. 错误

990. 3.1.1.4　麻仁润肠丸是润下剂，具有润肠通便作用，适于孕妇使用（　　）。

A. 正确　　　　　B. 错误

991. 3.1.1.4　下列功效为健脾益气的中成药是（　　）。

A. 四君子丸　　　B. 保和丸

C. 良附丸　　　　D. 左金丸

992. 3.1.1.4　下列功效主清热解毒、利湿退黄的中成药是（　　）。

A. 左金丸　　　　B. 保和丸

C. 四君子丸　　　D. 茵栀黄口服液

993. 3.1.1.4　左金丸主治食积停滞，脘腹胀满，嗳腐吞酸，不欲饮食（　　）。

A. 正确　　　　　B. 错误

994. 3.1.1.4　功效为健脾益气的中成药是（　　）。

A. 保和丸　　　　B. 健胃消食片

C. 良附丸　　　　D. 四君子丸

995. 3.1.1.4　有润肠通便功效的是（　　）。

A. 麻仁润肠丸　　B. 健胃消食片

C. 良附丸　　　　D. 左金丸

996. 3.1.1.4　属于清肝利胆剂的是（　　）。

A. 四君子丸　　　B. 良附丸

C. 左金丸　　　　D. 茵栀黄口服液

997. 3.1.1.4　麻仁润肠丸可用于虚寒性便秘（　　）。

A. 正确　　　　　B. 错误

998. 3.1.1.4　肝火犯胃，脘胁疼痛，口苦嘈杂，呕吐酸水，不喜热饮应选用（　　）。

A. 保和丸　　　　B. 健胃消食片

C. 良附丸　　　　D. 左金丸

999. 3.1.1.4　茵栀黄口服液的功效是（　　）。

A. 清热利咽，解毒止痛

B. 清热解毒，凉血利咽

C. 清热解毒，利湿退黄

D. 清热利咽，生津润燥

1000. 3.1.1.4　茵栀黄口服液主要用于（　　）。

A. 湿热黄疸　　　B. 血虚萎黄

C. 寒湿黄疸　　　D. 脾虚萎黄

1001. 3.1.1.4　左金丸主治（　　）。

A. 肝阴不足之胁痛

B. 肝火犯胃之口苦呕吐

C. 脾胃虚寒之胃痛

D. 肝气犯脾之泄泻

1002. 3.1.1.4　良附丸功效为温胃消食（　　）。

A. 正确　　　　　B. 错误

1003. 3.1.1.4　用于肝火犯胃，脘胁疼痛，口苦嘈杂，呕吐酸水，不喜热饮的药物是（　　）。

A. 左金丸　　　　B. 良附丸

C. 保和丸　　　　D. 茵栀黄口服液

1004. 3.1.1.4　用于食积停滞，脘腹胀痛，嗳腐吞酸，不欲饮食的药物是（　　）。

A. 健胃消食片

B. 保和丸

C. 良附丸

D. 藿香正气软胶囊

1005. 3.1.1.4　治疗脾胃气滞，胃纳不佳，食少便溏宜选（　　）。

A. 健胃消食片　B. 保和丸

C. 四君子丸　　D. 良附丸

1006. 3.1.1.4　治疗寒凝气滞，脘痛吐酸，胸腹胀满宜选（　　）。

A. 健胃消食片　　B. 保和丸

C. 四君子丸　　　D. 良附丸

1007. 3.1.1.4　保和丸不具有的功效是（　　）。

A. 止痛　　　　　B. 消食

C. 导滞　　　　　D. 和胃

1008. 3.1.1.4　良附丸、左金丸是温中散寒的常用成药（　　）。

A. 正确　　　　　B. 错误

1009. 3.1.1.4　左金丸主治（　　）。

A. 脾胃虚弱型胃痛

B. 肝火犯胃型胃痛

C. 食积停滞型胃痛

D. 虚血阻络型胃痛

1010. 3.1.1.4　保和丸的功效是（　　）。

A. 健胃消食

B. 泻火，疏肝，和胃，止痛

C. 消食，导滞，和胃

D. 健胃、祛风

1011. 3.1.1.4　用于肠胃积热，胸腹胀满，大便秘结的中成药是（　　）。

A. 麻仁润肠丸　　B. 牛黄上清丸

C. 十滴水　　　　D. 藿香正气水

1012. 3.1.1.4　具有泻火，疏肝，和胃，止痛功能的中成药是（　　）。

A. 银杏叶片　　　B. 左金丸

C. 元胡止痛片　　D. 大补阴丸

1013. 3.1.1.5　因气滞血瘀所致的胃痛、胁痛、头痛及月经痛可选用（　　）。

A. 参芍片　　　　B. 元胡止痛片

C. 银杏叶片　　　D. 七叶神安片

1014. 3.1.1.5　参芍片的功能是（　　）。

A. 益气活血，宣痹止痛

B. 补气生血

C. 益气补血，健脾养心

D. 益气健脾，养血安胎

1015. 3.1.1.5　七叶神安片适用于（　　）。

A. 阴虚血瘀的失眠

B. 寒凝血瘀的失眠

C. 阴虚火旺、痰热内盛的失眠

D. 心气不足心血瘀滞的心悸、失眠、胸痛胸闷

1016. 3.1.1.5　下列用于瘀血阻络引起的胸痹、心痛等证的中成药是（　　）。

A. 七叶神安片　　B. 银杏叶片

C. 元胡止痛片　　D. 参芍片

1017. 3.1.1.5　患者使用银杏叶片治疗期间，心绞痛持续发作，宜加服硝酸酯类药（　　）。

A. 正确　　　　　B. 错误

1018. 3.1.1.5　养血宁心剂是（　　）。

A. 参芍片　　　　B. 元胡止痛片

C. 银杏叶片　　　D. 七叶神安片

1019. 3.1.1.5　气滞血瘀所致的胃痛、胁痛、头痛及月经痛应选用（　　）。

A. 七叶神安片　　B. 银杏叶片

C. 元胡止痛片　　D. 参芍片

1020. 3.1.1.5　银杏叶片的功效理气活血止痛（　　）。

A. 正确　　　　　B. 错误

1021. 3.1.1.5　银杏叶片不宜用于寒凝血淤之中风偏瘫症（　　）。

A. 正确　　　　　B. 错误

1022. 3.1.1.5　主要用于心气不足，心血瘀阻所致的心悸，失眠，胸痛，胸闷的药物是（　　）。

A. 元胡止痛片　　B. 银杏叶片

C. 生脉饮（胶囊）D. 七叶神安片

1023. 3.1.1.5　功效为益气活血，宣痹止痛的是（　　）。

A. 参芍片　　　　B. 银杏叶片

C. 元胡止痛片　　D. 七叶神安片

1024. 3. 1. 1. 5　具有活血化瘀通络功效的是（　　）。

A. 七叶神安片　　B. 银杏叶片

C. 元胡止痛片　　D. 参芍片

1025. 3. 1. 1. 5　银杏叶片的功效是（　　）。

A. 活血化瘀通络

B. 理气，活血，止痛

C. 益气安神，活血止痛

D. 补肝益肾，养血明目

1026. 3. 1. 1. 5　用于气滞血瘀所致的胃痛，胁痛，头痛及月经痛的中成药是（　　）。

A. 川芎茶调丸　　B. 左金丸

C. 元胡止痛片　　D. 清开灵口服液

1027. 3. 1. 1. 6　为肾阴虚而设的中成药是（　　）。

A. 六味地黄丸　　B. 肾宝合剂

C. 固本益肠片　　D. 普乐安片

1028. 3. 1. 1. 6　服药后要多饮水，加强体育锻炼，以促进钙质吸收的是（　　）。

A. 六味地黄丸　　B. 肾宝合剂

C. 固本益肠片　　D. 肾骨胶囊

1029. 3. 1. 1. 6　不属于大补阴丸主治证的是（　　）。

A. 脘腹胀满　　B. 盗汗遗精

C. 咳嗽咯血　　D. 头晕耳鸣

1030. 3. 1. 1. 6　普乐安片的功效是（　　）。

A. 清热解毒　　B. 补肾固本

C. 宁心安神　　D. 消食和胃

1031. 3. 1. 1. 6　生脉饮具有益气复脉，养阴生津的作用，特别适用于气血亏虚的心悸失眠（　　）。

A. 正确　　　　B. 错误

1032. 3. 1. 1. 6　肾骨胶囊和普乐安片均具有补肾壮骨作用，为助阳剂

（　　）。

A. 正确　　　　B. 错误

1033. 3. 1. 1. 6　下列可用于治疗慢性肠炎的是（　　）。

A. 普乐安片　　B. 固本益肠片

C. 肾宝合剂　　D. 六味地黄丸

1034. 3. 1. 1. 6　下列主治肾阴虚证的是（　　）。

A. 普乐安片　　B. 肾骨胶囊

C. 肾宝合剂　　D. 六味地黄丸

1035. 3. 1. 1. 6　以下不属于固本益肠片功效的是（　　）。

A. 清热　　　　B. 健脾

C. 涩肠　　　　D. 止泻

1036. 3. 1. 1. 6　功能为滋阴补肾的中成药是（　　）。

A. 生脉饮　　　B. 肾宝合剂

C. 六味地黄丸　D. 大补阴丸

1037. 3. 1. 1. 6　下列是六味地黄丸服用的注意事项的是（　　）。

A. 感冒者慎用　B. 肾虚者禁用

C. 不忌食　　　D. 是处方药

1038. 3. 1. 1. 6　具滋阴补肾功效的是（　　）。

A. 大补阴丸　　B. 六味地黄丸

C. 肾骨胶囊　　D. 固本益肠片

1039. 3. 1. 1. 6　普乐安片的功效是（　　）。

A. 补肾固本　　B. 补肾壮骨

C. 健脾温肾　　D. 温补肾阳

1040. 3. 1. 1. 6　六味地黄丸的功效是（　　）。

A. 益气复脉　　B. 养阴生津

C. 滋阴补肾　　D. 滋阴降火

1041. 3. 1. 1. 6　肾宝合剂的使用时应注意（　　）。

A. 为阴虚而设，体实及阳虚者禁服

B. 为阳虚而设，体实及阴虚者禁服

C. 在治疗期间，心绞痛持续发作者

因及时就诊

D. 感冒者慎用，以免表邪不解

1042. 3.1.1.6 固本益肠片可用于（ ）。

A. 食积之泄泻

B. 湿热之泄泻

C. 脾肾阳虚之泄泻

D. 脾胃虚弱之泄泻

1043. 3.1.1.6 肾宝合剂属于滋补肾阴剂（ ）。

A. 正确　　　　B. 错误

1044. 3.1.1.6 主要用于肾阴亏虚，头晕耳鸣，腰膝酸软，骨蒸潮热，盗汗遗精，消渴的药物是（ ）。

A. 六味地黄丸　　B. 大补阴丸

C. 肾骨胶囊　　　D. 肾宝合剂

1045. 3.1.1.6 可以温补肾阳，固精益气的药物是（ ）。

A. 肾骨胶囊　　　B. 肾宝合剂

C. 固本益肠片　　D. 六味地黄丸

1046. 3.1.1.6 下列关于肾宝合剂的描述，不正确的是（ ）。

A. 有温补肾阳、固精益气之功

B. 可用于肾阳亏虚所致的腰膝酸痛

C. 有滋阴降火之功

D. 表邪未解者慎用

1047. 3.1.1.6 下列关于肾骨胶囊功能主治的描述，不正确的是（ ）。

A. 用于肝肾不足所致的骨质疏松

B. 有补肾壮骨之功

C. 用于肝肾不足所致的小儿佝偻病

D. 清热利咽，可用于咽喉不利

1048. 3.1.1.6 下列关于生脉饮的描述不正确的是（ ）。

A. 有益气复脉之功效

B. 有养阴生津之功效

C. 软胶囊：每粒 0.6g

D. 为处方药

1049. 3.1.1.6 生脉饮的功效为（ ）。

A. 益气复脉，养阴生津

B. 益气安神，养阴润肺

C. 益气健脾，养阴生津

D. 益气健脾，养阴清肺

1050. 3.1.1.6 阴虚火旺，潮热盗汗，咳嗽，耳鸣，遗精宜选用（ ）。

A. 六味地黄丸　　B. 十全大补丸

C. 肾气丸　　　　D. 大补阴丸

1051. 3.1.1.6 肾阴亏损，腰膝酸软，骨蒸潮热选用（ ）。

A. 肾骨胶囊　　　B. 肾宝合剂

C. 大补阴丸　　　D. 六味地黄丸

1052. 3.1.1.6 六味地黄丸使用时，孕妇忌用（ ）。

A. 正确　　　　　B. 错误

1053. 3.1.1.6 普乐安片的主治是（ ）。

A. 肝肾不足所致骨质疏松

B. 脾肾阳虚所致的泄泻

C. 肾阳亏虚、精气不足所致的阳痿遗精

D. 肾气不固，腰膝酸软

1054. 3.1.1.6 普乐安片的功能是（ ）。

A. 健脾温肾，涩肠止泻

B. 补肾固本

C. 滋阴补肾

D. 滋阴潜阳，补肾壮骨

1055. 3.1.1.6 六味地黄丸的功能是（ ）。

A. 滋阴降火　　　B. 温肾补阳

C. 益气活血　　　D. 滋阴补肾

1056. 3.1.1.7 因含有活血之品，孕妇忌用的是（ ）。

A. 二妙丸　　　　B. 四君子丸

C. 新型狗皮膏　　D. 天麻丸

1057. 3.1.1.7 高血压、心脏病患者慎用的是（ ）。

A. 天麻丸　　　　B. 新型狗皮膏药

C. 祖师麻片　　　D. 茵栀黄口服液

1058. 3.1.1.7　关于二妙丸，错误的是（　　）。

A. 由苍术、黄柏组成

B. 燥湿清热

C. 用于湿热下注，足膝红肿，下肢丹毒、阴囊湿痒

D. 适于寒湿痹阻者

1059. 3.1.1.7　下列中成药属于清热通痹剂的是（　　）。

A. 新型狗皮膏　　B. 二妙丸

C. 祖师麻片　　　D. 天麻丸

1060. 3.1.1.7　以下中成药孕妇可以自行购买使用的是（　　）。

A. 新型狗皮膏　　B. 祖师麻片

C. 天麻丸　　　　D. 二妙丸

1061. 3.1.1.7　属于热通痹剂的是（　　）。

A. 清音丸　　　　B. 天麻丸

C. 祖师麻片　　　D. 二妙丸

1062. 3.1.1.7　风湿瘀阻、肝肾不足所致的痹证应选用（　　）。

A. 新型狗皮膏　　B. 天麻丸

C. 二妙丸　　　　D. 祖师麻片

1063. 3.1.1.7　祖师麻片的应用是治疗类风湿关节炎（　　）。

A. 正确　　　　　B. 错误

1064. 3.1.1.7　风湿淤阻、肝肾不足所致的痹证选用（　　）。

A. 天麻丸　　　　B. 祖师麻片

C. 新型狗皮膏　　D. 降脂灵片

1065. 3.1.1.7　二妙丸的主治不包括（　　）。

A. 湿热下注足膝红肿热痛

B. 湿热带下

C. 湿热所致的阴囊湿疹

D. 湿热黄疸

1066. 3.1.1.7　下列药物中适用于风湿热痹的是（　　）。

A. 新型狗皮膏　　B. 二妙丸

C. 祖师麻片　　　D. 天麻丸

1067. 3.1.1.7　新型狗皮膏的使用注意为（　　）。

A. 孕妇忌用，脾胃虚弱者慎用

B. 孕妇慎用，脾胃虚弱者慎用

C. 孕妇慎用，脾胃虚弱者忌用

D. 孕妇忌用，脾胃虚弱者忌用

1068. 3.1.1.7　高血压、心脏病患者应慎用的是（　　）。

A. 二妙丸　　　　B. 祖师麻片

C. 新型狗皮膏　　D. 天麻丸

1069. 3.1.1.7　天麻丸的功效是（　　）。

A. 祛风除湿，通痹止痛，补益肝肾

B. 祛风除湿，活血止痛

C. 祛风散寒，舒筋活血，通络止痛

D. 燥湿清热

1070. 3.1.1.7　二妙丸的功能是（　　）。

A. 燥湿清热　　　B. 祛风除湿

C. 养阴润燥　　　D. 解表化痰

1071. 3.1.1.8　属于乙类非处方药，用于中暑的是（　　）。

A. 全天麻胶囊　　B. 降脂灵片

C. 天麻丸　　　　D. 十滴水

1072. 3.1.1.8　孕妇忌服的是（　　）。

A. 保和丸　　　　B. 良附丸

C. 降脂灵片　　　D. 十滴水

1073. 3.1.1.8　降脂灵片的功能主治是（　　）。

A. 降低血脂，用于高脂血症

B. 补肝益肾，养血明目。用于肝肾不足的高脂血症

C. 平肝降压，用于肝风上扰的头痛

D. 益气健脾，养血安神。用于心脾两虚，气短心悸

1074. 3.1.1.8　下列可用于治疗肝风上扰所致眩晕、头痛，肢体麻木，癫痫抽搐等症的是（　　）。

A. 防风通圣丸　　B. 全天麻胶囊

C. 生脉饮胶囊　　D. 降脂灵片

1075. 3.1.1.8　患者夏日中暑后头晕，恶心可以使用的中成药是（　　）。

A. 全天麻胶囊

B. 降脂灵片

C. 十滴水

D. 藿香正气软胶囊

1076. 3.1.1.8　有平肝息风止痉功效的是（　　）。

A. 全天麻胶囊　　B. 十滴水

C. 降脂灵片　　D. 清开灵口服液

1077. 3.1.1.8　全天麻胶囊的功效不包括（　　）。

A. 平肝　　　　B. 息风

C. 止痉　　　　D. 明目

1078. 3.1.1.8　全天麻胶囊的主治（　　）。

A. 咽喉肿痛　　B. 肢体麻木

C. 类风湿关节炎　D. 胸胁胀痛

1079. 3.1.1.8　可用于肝风上扰所致眩晕头痛，肢体麻木，癫痫抽搐的药物是（　　）。

A. 降脂灵片　　B. 十滴水

C. 全天麻胶囊　　D. 天麻丸

1080. 3.1.1.8　降脂灵片的功效为（　　）。

A. 平肝，熄风，止痉

B. 清肝明目，祛风止痉

C. 补肝益肾，养血明目

D. 补益肝肾，强筋健骨

1081. 3.1.1.8　中暑应选用（　　）。

A. 全天麻胶囊　　B. 十滴水

C. 降脂灵片　　　D. 生脉饮

1082. 3.1.1.8　降脂灵片的功效是（　　）。

A. 祛风除湿，活血止痛

B. 祛风散寒，舒筋活血，通络止痛

C. 益气复脉，养阴生津

D. 补肝益肾，养血明目

1083. 3.1.1.8　用于因中暑所致的头晕。恶心，腹痛，肠胃不适的中成药是（　　）。

A. 藿香正气水　　B. 十滴水

C. 清开灵口服液　D. 牛黄上清丸

1084. 3.1.1.9　主含黄连和吴茱萸两味药的是（　　）。

A. 小青龙合剂　　B. 左金丸

C. 四君子丸　　　D. 生脉饮

1085. 3.1.1.9　四君子丸中不包括（　　）。

A. 苍术　　　　　B. 白术

C. 党参　　　　　D. 茯苓

1086. 3.1.1.9　银翘解毒颗粒包含下列哪组药物（　　）。

A. 金银花、连翘、薄荷、荆芥、牛蒡子

B. 金银花、连翘、薄荷、菊花、牛蒡子

C. 金银花、连翘、荆芥、菊花、桔梗

D. 金银花、连翘、桑叶、桔梗、牛蒡子

1087. 3.1.1.9　四君子丸的组成是（　　）。

A. 党参、白术、茯苓、甘草

B. 党参、白术、干姜、甘草

C. 当归、川芎、白芍、熟地黄

D. 当归、川芎、白芍、生地黄

1088. 3.1.1.9　小青龙汤的功效主治是（　　）。

A. 解表化饮，止咳平喘

B. 祛风除湿，止痛散寒

C. 消食导滞

D. 清热化痰，宣肺止咳

1089. 3.1.1.9 具有滋阴降火作用的是（　　）。

A. 普乐安片　　　B. 肾宝合剂

C. 大补阴丸　　　D. 六味地黄丸

1090. 3.1.1.9 下列药物组成中含麻黄的是（　　）。

A. 小青龙合剂　　B. 养阴清肺膏

C. 银翘解毒颗粒　D. 生脉饮

1091. 3.1.1.9 下列不属于四君子丸的组成的是（　　）。

A. 白术　　　　　B. 党参

C. 白芍　　　　　D. 甘草

1092. 3.1.1.9 四君子丸药物组成中没有（　　）。

A. 人参　　　　　B. 白术

C. 茯苓　　　　　D. 大枣

1093. 3.1.1.9 银翘解毒颗粒药物组成中没有（　　）。

A. 金银花　　　　B. 连翘

C. 防风　　　　　D. 荆芥

1094. 3.1.1.9 不属于藿香正气软胶囊组成的是（　　）。

A. 广藿香油　　　B. 紫苏叶油

C. 木香　　　　　D. 白芷

1095. 3.1.1.9 不属于保和丸组成的是（　　）。

A. 焦山楂　　　　B. 六神曲

C. 制半夏　　　　D. 山药

1096. 3.1.1.9 小青龙合剂的组成错误的是（　　）。

A. 清半夏、炙甘草

B. 麻黄、细辛

C. 桂枝、干姜

D. 五味子、白芍

1097. 3.1.1.9 保和丸的组成错误的是（　　）。

A. 山楂、六神曲　B. 莱菔子、谷芽

C. 半夏、陈皮　　D. 茯苓、连翘

1098. 3.1.1.9 生脉饮的组成是

（　　）。

A. 人参　　　　　B. 党参

C. 西洋参　　　　D. 红参

1099. 3.1.1.9 补气剂是（　　）。

A. 四君子丸　　　B. 肾宝合剂

C. 参芍片　　　　D. 固本益肠片

1100. 3.1.1.9 六味地黄丸的组成不包括（　　）。

A. 熟地、泽泻　　B. 熟地、知母

C. 山茱萸、丹皮　D. 山药、茯苓

1101. 3.1.1.9 属于散寒止咳剂的是（　　）。

A. 小青龙合剂

B. 蛇胆陈皮液

C. 通宣理肺口服液

D. 防风通圣散

1102. 3.1.1.9 保和丸主要用于食积停滞，脘腹胀通，嗳腐吞酸，不欲饮食（　　）。

A. 正确　　　　　B. 错误

1103. 3.1.1.9 下列是左金丸中所含有的药物是（　　）。

A. 黄连　　　　　B. 黄芩

C. 黄柏　　　　　D. 黄芪

1104. 3.1.1.9 小青龙合剂和生脉饮（胶囊）的药物组成中相同的药是（　　）。

A. 麦冬　　　　　B. 细辛

C. 炙甘草　　　　D. 五味子

1105. 3.1.1.9 左金丸的组成为（　　）。

A. 黄连、山茱萸　B. 黄连、吴茱萸

C. 黄芩、山茱萸　D. 黄芩、吴茱萸

1106. 3.1.1.9 生脉饮的组成不包括（　　）。

A. 丹参　　　　　B. 麦冬

C. 人参　　　　　D. 五味子

1107. 3.1.1.9 下列中成药的组成中不含有茯苓的是（　　）。

A. 藿香正气软胶囊

B. 保和丸

C. 六味地黄丸

D. 大补阴丸

1108. 3.1.1.9 六味地黄丸中三补是（　　）。

A. 熟地、山药、吴茱萸

B. 熟地、山药、山茱萸

C. 熟地、山药、茯苓

D. 生地、山药、山茱萸

1109. 3.1.1.9 保和丸的组成中无（　　）。

A. 山楂　　　　B. 莱菔子

C. 谷芽　　　　D. 连翘

1110. 3.1.1.9 四君子丸的组成中没有（　　）。

A. 白术　　　　B. 甘草

C. 茯苓　　　　D. 当归

1111. 3.1.1.9 六味地黄丸中没有（　　）。

A. 甘草　　　　B. 山茱萸

C. 泽泻　　　　D. 牡丹皮

1112. 3.1.16 肝肾不足所致骨质疏松、小儿佝偻病宜选用（　　）。

A. 六味地黄丸　B. 肾骨胶囊

C. 肾宝合剂　　D. 大补阴丸

1113. 3.1.2 调剂前必须对处方进行四查十对，保证调配的准确无误（　　）。

A. 正确　　　　B. 错误

1114. 3.1.2 在调剂处方时应做到"四查十对"，如，查配伍禁忌，对（　　）。

A. 科别，姓名，年龄

B. 药名，规格，数量

C. 药品形状，用法用量

D. 临床诊断

1115. 3.1.2 关于四查十对描述不正确的是（　　）。

A. 应包含查处方

B. 应包含查药名

C. 应包含查诊断

D. 应包含查配伍禁忌

1116. 3.1.2 下列关于处方药"四查十对"的说法中错误的是（　　）。

A. 查处方，正确科别、姓名、年龄

B. 查药品，对药名、剂型、规格、标签

C. 查配伍禁忌，对药品形状、用法用量

D. 查用药合理性，对临床诊断

1117. 3.1.2 《处方管理办法》规定，药师调剂处方时必须做到"四查十对"：四查是指，查处方；查药品；查配伍禁忌；查用药合理性（　　）。

A. 正确　　　　B. 错误

1118. 3.1.2.0 除哪项外，均是处方调剂时四查内容（　　）。

A. 查处方　　　B. 查药品

C. 查配伍禁忌　D. 查有无签名

1119. 3.1.2.1 处方调配要做到"四查十对"，下列不属于四查的是（　　）。

A. 查处方　　　B. 查用法用量

C. 查药品　　　D. 查配伍禁忌

1120. 3.1.2.1 "四查"不包括（　　）。

A. 处方　　　　B. 药品

C. 配伍禁忌　　D. 价格

1121. 3.1.2.1 下列关于"四查十对"说法错误的是（　　）。

A. 查处方，正确科别、姓名、年龄

B. 查药品，对药名、药价、数量

C. 查配伍禁忌，对药品性状、用法用量

D. 查用药合理性，对临床诊断

1122. 3.1.2.1 中成药处方的四查不包括（　　）。

A. 查处方　　　B. 查药品

C. 查妊娠禁忌　　D. 查用药合理性

1123. 3.1.2.1　中成药的四查不包括（　　）。

A. 查处方　　　　B. 查药品数量

C. 查配伍禁忌　　D. 查药品

1124. 3.1.2.1　处方的"四查"是指查处方，查药品，查配伍禁忌和查临床诊断（　　）。

A. 正确　　　　　B. 错误

1125. 3.1.2.1　药师调剂处方时必须做到"四查十对"。四查即查处方，查药品，查配伍禁忌，查用药合理性（　　）。

A. 正确　　　　　B. 错误

1126. 3.1.2.1　中成药处方中"四查十对"的内容中的"四查"没有（　　）。

A. 查处方　　　　B. 查数量

C. 查配伍禁忌　　D. 查用药合理性

1127. 3.1.2.2　调配工作应做到"四查十对"，下列哪项不属于四查内容（　　）。

A. 查用药合理性　B. 查药品

C. 查医保　　　　D. 查处方

1128. 3.1.2.2　中成药中的"四查"应检查药名是否正确（　　）。

A. 正确　　　　　B. 错误

1129. 3.1.2.2　处方的十对是指（　　）。

A. 正确处方　　　B. 对药品

C. 对规格　　　　D. 对用药和理性

1130. 3.1.21.2　医药配剂师在配药时的"四查十对"，不是四查内容的是（　　）。

A. 查药品价格　B. 查用药合理性

C. 查配伍禁忌　D. 查药品

1131. 3.2.1　中成药库内温度一般控制在（　　）。

A. 10℃～25℃　　B. 10℃～30℃

C. 10℃～35℃　　D. 15℃～25℃

1132. 3.2.1　片剂宜贮于密闭干燥处、遮光、防潮热（　　）。

A. 正确　　　　　B. 错误

1133. 3.2.1.1　颗粒剂在贮存过程中，易发生的现象为（　　）。

A. 发霉，虫蛀　　B. 吸湿，风化

C. 糖结晶析出　　D. 粘连，软化

1134. 3.2.1.1-4　液体注射剂应检查的变异现象不包括（　　）。

A. 变色　　　　　B. 沉淀

C. 发霉　　　　　D. 虫蛀

1135. 3.2.1.2　片剂的养护包括（　　）。

A. 低温贮藏　　　B. 常温贮藏

C. 高温贮藏　　　D. 冷冻贮藏

1136. 3.2.1.2　包衣片应检查有无光泽改变、褪色、龟裂、粘连、花斑等质量变异（　　）。

A. 正确　　　　　B. 错误

1137. 3.2.1.2　不属于片剂常见的质量变异现象的选项是（　　）。

A. 松片

B. 变色

C. 粘连溶（融）化

D. 漏粉

1138. 3.2.1.2　片剂保存时应该密封，宜置于室内凉爽、通风、干燥、避光处保存（　　）。

A. 正确　　　　　B. 错误

1139. 3.2.1.3　下列说法错误的是（　　）。

A. 颗粒剂易发生结块的变异现象

B. 片剂易发生松片、裂片等变异现象

C. 片剂应贮于密闭干燥处，遮光、防潮热

D. 胶囊剂易吸湿，所以储存环境应

越干燥越好

1140. 3.2.1.3 胶囊剂的养护（   ）。

A. 低温贮藏　　　B. 常温贮藏

C. 高温贮藏　　　D. 冷冻贮藏

1141. 3.2.1.3 胶囊剂的贮藏应该是（   ）。

A. 常温处贮藏　　B. 阴凉处贮藏

C. 凉暗处贮藏　　D. 冷处贮藏

1142. 3.2.1.4 注射用粉针剂在储存保管中要防潮，并且不能倒置（   ）。

A. 正确　　　　　B. 错误

1143. 3.2.1.4 需遮光贮藏的剂型是（   ）。

A. 注射剂　　　　B. 喷雾剂

C. 栓剂　　　　　D. 胶囊剂

1144. 3.2.1.4 注射剂的养护应为（   ）。

A. 低温贮藏　　　B. 常温贮藏

C. 高温贮藏　　　D. 遮光贮藏

1145. 3.2.1.4 注射用粉针剂在保管中不能倒置，是因为要防止瓶内粉末漏出（   ）。

A. 正确　　　　　B. 错误

1146. 3.2.1.4 液体注射剂应检查有无变色、沉淀、生霉，安瓿是否漏气，瓶盖的严密性以及瓶壁有无裂纹（   ）。

A. 正确　　　　　B. 错误

1147. 3.2.1.4 注射剂需要避光并阴凉处贮藏（   ）。

A. 正确　　　　　B. 错误

1148. 3.2.1.5 滴丸受潮易发生粘连、变色等，所以保管时应选择干燥阴凉的库房（   ）。

A. 正确　　　　　B. 错误

1149. 3.2.1.5-7 栓剂要特别注意防止受热、受潮而变形、发霉及变质（   ）。

A. 正确　　　　　B. 错误

1150. 3.2.1.6 下列关于栓剂的说法错误的是（   ）。

A. 遇热容易软化变形

B. 储藏时应以蜡纸锡纸包裹

C. 使用可可豆油或甘油明胶等一类高熔点的物质为基质制成

D. 置于阴凉干燥处储存

1151. 3.2.1.6 栓剂的养护应注意（   ）。

A. 防止受潮　　　B. 防止受热

C. 防止变质　　　D. 防止发霉

1152. 3.2.1.6 栓剂的养护方法为（   ）。

A. 密封，宜置于室内凉爽、通风、干燥、避光处保存

B. 应在30℃以下密闭保存，防止因受热、受潮而变形、发霉、变质

C. 密闭贮藏，置于室内阴凉干燥处防止受潮

D. 置于阴凉处贮存即可

1153. 3.2.1.7 不是颗粒剂的养护方法的是（   ）。

A. 避潮　　　　　B. 避光

C. 防冻　　　　　D. 防热

1154. 3.2.1.7 滴丸受潮后易（   ）。

A. 生虫　　　　　B. 泛油

C. 粘连　　　　　D. 开裂

1155. 3.2.1.7 喷雾剂在贮存过程中，应注意（   ）。

A. 避免高温、碰撞

B. 置于通风处

C. 密封贮存

D. 高温贮存

1156. 3.2.1.7 不可在常温下贮藏的是（   ）。

A. 颗粒剂　　　　B. 喷雾剂

C. 栓剂　　　　　D. 胶囊剂

1157. 3.2.1.7 喷雾剂的养护应注

意（　　）。

A. 防止受潮　　B. 防止受热

C. 防止变质　　D. 防止发霉

1158. 3.2.1.7　喷雾剂贮藏时应注意（　　）。

A. 在阴凉处贮藏，注意防潮

B. 避光贮藏，注意防潮放热

C. 避光并在阴凉处

D. 置暗凉处贮藏，并避免暴晒、受热、撞击

1159. 3.2.2　对于贵重的中成药保管时要求：专用账册、专柜加锁、专人管理（　　）。

A. 正确　　　　B. 错误

1160. 3.2.2　贵重中成药的养护与普通中成药不同，还应加强安全保管，以防丢失（　　）。

A. 正确　　　　B. 错误

1161. 3.2.2　下列关于贵重中成药的养护保管说法错误的是（　　）。

A. 专用账册　　B. 专人管理

C. 专柜加锁　　D. 每周清点

1162. 3.2.2　贵重中成药在贮存养护时，下列说法不正确的是（　　）。

A. 专人管理　　B. 专柜加锁

C. 专用账册　　D. 双人双锁

1163. 3.2.2　贵重中成药的保管中不需要（　　）。

A. 专用账册　　B. 专人管理

C. 专柜加锁　　D. 密封保存

1164. 3.2.2　列入贵重品种管理的中成药应以专用账册、专柜加锁、专人管理（　　）。

A. 正确　　　　B. 错误

1165. 3.2.2　贵重中成药的养护与普通中成药相同，但应加强保管，以防丢失被盗（　　）。

A. 正确　　　　B. 错误

1166. 3.2.2　列入贵重品种管理的

中成药不需要按不同的（　　）管理。

A. 品种　　　　B. 剂型

C. 规格　　　　D. 数量

1167. 3.2.2　贵重中成药一般是指（　　）的品种。

A. 疗效显著、来源特殊

B. 生产年限长、产量较低

C. 价格昂贵、市场紧缺

D. 以上都对

1168. 3.2.2　贵重中成药的管理方式中没有（　　）。

A. 专用账册　　B. 按月清点

C. 专人管理　　D. 专柜加锁

1169. 3.2.2　下列哪项不是贵重中成药的保管注意事项（　　）。

A. 防止丢失　　B. 专柜加锁

C. 专人管理　　D. 放入 OTC 柜台

1170. 3.3.1　咨询服务的方式有柜台咨询、电话咨询、信函咨询（　　）。

A. 正确　　　　B. 错误

1171. 3.3.1　在做顾客用药咨询记录时，记录内容不包括（　　）。

A. 姓名　　　　B. 联系电话

C. 咨询内容　　D. 住址

1172. 3.3.1　咨询服务的方式不包括（　　）。

A. 柜台咨询　　B. 电话咨询

C. 咨询顾客　　D. 信函咨询

1173. 3.3.1　电话咨询是药品咨询服务方式的一种。（　　）

A. 正确　　　　B. 错误

1174. 3.3.1　柜台咨询是药品咨询服务方式的一种。（　　）

A. 正确　　　　B. 错误

1175. 3.3.1　具有可以面对面交流，了解购药者需求，及时反馈信息特点的咨询服务是（　　）。

A. 柜台咨询　　B. 电话咨询

C. 信函咨询　　D. 网络咨询

1176. 3.3.1 咨询服务的方式中没有（　　）。

A. 信函咨询　　　B. 电话咨询
C. 柜台咨询　　　D. 互联网咨询

1177. 3.3.1 门诊咨询是药品咨询服务方式的一种。（　　）

A. 正确　　　　　B. 错误

1178. 3.3.1.1 在经营现场直接解答问题属于（　　）。

A. 柜台咨询　　　B. 电话咨询
C. 信函咨询　　　D. 远程咨询

1179. 3.3.1.2 上门咨询是药品咨询服务方式的一种（　　）。

A. 正确　　　　　B. 错误

1180. 3.3.1.4 投诉处理时应该遵循及时负责、遵纪守法、分清职责、认真记录的原则（　　）。

A. 正确　　　　　B. 错误

1181. 3.3.2 处理顾客投诉时不能做的是（　　）。

A. 实事求是
B. 态度真诚
C. 争取投诉者的理解
D. 推卸责任

1182. 3.3.2 下列不属于药品质量投诉的是（　　）。

A. 饮片发霉　　　B. 称量不足
C. 价格误差　　　D. 态度不佳

1183. 3.3.2 遇顾客投诉时，下列做法不正确的是（　　）。

A. 以礼相待　　　B. 认真倾听
C. 不予理睬　　　D. 妥善处理

1184. 3.3.3 不属于顾客投诉的处理原则的是（　　）。

A. 遵纪守法　　　B. 及时负责
C. 真诚道歉　　　D. 认真记录

1185. 3.3.3 处理顾客异议和纠纷，错误的是（　　）。

A. 尊重顾客　　　B. 合理控制
C. 克制　　　　　D. 据理力争

1186. 3.3.3 不是投诉处理原则的是（　　）。

A. 遵纪守法　　　B. 及时负责
C. 分清责职　　　D. 领导负责

1187. 3.3.3 顾客投诉的处理原则是（　　）。

A. 遵纪守法、及时负责、态度真诚，认真记录
B. 遵纪守法、及时负责、分清职责，认真记录
C. 遵纪守法、实事求是、分清职责，认真记录
D. 遵纪守法、及时负责、达成共识，认真记录

1188. 3.3.3 处理顾客投诉时不应该（　　）。

A. 遵纪守法　　　B. 不予理睬
C. 及时负责　　　D. 认真记录

1189. 3.3.3 投诉的处理原则中没有（　　）。

A. 遵纪守法　　　B. 及时负责
C. 反败为胜　　　D. 认真记录

1190. 3.3.3-4 顾客投诉的处理原则是遵纪守法，及时负责，分清职责，认真记录（　　）。

A. 正确　　　　　B. 错误

1191. 3.3.4 接待患者投诉时，接待者不要（　　）。

A. 面带微笑
B. 使用严谨的专业语言
C. 态度真诚，实事求是
D. 举止大方

三、中药调剂员四级技能操作习题

（一）中药饮片检识习题卷构成

序号	分类	数量	品　种	选取数量
1	根和根茎类	69	大黄、川贝母、川芎、川牛膝、山药、木香、牛膝、天麻、天冬、天花粉、丹参、升麻、巴戟天、甘草、石菖蒲、龙胆、白芷、白术、白芍、北沙参、玄参、百合、百部、地黄、熟地黄、远志、当归、防己、防风、细辛、延胡索、麦冬、芦根、何首乌、赤芍、苍术、羌活、泽泻、板蓝根、南沙参、独活、党参、柴胡、浙贝母、桔梗、黄芩、黄芪、黄连、银柴胡、葛根、干姜、三棱、山慈姑、太子参、玉竹、白及、白茅根、仙茅、姜黄、知母、郁金、狗脊、骨碎补、茜草、香附、莪术、黄精、续断、紫草	7
2	皮、茎木类	17	大血藤、川木通、鸡血藤、通草、香加皮、杜仲、厚朴、黄柏、钩藤、桑寄生、槲寄生、海风藤、白鲜皮、肉桂、合欢皮、牡丹皮、桑白皮	2
3	花、叶类	12	月季花、红花、玫瑰花、金银花、菊花、野菊花、旋复花、款冬花、蒲黄、大青叶、枇杷叶、紫苏叶	2
4	果实种子类	30	小茴香、山楂、山茱萸、女贞子、五味子、车前子、火麻仁、瓜蒌子、瓜蒌皮、肉豆蔻、决明子、豆蔻草、豆蔻、红豆蔻、麦芽、吴茱萸、枳壳、枳实、栀子、砂仁、酸枣仁、川楝子、乌梅、木瓜、牛蒡子、苦杏仁、柏子仁、桃仁、紫苏子、蒺藜	4
5	全草类	21	广藿香、车前草、半边莲、半枝莲、佩兰、金钱草、泽兰、茵陈、益母草、麻黄、蒲公英、淡竹叶、紫花地丁、墨旱莲、薄荷、稀莶草、马齿苋、石斛、肉苁蓉、鱼腥草、荆芥	2
6	其他类	31	土鳖虫、水蛭、石决明、全蝎、地龙、牡蛎、蜈蚣、蝉蜕、僵蚕、鳖甲、五灵脂、瓦楞子、珍珠母、桑螵蛸、海螵蛸、蛤壳、石膏、自然铜、滑石、磁石、赭石、昆布、茯苓、海藻、猪苓、雷丸、五倍子、海金沙、没药、乳香、芦荟	3

（二）中药饮片调剂习题

处方一

前胡 15g	桔梗 15g	茯苓 10g	麻黄 10g	甘草 10g
黄芩 10g	陈皮 10g	紫苏子 10g	旋复花 5g	紫苏叶 5g

3 付

处方二

当归 10g	白芍 10g	山药 10g	黄芪 10g	甘草 5g
党参 10g	苦杏仁 10g	川芎 10g	生牡蛎 15g	白术 10g

3 付

处方三

黄芪 15g	茯苓 10g	白术 10g	党参 15g	甘草 5g
当归 10g	山药 10g	莱菔子 10g	薄荷 5g	车前子 10g

3 付

处方四

白芍 10g	山药 15g	川芎 10g	黄芪 15g	甘草 5g
当归 10g	党参 15g	薄荷 5g	莱菔子 10g	旋复花 5g

3 付

处方五

川芎 10g	黄柏 10g	苦杏仁 10g	黄花地丁 10g	槟榔 10g
党参 15g	二决明 20g	车前子 10g	甘草 5g	

3 付

处方六

二蒺藜 20g	桃仁 10g	元参 10g	旋复花 10g	甘草 5g
麦冬 10g	益母草 10g	乌药 10g	牡蛎 15g	

3 付

处方七

二地 20g	白果 10g	红藤 10g	葶苈子 10g	钩藤 10g
山楂 10g	牛膝 10g	丹参 15g	甘草 5g	

3 付

处方八

二冬 20g	使君子 10g	莎草根 10g	车前子 15g	甘草 5g
山楂 10g	乌药 15g	薄荷 5g	丹参 10g	

3 付

（三）中成药介绍试题

根据所给病例，介绍病名、辨证、治法及中成药药名。

【病案】

1. 患者，女，33 岁。症见筋骨疼痛，足膝红肿疼痛，湿热带下，小便短赤，舌苔黄腻。请根据症状进行辨证，写出相应的治疗方法和推荐该治疗方法的中成药。

2. 患者，女，35 岁，农民。患者于 1 个月前开始出现足膝红肿热痛，重着不移，伴有肩背沉重，肢体疼痛，白带量多色黄，舌苔厚腻而黄，脉滑数。请根据这些症状辨证，并指出应该采用何种治法以及采用哪种中成药治疗。

3. 患者，女，62 岁。有头痛眩晕、肢体麻木、癫痫抽搐现象。请问该向患者推荐哪种中成药？

4. 患者，女，55 岁。肢体拘挛，手足麻木，腰酸腿痛，头晕头痛。请根据这些症状辨证，并指出应该采用何种治法以及采用哪种中成药治疗。

5. 患者，男，45 岁。长期从事野外工作，多年来肢体关节肿痛，遇冬季痛甚，伴畏寒肢冷。请问该向患者推荐哪种中成药？

6. 患者，男，25 岁。恶寒壮热，头痛咽干，小便短赤，大便秘结。请问该患者购何种中药为宜？

7. 患者，男，自述：轻微腹胀，便秘三天，口干口臭，面红。请问购何药为宜？

8. 患者，女性，35 岁。离婚两年来，一直神疲乏力，纳食不振，月经不调，每次来月经之前乳房作胀，脉弦而虚。请问购哪种中成药治疗为宜？

9. 患儿，6 岁。素体壮实，近来因幼儿园发生腮腺炎，自感：腮部轻度肿胀，咽喉肿痛，口干咽燥。问购何药为宜？

10. 患者，男，32岁。症见咽喉肿痛，口咽干燥，腮部肿胀，口臭口干，尿黄便结，舌质红苔黄，脉数。请根据症状进行辨证，写出相应的治疗方法和推荐改治疗方法的中成药。

11. 患者，男，6岁，三天来，发热，温度38.5℃咽喉肿痛，口燥咽干，腮部肿胀，吞咽不利。请问该向患者推荐哪种中成药为宜？

12. 患者，女，35岁，患了病毒性感冒，高烧不退，烦躁不安，咽喉肿痛，舌红绛，舌苔黄。请问该向患者推荐哪种中成药？

13. 一顾客，家中患儿5岁。高烧38.5℃，嗓子痛，烦躁，面红，咽干，乏力，流涕。请问该购买哪种中成药为宜？

14. 患者，女，30岁。自述近来咽喉不适，口干舌燥，声音嘶哑，失音。请问该向患者推荐哪种中成药？

15. 患者，男，25岁。头痛发热，恶寒身痛，鼻流清涕，咳嗽咽干。请该向患者推荐哪种中成药为宜？

16. 患者，男，20岁，学生。三天前因受凉出现头痛发热，T 38.5℃，恶寒身痛，鼻流清涕，咳嗽咽干，舌苔黄白相兼，脉浮数。

17. 患者，男，25岁。头痛昏重、胸膈痞闷、脘腹胀痛、呕吐泄泻。问购何药为宜？

18. 患者，男，34岁，形体较胖。因天气炎热潮湿，昨天与朋友一起下河游泳，突然天降暴雨，当晚即感浑身发热，鼻塞流涕，头痛。自服感冒药后，今晨仍感发热，周身困重，胸闷欲吐，不思饮食，心中烦躁，口渴不多饮。请根据这些症状辨证，并指出应该采用何种治

法以及采用哪种中成药治疗。

19. 患者，男，25岁。咳嗽，吐白稀痰，发热，有点怕冷，头痛，肢体酸痛。请根据这些症状辨证，并指出应该采用何种治法以及采用哪种中成药治疗。

20. 患者，男，中年。近三天来发热、T 39℃，头痛、稍有咳嗽，咽喉疼痛甚，口干，苔薄黄，脉浮数。请问购何药为宜？

21. 患者，女，54岁。平时血脂高，有高血压病史。经常感觉头晕，视物昏花，两目干涩，腰酸膝软，不爱运动，晚上入睡困难，睡后多梦，平时爱忘事，常常感觉手足心热，整日烦躁不安，现头发基本全白。虽经西医多年治疗，症状时轻时重，反反复复。请根据这些症状辨证，并指出应该采用何种治法以及采用哪种中成药治疗。

22. 患者，女，29岁。昨天参加麦收后即感身热恶风，咽痒不适，到村卫生所购买西瓜霜含片服用，傍晚开始咳嗽，今晨咳嗽较剧，痰多色黄，伴有咽喉肿痛，口干渴，鼻流黄涕。请根据症状进行辨证，写出相应的治疗方法，并推荐该治疗方法的中成药。

23. 患者，男，28岁。患有自述慢性前列腺炎，经常感觉腰膝酸软，尿后余沥，偶尔有尿失禁的情况。请问该向患者推荐哪种中成药？

24.·患者，男，50岁。有轻微前列腺炎，自述腰膝酸软，尿频，尿不尽，清稀。请问购何药为宜？

25. 患者，男，23岁。症见脘腹胀满，拒按，嗳腐吞酸，腹痛肠鸣，排便不爽，泻下粪便臭秽如败卵，舌苔厚腻，脉滑。请根据症状进行辨证，写出相应的治疗方法和推荐该治疗方法的中成药。

26. 患者，小儿。近两天脘腹胀满，嗳腐吞酸，不思饮食，大便不爽。请问该购买哪种中成药为宜？

27. 患者，男，35岁，司机，有慢性胃炎病史。一周前因暴饮暴食导致胃部疼痛不适，有时恶心想吐，饮食明显减少，食后感觉腹胀，平时爱打饱嗝，气味酸腐，而且上述症状食后加重。请问该顾客购何种中成药为宜？

28. 患者，女，40岁，自述：脘胁疼痛，伴口苦泛酸，有呕恶感，生气时加重，得冷尚可，喝热饮、生气时加重，要求推荐中成药。请问该向患者推荐哪种中成药为宜？

29. 患者，女，40岁。两月前与人争吵，近来脘胁疼痛，口苦嘈杂，呕吐酸水，不喜热饮。西医诊断慢性胃炎。请问购何药为宜？

30. 患者，男，25岁。腹痛、腹泻、大便清稀日久，食少腹胀，腰酸乏力，形寒肢冷，舌淡苔白，脉虚。请问该购买哪种中成药为宜？

31. 患者，男，45岁。症见胸闷心痛，心悸气短，嗳气不舒，苔薄腻，脉弦。请根据症状进行辨证，写出相应的治疗方法和推荐该治疗方法的中成药。

32. 患者，男，58岁，形体肥胖，时常胸闷心绞痛，平时伴有心悸气短，乏力，西医诊断：冠心病。请问该向患者推荐哪种中成药为宜？

33. 患者，男，66岁，退休。三天前突发胸闷心痛，呈刺痛样，入夜痛甚，伴有心悸气短，倦怠懒言。舌质紫暗，脉象细弱无力或沉涩。请问该购买哪种中成药为宜？

34. 患者，女，55岁。自述胸痛，胸闷，心悸失眠。请问该向患者推荐哪种中成药？

35. 患者，70岁。夜晚难入睡，多梦，自感胸闷、心慌、心烦，一月有余。请问购何药为宜？

36. 一顾客购药，谓家中老人70岁。中风，半身不遂，现情况稳定，主要为舌强语謇，胸部偶有刺痛。问购何药为宜？

37. 患者，女性，40岁。几年来，面色萎黄，心悸、失眠，神疲乏力，纳食不香，时而月经量少色淡，时而月经量多如崩。请问该向患者推荐哪种中成药为宜？

38. 患者，男，7岁，感冒高热发汗后，出现口渴、呼吸气短、心慌、汗出不止，脉象细微，请问用什么药物治疗？

39. 患者，女，50岁。很长时间以来胃口不好，吃不下饭，多吃一点就觉得胃里胀气、胃痛，大便不成形。请问用什么药物治疗？

40. 患者，30岁，自述：头痛，眩晕，耳鸣，咽喉肿痛，口舌生疮，大便干燥。请问该向患者推荐哪种中成药为宜？

41. 患者，女，45岁。症见潮热盗汗，咳嗽咯血，耳鸣遗精，口干津少，五心烦热，舌红少苔，脉细而数。请根据症状进行辨证，写出相应的治疗方法和推荐该治疗方法的中成药。

42. 患者，男，农民，45岁。患者咳嗽、咯血半年余。现证见呛咳气急，痰少质黏，时时咯血，血色鲜红，午后潮热，盗汗量多，耳鸣，遗精。舌红而干，苔薄黄，脉细数。请问购何药为宜？

43. 患者，女，35岁。夏天在外买菜回来后，觉得头晕，恶心，腹痛、胃不舒服，请根据这些症状辨证，并指出应该采用何种治法以及采用哪种中成药治疗。

四、中药调剂员三级理论知识习题

（一）中药饮片检识

1. 1.1.1.1 具有"云锦花纹"性状特点的是（　　）。
A. 何首乌　　　　B. 大黄
C. 麦冬　　　　　D. 防风

2. 1.1.1.1 甘草以外皮紧细、红棕色、质坚实、粉性足者为佳（　　）。
A. 正确　　　　　B. 错误

3. 1.1.1.1 天麻具有的性状特点是（　　）。
A. 表面横环纹
B. 顶端鹦嘴状的芽
C. 一端有圆脐形疤痕
D. 断面角质样
E. 云锦花纹

4. 1.1.1.1 具有"怀中抱月"性状特点的是（　　）。
A. 松贝　　　　　B. 炉贝
C. 平贝母　　　　D. 浙贝

5. 1.1.1.1 何首乌横切面可见明显的（　　）。
A. 云锦花纹　　　B. 大理石样花纹
C. 车轮纹　　　　D. 锦纹

6. 1.1.1.1 薄片呈类圆形，外表面灰黄色，有明显纵沟纹，切面黑色，有特异焦糖气味者是（　　）。
A. 生地　　　　　B. 玄参
C. 天麻　　　　　D. 党参

7. 1.1.1.1 大黄的星点存在于根茎的（　　）。
A. 皮部　　　　　B. 韧皮部
C. 髓部　　　　　D. 木质部

8. 1.1.1.1 不符合甘草质佳条件的是（　　）。

A. 外皮色红，内部色黄
B. 切面菊花心明显
C. 质疏松，粉性弱
D. 味甜而特殊

9. 1.1.1.1 松贝的原植物不包括（　　）。
A. 川贝母　　　　B. 暗紫贝母
C. 甘肃贝母　　　D. 梭砂贝母

10. 1.1.1.1 板蓝根的植物来源是（　　）。
A. 十字花科菘蓝　B. 爵床科马蓝
C. 木兰科木兰　　D. 蓼科蓼蓝

11. 1.1.1.1 关于白附子，正确的是（　　）。
A. 来源于独角莲的干燥块茎
B. 来源于乌头的子根的加工品
C. 也称白附片
D. 也称禹白附
E. 生品按毒性药管理

12. 1.1.1.1 当归主产于（　　）。
A. 宁夏　　　　　B. 甘肃
C. 四川　　　　　D. 贵州

13. 1.1.1.1 半夏的炮制品有（　　）。
A. 水半夏　　　　B. 姜半夏
C. 法半夏　　　　D. 清半夏
E. 半夏曲

14. 1.1.1.1 "云锦花纹"是描述哪种药材断面的特征（　　）。
A. 怀牛膝　　　　B. 大黄
C. 何首乌　　　　D. 商陆

15. 1.1.1.1 质量佳的黄连是（　　）。
A. 根茎粗壮，坚实者
B. 根茎粗壮，"过桥"长者

C. 根茎粗壮，坚实，断面红黄色者

D. 根粗壮，坚实，断面金黄色者

16. 1.1.1.1 党参长圆柱形，根头部有多数疣状突起的茎痕及芽，习称（ ）。

A. 蚯蚓头　　　　B. 芦头

C. 狮子盘头　　　D. 珍珠盘

17. 1.1.1.1 被描述为"怀中抱月"的性状特征的药材是（ ）。

A. 珠贝　　　　　B. 青贝

C. 松贝　　　　　D. 炉贝

18. 1.1.1.1 北柴胡与南柴胡的主要区别是南柴胡有（ ）。

A. 辛辣味　　　　B. 微涩

C. 芳香　　　　　D. 具败油气

19. 1.1.1.1 具有"朱砂点"的药材是（ ）。

A. 牛膝　　　　　B. 柴胡

C. 苍耳子　　　　D. 苍术

20. 1.1.1.1 黄芪的鉴别特征为（ ）。

A. 断面皮部黄白色

B. 木部淡黄色，显菊花心

C. 外表面棕红色

D. 为类圆形的厚片

E. 味微甜，嚼之有豆腥气

21. 1.1.1.1 外形如鸡爪，节间有的长、平滑如茎杆（过桥），此药材是（ ）。

A. 升麻　　　　　B. 黄连

C. 羌活　　　　　D. 石菖蒲

22. 1.1.1.1 某药材为不规则的蝴蝶形厚片，外表面黄褐色，切面黄白色，隐现不规则的筋脉纹，质坚实，气香的是（ ）。

A. 藁本　　　　　B. 白术

C. 苍术　　　　　D. 川芎

23. 1.1.1.1 具有"过桥"特征的药材是（ ）。

A. 黄连　　　　　B. 大黄

C. 黄芩　　　　　D. 黄柏

24. 1.1.1.1 下列药材中，断面具有角质样光泽的是（ ）。

A. 延胡索　　　　B. 天冬

C. 天麻　　　　　D. 赤芍

E. 麦冬

25. 1.1.1.1 "怀中抱月"的鉴定特征形容的药材是（ ）。

A. 浙贝母　　　　B. 松贝

C. 青贝　　　　　D. 炉贝

26. 1.1.1.1 某药材断面中心维管束木部较大，外围散有多数点状的维管束排成2—4轮，具有同心环特点。该药材是（ ）。

A. 川牛膝　　　　B. 牛膝

C. 大黄　　　　　D. 何首乌

27. 1.1.1.1 "云锦花纹"的性状特征形容的药材是（ ）。

A. 白芷　　　　　B. 苍术

C. 地黄　　　　　D. 何首乌

28. 1.1.1.1 制天南星的性状特征是（ ）。

A. 类圆形薄片，切面淡黄褐色半透明

B. 圆柱形段，表面黑色半透明

C. 小方块，黑色角质

D. 类圆形薄片，黑褐色角质

29. 1.1.1.1 山麦冬来源于（ ）。

A. 百合科植物湖北麦冬的干燥块根

B. 百合科植物短葶山麦冬干燥块根

C. 百合科植物麦冬干燥块根

D. 百合科植物杭麦冬干燥块根

E. 百合科植物四川麦冬干燥块根

30. 1.1.1.1 丹参的性状特征有（ ）。

A. 外表面棕红色或暗棕红色

B. 老根外皮疏松，常呈鳞片状剥落

C. 断面皮部棕红色，木部灰黄色

D. 导管束黄白色，呈放射性排列

E. 气香浓烈，味微苦涩

31. 1.1.1.1 不属于仙茅的性状特征是（　　）。

A. 圆柱形，略弯曲

B. 表面黑褐色或棕黄色

C. 断面不平坦，淡褐色或棕褐色，近中心处色较深

D. 气微香，味微苦辛

32. 1.1.1.1 白薇以断面色白、粉性足者为佳（　　）。

A. 正确　　　　　　B. 错误

33. 1.1.1.1 根头部可见白色茸毛，切面灰黄色，有裂隙，中心有的呈星状裂隙，灰黑色或棕黑色的药材是（　　）。

A. 漏芦　　　　　B. 白头翁

C. 蒲公英　　　　D. 防风

34. 1.1.1.1 为不规则圆柱形的段，外表面黄棕或深棕色，有的有明显横皱纹，味很苦的药材是（　　）。

A. 坚龙胆　　　　B. 龙胆

C. 党参　　　　　D. 防风

35. 1.1.1.1 牛膝呈类圆形厚片，根茎髓部宽广，有星点环列或散在（　　）。

A. 正确　　　　　　B. 错误

36. 1.1.1.1 药材呈圆锥形或近球形，外层鳞叶2瓣，呈"怀中抱月"现象的是（　　）。

A. 川贝母　　　　B. 大黄

C. 川芎　　　　　D. 白术

37. 1.1.1.1 药材外表面红棕色或红褐色，切面浅黄棕色或浅红棕色，具"云锦花纹"，显粉性的是（　　）。

A. 丹参　　　　　B. 甘草

C. 何首乌　　　　D. 当归

38. 1.1.1.1 软紫草的性状特征是（　　）。

A. 不规则长圆柱形，多扭曲

B. 表面紫红色或紫褐色

C. 皮部薄，不易剥离

D. 体轻，质松软，易折断

E. 断面不整齐

39. 1.1.1.1 雅连的性状特征是（　　）。

A. 多分枝，集聚成簇，常弯曲，形如鸡爪

B. 多为单枝，略呈圆柱形，微弯曲

C. 多为单枝，弯曲呈钩状，较细小

D. 长圆柱形，外皮易脱落，断面粉性

40. 1.1.1.1 大贝呈完整的鳞茎，外层鳞叶2瓣，肥厚，略呈肾形，互相抱合（　　）。

A. 正确　　　　　　B. 错误

41. 1.1.1.1 断面有较多裂隙，形成"菊花纹"的药材是（　　）。

A. 巴戟天　　　　B. 茜草

C. 胡黄连　　　　D. 党参

42. 1.1.1.1 紫草属于全草类药材（　　）。

A. 正确　　　　　　B. 错误

43. 1.1.1.1 下列药材不属于豆科的是（　　）。

A. 黄芪　　　　　B. 山豆根

C. 北豆根　　　　D. 甘草

44. 1.1.1.1 不具毒性的药材是（　　）。

A. 甘遂　　　　　B. 洋金花

C. 闹羊花　　　　D. 漏芦

45. 1.1.1.1 来源与其他三个不同的药材是（　　）。

A. 姜黄　　　　　B. 郁金

C. 生姜　　　　　D. 地肤子

46. 1.1.1.1 呈细圆柱形段，质硬而脆，中心维管束木部较大，黄白色，其外围散有多数点状的维管束，排列成2~4轮，描述的是（　　）。

A. 山药　　　　　B. 木香

C. 牛膝　　　　　D. 天麻

47. 1.1.1.1 为圆片状，切面白色粉性，形成层环棕色，近方形或近圆形，皮部散有多数棕色油点，描述的是（　　）。

A. 石菖蒲　　　　B. 龙胆
C. 白术　　　　　D. 白芷

48. 1.1.1.1 下列关于百合性状的描述，错误的是（　　）。

A. 表面类白色，淡棕黄色获微带紫色
B. 有数条纵直平行的白色维管束
C. 顶端稍尖，基部较宽
D. 质硬而脆，断面粗糙

49. 1.1.1.1 何首乌的特征是（　　）。

A. 岗纹　　　　　B. 云锦状花纹
C. 铁线纹　　　　D. 罗盘纹

50. 1.1.1.1 玄参切片的特征是（　　）。

A. 黑色，有光泽
B. 棕色，角质样
C. 黑色，粉性
D. 黑褐色，粉性

51. 1.1.1.1 下列药材中质硬而脆，角质样，具醋酸气的是（　　）。

A. 延胡索　　　　B. 麦冬
C. 百部　　　　　D. 百合

52. 1.1.1.1 大黄断面具有"星点"（　　）。

A. 正确　　　　　B. 错误

53. 1.1.1.1 外表面灰褐色或灰黄色，有时可见有黑褐色胶状物，切面具有菊花心，味甜的是（　　）。

A. 党参　　　　　B. 甘草
C. 黄芪　　　　　D. 丹参

54. 1.1.1.1 山豆根的气味是，有豆腥气，味微苦（　　）。

A. 正确　　　　　B. 错误

55. 1.1.1.1 皮部类白色，木部淡

黄白色，味微甜后苦的药物是（　　）。

A. 当归　　　　　B. 桔梗
C. 黄芪　　　　　D. 甘草

56. 1.1.1.1 丹参表面颜色是（　　）。

A. 红色
B. 黄棕色
C. 棕褐色
D. 棕红色或暗棕红色

57. 1.1.1.1 外表面棕黑色或灰褐色，粗糙，具纵沟及菱形的网状裂隙，外层易剥落，根头可见灰白色茸毛，该药材是（　　）。

A. 白头翁　　　　B. 漏芦
C. 藁本　　　　　D. 薤白

58. 1.1.1.1 切面白色或淡黄色，富粉性，横切面可见黄色木质部，略成放射状排列的是（　　）。

A. 白芷　　　　　B. 粉葛
C. 山药　　　　　D. 天花粉

59. 1.1.1.1 节间习称为"过桥"的中药是（　　）。

A. 黄连　　　　　B. 黄芪
C. 黄柏　　　　　D. 黄芩

60. 1.1.1.1 下列药材中具有"锦纹"是（　　）。

A. 大黄　　　　　B. 川贝母
C. 党参　　　　　D. 黄芪

61. 1.1.1.1 下列药材中具有"怀中抱月"是（　　）。

A. 青贝　　　　　B. 炉贝
C. 松贝　　　　　D. 浙贝母

62. 1.1.1.1 根茎多簇状分枝，形似鸡爪，表面黄棕色，粗糙，部分节间光滑有"过桥"、质坚硬，断面黄色，味极苦的药材是（　　）。

A. 味连　　　　　B. 雅连
C. 云连　　　　　D. 胡黄连

63. 1.1.1.1 关于天麻性状的错误

的描述是（　　）。

A. 有点轮环　　　B. 有"鹦鹉嘴"

C. 有"肚脐眼"　D. 有"针眼"

64. 1.1.1.2　鸡血藤以树脂状分泌物少者为佳（　　）。

A. 正确　　　　　B. 错误

65. 1.1.1.2　折断面有细密、银白色、富弹性的橡胶丝相连的是（　　）。

A. 厚朴　　　　　B. 香加皮

C. 杜仲　　　　　D. 肉桂

66. 1.1.1.2　折断慢拉可见银白色橡胶丝的药材是（　　）。

A. 厚朴　　　　　B. 肉桂

C. 杜仲　　　　　D. 桑白皮

67. 1.1.1.2　鸡血藤的髓部偏向一侧，有红棕色或黑棕色树脂状分泌物（　　）。

A. 正确　　　　　B. 错误

68. 1.1.1.2　木通的来源是（　　）。

A. 毛茛科植物小木通或绣球藤的干燥藤茎

B. 木通科植物大血藤的干燥藤茎

C. 马兜铃科植物关木通的干燥藤茎

D. 木通科植物木通、三叶木通或白木通的干燥藤茎

69. 1.1.1.2　鸡血藤的性状鉴别特征有（　　）。

A. 为椭圆形或不规则

B. 表面灰棕色

C. 质坚硬

D. 断面木部红棕色

E. 气香特异

70. 1.1.1.2　某药材为不规则的中段，表面棕红色至暗褐色，切面黄白色，中空，质脆，此药材是（　　）。

A. 络石藤　　　　B. 忍冬藤

C. 首乌藤　　　　D. 青风藤

71. 1.1.1.2　某药材断面可见韧皮部有树脂状分泌物呈红棕色至黑棕色，

与木部相间排列呈多个偏心性半圆形环，髓部偏向一侧。此药材是（　　）。

A. 鸡血藤　　　　B. 牛膝

C. 大血藤　　　　D. 防风

72. 1.1.1.2　某药材外表面棕色而较粗糙，内表面红棕色而油润，断面不平坦，两层间有一条黄棕色的线纹。此药材是（　　）。

A. 肉桂　　　　　B. 牡丹皮

C. 厚朴　　　　　D. 黄柏

73. 1.1.1.2　断面中间有一条黄棕色线纹的药材是（　　）。

A. 白鲜皮　　　　B. 合欢皮

C. 肉桂　　　　　D. 厚朴

74. 1.1.1.2　药材断面皮部紫红色，木部黄白色或淡棕色，导管孔明显，此药材是（　　）。

A. 首乌藤　　　　B. 桂枝

C. 降香　　　　　D. 络石藤

75. 1.1.1.2　质松软，稍有弹性，断面显银白色光泽，中部有空心或半透明的薄膜，纵剖面呈梯状排列的药材是（　　）。

A. 灯芯草　　　　B. 木通

C. 小通草　　　　D. 通草

76. 1.1.1.2　呈板片状，质脆，易折断，折断面有细密、银白色、富弹性的橡胶丝相连的药材是（　　）。

A. 黄柏　　　　　B. 杜仲

C. 厚朴　　　　　D. 香加皮

77. 1.1.1.2　药材用热水浸泡，水液为红色，加碱现黄色，再加酸显红色的是（　　）。

A. 降香　　　　　B. 苏木

C. 桂枝　　　　　D. 钩藤

78. 1.1.1.2　药材外表面灰棕色，粗糙，内表面红棕色，平坦，断面两层间有1条黄棕色线纹，气香浓烈，味甜辣的是（　　）。

A. 厚朴   B. 黄柏

C. 白鲜皮   D. 肉桂

79. 1.1.1.2 下列对钩藤的描述正确的是（   ）。

A. 带单钩或双钩的茎枝

B. 茎枝呈圆柱形或类方柱形

C. 表面密布茸毛

D. 髓部黄白色，疏松似海绵，或萎缩成空洞

E. 表面红棕色至紫棕色

80. 1.1.1.2 下列折断面具有细密、银白色、富有弹性的橡胶丝的药材是（   ）。

A. 黄柏   B. 牡丹皮

C. 杜仲   D. 肉桂

81. 1.1.1.2 下列药材不是以心材入药的是（   ）。

A. 沉香   B. 苏木

C. 降香   D. 檀香

82. 1.1.1.2 下列药材气味描述错误的是（   ）。

A. 鸡血藤气香，味涩

B. 香加皮气香特异，味苦

C. 五加皮气微香，味微辣而苦

D. 杜仲气微，味稍苦

83. 1.1.1.2 槲寄生为桑寄生科植物，关于其性状描述正确的是（   ）。

A. 外表面黄绿色，金黄色或黄棕色

B. 蒴果球形，皱缩

C. 切面皮部黄色，木部色较浅

D. 髓常偏向一侧

E. 叶表面黄绿色，无柄

84. 1.1.1.2 关于大血藤的性状描述错误的是（   ）。

A. 表面灰棕色，剥落处显暗红棕色

B. 切面皮部黄白色

C. 皮部常有六处向内嵌入木部

D. 木部黄白色，有多数细孔状导管

85. 1.1.1.2 牡丹皮的断面为（   ）。

A. 粉性   B. 颗粒型

C. 纤维性   D. 分层明显

86. 1.1.1.2 断面有细密、银白色、富弹性的橡胶丝相连的药物是（   ）。

A. 杜仲   B. 丹皮

C. 厚朴   D. 黄柏

87. 1.1.1.2 多数枝节上对生两个向下弯曲的钩或一侧有钩，另一侧为凸起的疤痕的药材是（   ）。

A. 木通   B. 沉香

C. 降香   D. 钩藤

88. 1.1.1.2 切面韧皮部有树脂状分泌物呈红棕色至黑棕色，与木部相间排列成多个偏心形半圆形环，随部偏向一侧的药材是（   ）。

A. 大血藤   B. 忍冬藤

C. 鸡血藤   D. 络石藤

89. 1.1.1.2 中药加热水浸泡，水液为红色，加碱现黄色，再加酸显红色，该中药是（   ）。

A. 降香   B. 姜黄

C. 苏木   D. 沉香

90. 1.1.1.2 为椭圆形、长矩圆形或不规则的厚片，切面木部红棕色或棕色，导管孔多数，韧皮部有树脂状分泌物呈红棕色至黑棕色，与木部相间排列呈多个偏心形半圆，髓部偏向一侧的药材是（   ）。

A. 木通   B. 川木通

C. 大血藤   D. 鸡血藤

91. 1.1.1.2 折断面连有细密。银白色、富有弹性的橡胶丝的药材是（   ）。

A. 黄柏   B. 肉桂

C. 杜仲   D. 牡丹皮

92. 1.1.1.3 呈长卵形，似毛笔头，包片外被灰白色或灰绿色茸毛的药材是（   ）。

A. 辛夷   B. 金银花

C. 旋覆花　　　　D. 洋金花

93. 1.1.1.3 略呈研棒状，花冠圆球形，萼筒圆柱状，萼片4枚十字状分开，富油性，气芳香浓烈的是（　　）。

A. 檀香　　　　B. 桂枝

C. 合欢花　　　D. 丁香

94. 1.1.1.3 花蕾苞片外表面紫红色或淡红色，内表面密被白色絮状茸毛的药材是（　　）。

A. 辛夷花　　　B. 金银花

C. 菊花　　　　D. 款冬花

95. 1.1.1.3 金银花入药花已完全开放，黄色的为佳（　　）。

A. 正确　　　　B. 错误

96. 1.1.1.3 不是丁香的特点的选项是（　　）。

A. 花丝细长　　B. 萼筒圆柱状

C. 质坚实　　　D. 气芳香

97. 1.1.1.3 某药材红棕色，入水呈金黄色直线下沉，该药材是（　　）。

A. 红花　　　　B. 西红花

C. 牛黄　　　　D. 熊胆

98. 1.1.1.3 紫花地丁的果实特征为（　　）。

A. 蒴果扁长椭圆形，呈荚果状

B. 蒴果扁长椭圆形，或3裂

C. 瘦果扁长椭圆形

D. 具白色冠毛长椭圆形瘦果

99. 1.1.1.3 密蒙花的鉴别特征是（　　）。

A. 为半球形的头状花序

B. 表面灰黄色，密被茸毛

C. 花蕾呈短棒状

D. 质柔软

E. 气微香，味微苦、辛

100. 1.1.1.3 略呈研棒状，花冠圆球形，气芳香浓烈，味辛辣，有麻舌感的药材是（　　）。

A. 辛夷　　　　B. 洋金花

C. 丁香　　　　D. 闹羊花

101. 1.1.1.3 有一叶类药材呈粗丝条状，上表面较光滑，下表面残存黄色茸毛，革质而脆，此药材是（　　）。

A. 大青叶　　　B. 紫苏叶

C. 番泻叶　　　D. 枇杷叶

102. 1.1.1.3 下列对红花描述正确的有（　　）。

A. 来源于菊科

B. 不带子房的管状花

C. 花浸水中，水染成红色

D. 表面红色或黄红色

E. 质柔软，味微苦

103. 1.1.1.3 某中药完整者展平后呈卵圆形，边缘具圆锯齿，两面紫色或上表面绿色，下表面紫色，疏生灰白色毛。此药材是（　　）。

A. 艾叶　　　　B. 番泻叶

C. 紫苏叶　　　D. 枇杷叶

104. 1.1.1.3 外形似毛笔头的药材是（　　）。

A. 辛夷　　　　B. 丁香

C. 槐花　　　　D. 西青果

105. 1.1.1.3 与月季花相比，玫瑰花下端有膨大呈半球形的花托与花萼基部合生（　　）。

A. 正确　　　　B. 错误

106. 1.1.1.3 呈扁球形或类球形，有的已松散呈毛团状，总苞由多数苞片组成，灰黄色，被白色茸毛，舌状花1列，黄色，多卷曲，此药材是（　　）。

A. 野菊花　　　B. 款冬花

C. 菊花　　　　D. 旋复花

107. 1.1.1.3 大青叶气微，味微酸、苦、涩，以色青者为佳（　　）。

A. 正确　　　　B. 错误

108. 1.1.1.3 丁香的鉴别特点有（　　）。

A. 花蕾形似研状，上端花冠圆球形，

花瓣4，覆瓦状抱合，棕褐色至褐黄色。

B. 下端萼筒类圆柱形而略扁，向下渐狭，红棕色或暗棕色，表面有颗粒状突起，用指甲刻划时有油渗出。

C. 质坚而重，富油性，入水则萼管垂直下沉。

D. 香气浓郁，味辛辣，微有麻舌感

E. 气微，味淡

109. 1.1.1.3　下列花类饮片，气芳香浓烈，味辛辣，有麻舌感的药材是（　　）。

A. 丁香　　　　　B. 合欢花

C. 金银花　　　　D. 玫瑰花

110. 1.1.1.3　下列是红花性状特征的是（　　）。

A. 不带子房的管状花

B. 表面黄红色或红色

C. 柱头长圆柱形，顶端微分叉

D. 气香浓烈

E. 味微苦

111. 1.1.1.3　呈长圆棒形，上端较粗，下端渐细，外被有多数鱼鳞状苞片，苞片外表面紫红色，内表面密被白色絮状茸毛，该药材是（　　）。

A. 旋覆花　　　　B. 款冬花

C. 野菊花　　　　D. 玫瑰花

112. 1.1.1.3　呈研棒状，红棕色或棕褐色，上部有四枚三角状的萼片，十字状分开，气芳香浓烈，该药材是（　　）。

A. 丁香　　　　　B. 桂枝

C. 合欢花　　　　D. 密蒙花

113. 1.1.1.3　生品黄色粉末，质轻松，用手捻有滑腻感，入水漂浮水面。气微，味淡（　　）。

A. 旋覆花　　　　B. 蒲黄

C. 野菊花　　　　D. 松花粉

114. 1.1.1.3　对生蒲黄性状描述不正确的是（　　）。

A. 黄色粉末　　　B. 细条形

C. 质轻松　　　　D. 手捻有滑腻感

115. 1.1.1.4　外表面红棕色，有细皱纹及排列紧密的圆形凹下的小油室，气香的是（　　）。

A. 芡实　　　　　B. 陈皮

C. 草果　　　　　D. 莱菔子

116. 1.1.1.4　呈球形，表面有细密颗粒状突起，一侧有一凹陷的深沟的是（　　）。

A. 槐花　　　　　B. 化橘红

C. 王不留行　　　D. 菟丝子

117. 1.1.1.4　胖大海遇水能膨胀成海绵状的部位应是（　　）。

A. 外层种皮　　　B. 中层种皮

C. 内层种皮　　　D. 子叶

118. 1.1.1.4　下列药材中药用部位是种子的药材是（　　）。

A. 槟榔　　　　　B. 使君子

C. 枸杞子　　　　D. 连翘

119. 1.1.1.4　为砂仁植物来源的干燥成熟果实是（　　）。

A. 绿壳砂　　　　B. 红壳砂

C. 阳春砂　　　　D. 海南砂

E. 山姜

120. 1.1.1.4　豆蔻是指（　　）。

A. 小豆蔻　　　　B. 白豆蔻

C. 红豆蔻　　　　D. 草豆蔻

121. 1.1.1.4　吴茱萸的性状鉴别特征有（　　）。

A. 果实扁球形，顶端平，有的裂成五角状

B. 果实密生黄色毛茸

C. 横切面可见子房

D. 香气浓烈

E. 用水浸泡果实，有黏液渗出

122. 1.1.1.4　某药材为呈卵圆形或椭圆形，表面灰棕色，质坚硬，种仁黄白色，粉性，此药材是（　　）。

A. 莲子　　　　　B. 芡实

C. 石莲子　　　　　D. 莱菔子

123. 1.1.1.4　断面显大理石样花纹的药材是（　　）。

A. 肉豆蔻　　　　　B. 豆蔻

C. 草豆蔻　　　　　D. 砂仁

124. 1.1.1.4　某药材为菱方形或者短圆柱形，两端平行倾斜，表面平滑，光泽，质坚硬，该药材是（　　）。

A. 菟丝子　　　　　B. 决明子

C. 沙苑子　　　　　D. 莱菔子

125. 1.1.1.4　某药材为不规则的球形或扁球形，外皮乌黑色，皱缩，油润，果肉较软，种子 1～2 粒，肾形，该药材是（　　）。

A. 山茱萸　　　　　B. 乌梅

C. 五味子　　　　　D. 栀子

126. 1.1.1.4　原豆蔻的性状特征有（　　）。

A. 类球形

B. 表面黄白色至淡黄棕色有 3 条较深的纵向槽纹

C. 顶端有突起的柱基，基部有凹下的果柄痕

D. 果皮体轻，易纵向裂开

E. 气芳香，微辛略似樟脑

127. 1.1.1.4　牛蒡子表面具有（　　）。

A. 有纵棱及多数疣状突起

B. 表面黑褐色或棕黄色，具颗粒状突起

C. 表面紫红色，肉厚

D. 表面灰褐色，带紫色斑点

128. 1.1.1.4　呈椭圆或纺锤形，遇水膨胀成海绵状此药材是（　　）。

A. 青果　　　　　B. 草果

C. 石莲子　　　　D. 胖大海

129. 1.1.1.4　呈圆棒形，外面被有多数鱼鳞状苞片，苞片外表面紫红色或淡红色，内表面密被白色絮状茸毛。此药材是（　　）。

A. 辛夷　　　　　B. 芫花

C. 金银花　　　　D. 款冬花

130. 1.1.1.4　槟榔呈类圆形薄片，切面呈棕白色相间的大理石样花纹（　　）。

A. 正确　　　　　B. 错误

131. 1.1.1.4　药材呈长卵圆形或椭圆形，表面红黄色或棕红色，具 6 条翅状纵棱，果皮薄而脆，略有光泽的是（　　）。

A. 栀子　　　　　B. 山楂

C. 小茴香　　　　D. 砂仁

132. 1.1.1.4　药材呈椭圆形或纺锤形，表面棕色或暗棕色，微有光泽，遇水呈海绵状的是（　　）。

A. 青果　　　　　B. 胖大海

C. 王不留行　　　D. 薏苡仁

133. 1.1.1.4　小决明区别于决明子的特征是个较小，棱线两侧各有 1 条宽广的浅黄色色带（　　）。

A. 正确　　　　　B. 错误

134. 1.1.1.4　决明子的性状特征有（　　）。

A. 呈菱方形或短圆柱形

B. 绿棕色或暗棕色

C. 平滑，有光泽

D. 一端较平坦，另一端斜尖

E. 质坚硬，不易破碎

135. 1.1.1.4　顶端有五角星状裂隙的药材是（　　）。

A. 枳壳　　　　　B. 吴茱萸

C. 五味子　　　　D. 沙苑子

136. 1.1.1.4　决明子和石决明科属来源相同（　　）。

A. 正确　　　　　B. 错误

137. 1.1.1.4　入水膨胀成海绵状的是（　　）。

A. 胖大海　　　　B. 菟丝子

C. 王不留行　　　　D. 莱菔子

138. 1.1.1.4　下列药材以果皮入药的是（　　　）。

A. 化橘红　　　　　B. 陈皮

C. 瓜蒌皮　　　　　D. 枳壳

139. 1.1.1.4　下列药材不具养心安神功效的是（　　　）。

A. 酸枣仁　　　　　B. 合欢皮

C. 柏子仁　　　　　D. 桃仁

140. 1.1.1.4　山楂以片大、皮红、肉厚、核多者为佳（　　　）。

A. 正确　　　　　　B. 错误

141. 1.1.1.4　肉豆蔻为肉豆蔻科植物，其性状表述有误的是（　　　）。

A. 呈卵圆形或椭圆形。种脐位于宽端，呈浅色圆形突起，合点呈暗凹陷

B. 外被白粉（石膏粉）

C. 全体有纵行沟纹及不规则网状沟纹

D. 质坚，断面显大理石样花纹

142. 1.1.1.4　药典规定槟榔中槟榔碱的含量不得少于0.30%（　　　）。

A. 正确　　　　　　B. 错误

143. 1.1.1.4　外皮红色，具皱纹，有灰白色小斑点，果肉深黄色至浅棕色的药材是（　　　）。

A. 山楂　　　　　　B. 五味子

C. 枳实　　　　　　D. 大枣

144. 1.1.1.4　决明子形状为（　　　）。

A. 长椭圆形　　　　B. 橘子瓣状

C. 菱状方形　　　　D. 多角形

145. 1.1.1.4　呈球形或略呈五角状扁球形，表面暗黄绿色至褐色，粗糙，有多数点状突起或凹下的油点，该药材是（　　　）。

A. 栀子　　　　　　B. 枸杞子

C. 吴茱萸　　　　　D. 山茱萸

146. 1.1.1.4　呈球形，直径约2mm，表面黑色，有细密颗粒状突起，一

侧有一凹陷的纵沟，质硬，该药材是（　　　）。

A. 紫苏子　　　　　B. 莱菔子

C. 王不留行　　　　D. 菟丝子

147. 1.1.1.4　果实呈不规则的球形或扁球形，直径5~8mm，表面乌黑色，皱缩，油润，果肉柔软，气微味酸，种子破碎后有香气，味辛、微苦的药材是（　　　）。

A. 车前子　　　　　B. 火麻仁

C. 五味子　　　　　D. 女贞子

148. 1.1.1.4　呈长卵圆形或椭圆形，表面红黄色或棕红色，有6条翅状纵棱的药材是（　　　）。

A. 连翘　　　　　　B. 栀子

C. 决明子　　　　　D. 山茱萸

149. 1.1.1.5　萹蓄的性状特点是（　　　）。

A. 茎的节部稍膨大

B. 断面有白色髓

C. 气浓烈

D. 有膜质托叶鞘

E. 茎方形

150. 1.1.1.5　青蒿以色绿、叶少、质嫩、香气淡者为佳（　　　）。

A. 正确　　　　　　B. 错误

151. 1.1.1.5　麻黄髓部近圆形呈（　　　）。

A. 红棕色　　　　　B. 黄绿色

C. 棕褐色　　　　　D. 黄白色

152. 1.1.1.5　夏枯草为唇形科植物夏枯草干燥带花的果穗（　　　）。

A. 正确　　　　　　B. 错误

153. 1.1.1.5　广藿香的性状特征是（　　　）。

A. 茎方形，表面淡黄绿色或淡紫红色

B. 茎方形，表面黑绿色

C. 茎方形，表面紫棕色或绿色

D. 嫩茎略方或钝方形，密被柔毛，老茎则近圆形，表面灰黄色

154. 1.1.1.5 某药材为不规则的中段，全体密被白色茸毛，茎方柱形，质脆，易折断，此药材是（　　）。

A. 香薷　　　　B. 荆芥

C. 萹蓄　　　　D. 青蒿

155. 1.1.1.5 茎呈方柱形，上端有分枝，表面黄绿色，有纵沟。质轻而韧，折断面中心有白色髓部。叶交互对生于节上的药材是（　　）。

A. 广藿香　　　B. 荆芥

C. 泽兰　　　　D. 益母草

156. 1.1.1.5 薄荷的性状特征不包括（　　）。

A. 茎方柱形

B. 叶互生

C. 轮伞花序

D. 揉搓后有特殊清凉香气

157. 1.1.1.5 某药材茎扭曲成团，显棕色或暗棕红色，叶对生、全缘，水浸后对光透视可见黑色或褐色条纹，该药材是（　　）。

A. 金钱草　　　B. 广金钱草

C. 大青叶　　　D. 薄荷

158. 1.1.1.5 马齿苋叶子的性状特征是（　　）。

A. 边缘锯齿状

B. 边缘羽状浅裂

C. 边缘全缘

D. 边缘不规则浅裂

159. 1.1.1.5 茎扭曲，表面棕色或暗棕色，叶用水浸后，对光透视可见黑色或褐色条纹，花单生叶腋，具长梗，此药材是（　　）。

A. 萹蓄　　　　B. 老鹳草

C. 金钱草　　　D. 鱼腥草

160. 1.1.1.5 不属于锁阳性状特征的是（　　）。

A. 表面有残存三角形的黑棕色鳞片

B. 体重、质硬

C. 切面

D. 味辛，微苦

161. 1.1.1.5 关于药材薄荷性状描述正确的是（　　）。

A. 全体被白色柔毛

B. 节明显，节上有膜质鳞叶

C. 茎呈方柱形，叶对生

D. 蒴果长椭圆形

162. 1.1.1.5 质佳麻黄应具有的性状特点有（　　）。

A. 色淡绿　　　B. 髓部红棕色

C. 手拉不脱节　D. 味苦涩

E. 干燥中空

163. 1.1.1.5 穗状花序顶生，具鱼腥气的药材是（　　）。

A. 石韦　　　　B. 仙鹤草

C. 鱼腥草　　　D. 紫花地丁

164. 1.1.1.5 半边莲和半枝莲同为唇形科（　　）。

A. 正确　　　　B. 错误

165. 1.1.1.5 下列药材性状描述正确的是（　　）。

A. 广金钱草下表面具灰白色紧贴的茸毛

B. 广藿香茎略呈方柱形，表面被柔毛

C. 小蓟花紫红色

D. 车前草可见穗状花序

E. 仙鹤草全体被白柔毛，茎下部圆柱形，红棕色

166. 1.1.1.5 下列关于益母草的性状描述正确的是（　　）。

A. 茎方柱形　　B. 花萼球形

C. 切面中部有髓　D. 轮伞花序

E. 花冠二唇形

167. 1.1.1.5 石斛的来源有（　　）。

A. 木兰科　　　B. 环草石斛

C. 马鞭石斛　　　D. 黄草石斛

E. 铁皮石斛

168. 1.1.1.5　荆芥的气味是（　　）。

A. 气辛香，味辛辣，麻舌

B. 气香特异，味微苦

C. 气芳香，味微涩而辛凉

D. 气微，味微苦

169. 1.1.1.5　外表面棕褐色，有的可见鳞叶，切面黄棕色，中间有点状维管束排列成波状环纹，该中药可能是（　　）。

A. 大黄　　　　　B. 锁阳

C. 肉苁蓉　　　　D. 广藿香

170. 1.1.1.5　呈细长圆柱形段状，表面淡绿色，有细纵脊线，节明显，节上有膜质鳞叶，体轻，质脆，易折断，气微香，味涩、微苦的药材是（　　）。

A. 茵陈　　　　　B. 益母草

C. 车前草　　　　D. 麻黄

171. 1.1.1.5　茎叶混合，茎方叶对生，茎表面紫棕色或淡绿色，叶搓揉时有特异清凉香气的药材是（　　）。

A. 紫苏叶　　　　B. 薄荷

C. 麻黄　　　　　D. 杜仲

172. 1.1.1.6　质佳阿胶应具有的性状特点有（　　）。

A. 乌黑、光亮　　B. 断面黑色

C. 质柔韧　　　　D. 无腥气

E. 质酥脆

173. 1.1.1.6　属硅酸盐类矿物的是（　　）。

A. 磁石　　　　　B. 滑石

C. 玄明粉　　　　D. 朱砂

174. 1.1.1.6　以粒大、个圆、纯净、色白、光彩夺目、破开有层纹、无硬核者为佳的是（　　）。

A. 五灵脂　　　　B. 石膏

C. 珍珠　　　　　D. 瓦楞子

175. 1.1.1.6　研末血红色，火燃烧呛鼻，而无松香气的药材是（　　）。

A. 乳香　　　　　B. 没药

C. 血竭　　　　　D. 苏合香

176. 1.1.1.6　蛤蟆油水浸可膨胀至原体积的倍数是（　　）。

A. 3～8倍　　　　B. 5～10倍

C. 6～11倍　　　　D. 10～15倍

177. 1.1.1.6　来源于多孔菌科的药材是（　　）。

A. 茯苓　　　　　B. 没药

C. 冬虫夏草　　　D. 乳香

178. 1.1.1.6　决明子和石决明是同一药材的两种不同商品规格（　　）。

A. 正确　　　　　B. 错误

179. 1.1.1.6　主含铁元素的矿物药材是（　　）。

A. 明矾　　　　　B. 胆矾

C. 芒硝　　　　　D. 自然铜

180. 1.1.1.6　为菌类药材，外形呈伞状，皮壳紫黑色，有漆样光泽的药材是（　　）。

A. 灵芝　　　　　B. 茯苓

C. 雷丸　　　　　D. 海金沙

181. 1.1.1.6　具有马头蛇尾瓦楞身的药材是（　　）。

A. 海龙　　　　　B. 海马

C. 蛤蚧　　　　　D. 瓦楞子

182. 1.1.1.6　呈不规则的碎块状或颗粒状，表面红棕色或黄棕色，质坚而脆，易碎裂的药材是（　　）。

A. 乳香　　　　　B. 芦荟

C. 没药　　　　　D. 血竭

183. 1.1.1.6　以块大色白半透明，表面如丝，无杂石者佳的药材是（　　）。

A. 自然铜　　　　B. 赭石

C. 滑石　　　　　D. 石膏

184. 1.1.1.6　白僵蚕断面平坦，外层白色，中间棕色或棕黑色，具丝腺环4个（　　）。

A. 正确　　　　　B. 错误

185. 1.1.1.6　石膏纵断面的特征是（　　　）。

A. 纵断面具绢丝样光泽及横向波状纹理

B. 纵断面有金属样光泽，较光滑，无纹理

C. 纵断面有金属样光泽，较光滑，有横向平行纹理

D. 纵断面具绢丝样光泽及纤维状纹理

186. 1.1.1.6　海马的性状特征是（　　　）。

A. 龙头虎口

B. 虎皮斑

C. 马头蛇尾瓦楞身

D. 连珠斑

187. 1.1.1.6　生磁石的性状特征有（　　　）。

A. 呈不规则碎块状

B. 外表面灰黑色或棕褐色，有金属光泽

C. 体重，质脆易碎

D. 断面不整齐，具磁性

E. 有土腥味，味淡

188. 1.1.1.6　呈不规则块状，灰白色，可见肋线。具此特征的药材是（　　　）。

A. 紫贝齿　　　　B. 蛤壳

C. 瓦楞子　　　　D. 五灵脂

189. 1.1.1.6　猪苓的鉴别特征是（　　　）。

A. 为不规则的厚片

B. 外表皮黑色、灰黑色或棕黑色

C. 切面类白色或黄白色

D. 体重，质坚实

E. 气微

190. 1.1.1.6　具有"马头、蛇尾、瓦楞身"的药材是（　　　）。

A. 海龙　　　　　B. 海马

C. 瓦楞子　　　　D. 水蛭

191. 1.1.1.6　具挥发性，点燃产生浓烟，并有带光的火焰，此药材是（　　　）。

A. 青黛　　　　　B. 海金沙

C. 冰片　　　　　D. 藤黄

192. 1.1.1.6　药材易纵向断裂，纵断面具纤维状纹理，并有绢丝样光泽的药材是（　　　）。

A. 石膏　　　　　B. 滑石

C. 磁石　　　　　D. 赭石

193. 1.1.1.6　深蓝色粉末，体轻，易飞扬，质轻而松，能浮于水面的药材是（　　　）。

A. 青黛　　　　　B. 海金沙

C. 冰片　　　　　D. 滑石

194. 1.1.1.6　具特异香气，味微苦，嚼之碎成小块，迅即软化成乳白色胶块，黏附牙齿，并微有辣感的药材是（　　　）。

A. 没药　　　　　B. 乳香

C. 松香　　　　　D. 芦荟

195. 1.1.1.6　"马头、蛇尾、瓦楞身"是药材（　　　）的特征。

A. 海螵蛸　　　　B. 海龙

C. 海马　　　　　D. 瓦楞子

196. 1.1.1.6　下列药材中，嚼之粘牙的是（　　　）。

A. 昆布　　　　　B. 海藻

C. 雷丸　　　　　D. 茯苓

197. 1.1.1.6　蜈蚣的性状特征有（　　　）。

A. 全体共22环节

B. 头部为暗红色或红褐色，略有光泽

C. 有触角及毒钩各一对

D. 背部有两条突起的棱线

E. 气微腥并有特殊刺鼻的臭气

198. 1.1.1.6　血竭的性状特征为块

片状，大小不一，白色，淡红或淡棕色（　　）。

　　A. 正确　　　　　B. 错误

199. 1.1.1.6　海金沙的性状特征为（　　）。

　　A. 粉末状，捻之有光滑感

　　B. 置手中易由指缝滑落

　　C. 撒在水中则浮于水面

　　D. 气香、味甜

　　E. 置火中易燃烧，发生爆鸣声且有闪光

200. 1.1.1.6　乳香的性状特征为（　　）。

　　A. 呈乳头状、泪滴状或不规则形

　　B. 表面深棕色，不透明

　　C. 表面淡黄色，半透明

　　D. 断面蜡样，无光泽，少数玻璃样光泽

　　E. 气微芳香，嚼之粘牙

201. 1.1.1.6　燃烧时产生强烈蒜样臭味的药材是（　　）。

　　A. 磁石　　　　　B. 雄黄

　　C. 赭石　　　　　D. 芒硝

202. 1.1.1.6　入药部位为菌核的有（　　）。

　　A. 冬虫夏草　　　B. 茯苓

　　C. 猪苓　　　　　D. 灵芝

　　E. 昆布

203. 1.1.1.6　取海金沙少许，撒于火上，即产生轻微爆鸣及明亮的火焰（　　）。

　　A. 正确　　　　　B. 错误

204. 1.1.1.6　下列菌类药材性状描述正确的是（　　）。

　　A. 马勃用手撕之有灰褐色棉絮状的丝状物

　　B. 灵芝上表面红褐色或紫褐色，光泽如漆

　　C. 昆布以水浸泡即膨胀，表面黏滑

　　D. 茯苓气微，味淡，嚼之黏牙

205. 1.1.1.6　"马头蛇尾瓦楞身"是指（　　）。

　　A. 蛤蚧　　　　　B. 海马

　　C. 海龙　　　　　D. 蕲蛇

206. 1.1.1.6　全蝎的尾状狭长部分是（　　）。

　　A. 头部　　　　　B. 尾部

　　C. 前腹部　　　　D. 后腹部

207. 1.1.1.6　外表皮黑色，皱缩或有瘤状突起，切面类白色或黄白色，略呈颗粒状，体轻。该药材可能是（　　）。

　　A. 猪苓　　　　　B. 茯苓

　　C. 雷丸　　　　　D. 灵芝

208. 1.1.1.6　呈小型滴乳状或不规则小团块，嚼之开始碎成小块，迅即软化成乳白色胶块，黏附牙齿，并有微辣感，该药材是（　　）。

　　A. 松香　　　　　B. 乳香

　　C. 降香　　　　　D. 丁香

209. 1.1.1.6　略呈圆柱形，表面灰黄色，被有白色粉霜，易折断，断面平坦，外层白色，中间有亮棕色或亮黑色的丝线环4个，该药材是（　　）。

　　A. 蜈蚣　　　　　B. 地龙

　　C. 僵蚕　　　　　D. 冬虫夏草

210. 1.1.1.6　表面有"钉头"的中药是（　　）。

　　A. 磁石　　　　　B. 滑石

　　C. 芒硝　　　　　D. 赭石

211. 1.1.1.6　有"挂甲"现象的是（　　）。

　　A. 大黄　　　　　B. 雄黄

　　C. 姜黄　　　　　D. 牛黄

212. 1.1.1.6　去皮后的切制品呈块状或片状，大小不一，表面类白色，有的淡红色或淡棕色，质坚实，断面颗粒性，气微，味淡，嚼之粘牙的药材是（　　）。

A. 五倍子　　　　B. 灵芝

C. 茯苓　　　　　D. 马勃

213. 1.1.1.6　不属于猪苓性状特征的是（　　　）。

A. 有瘤状突起　　B. 外皮灰黑色

C. 体轻　　　　　D. 表面有结晶物

214. 1.1.1.7　呈不规则的碎块，表面铁黑色或红褐色，有光泽或者粗糙而无光泽，常附有红粉，破碎面黑红色，研成粉末血红色，气微，味淡。符合此特征的药材是（　　　）。

A. 血竭　　　　　B. 儿茶

C. 没药　　　　　D. 芦荟

215. 1.1.1.7　有关乳香性状描述不正确的是（　　　）。

A. 半透明　　　　B. 有特殊香气

C. 滴乳状　　　　D. 质松软

216. 1.1.1.8　呈扁平段状，有多数环节，背部黑褐色或黑棕色，稍隆起，腹面平坦，棕黄色，有的可见吸盘，质硬，切面胶质状，气微腥的药材是（　　　）。

A. 土鳖虫　　　　B. 地龙

C. 全蝎　　　　　D. 水蛭

217. 1.1.1.8　有关地龙的性状特征描述不正确的是（　　　）。

A. 片断状

B. 具环节

C. 生殖环带较光亮

D. 体重

218. 1.1.1.9　下列各选项，为滑石性状特征的是（　　　）。

A. 为黑色粉末

B. 手摸有滑腻感

C. 多有圆形乳头状突起的"钉头"

D. 带醋酸气

219. 1.1.1.9　有关生赭石的性状描述错误的是（　　　）。

A. 有钉头

B. 暗棕红色，有的具金属光泽

C. 不规则碎块

D. 质松

220. 1.1.2　来源于毛茛科植物的药材是（　　　）。

A. 白头翁　　　　B. 白薇

C. 虎杖　　　　　D. 甘遂

221. 1.1.2　下列药材采收加工过程中需"阴干"的有（　　　）。

A. 夏枯草　　　　B. 辛夷

C. 青蒿　　　　　D. 槐花

E. 莱菔子

222. 1.1.2　青皮在7~8月采收未成熟的果实，将果皮剖成四瓣至基部，除尽瓤瓣，晒干，习称（　　　）。

A. 个青皮　　　　B. 青皮子

C. 四花青皮　　　D. 醋青皮

223. 1.1.2　下列药材采收加工过程中需经"发汗"的有（　　　）。

A. 黄精　　　　　B. 玉竹

C. 厚朴　　　　　D. 杜仲

E. 百合

224. 1.1.2　阿胶的优质主产地是（　　　）。

A. 甘肃　　　　　B. 山西

C. 河南　　　　　D. 山东

225. 1.1.2　与地骨皮同为一植物，主产于宁夏的药材是（　　　）。

A. 枸杞子　　　　B. 银柴胡

C. 五味子　　　　D. 肉苁蓉

226. 1.1.2　《中国药典》规定的青黛原植物有（　　　）。

A. 十字花科松蓝

B. 爵床科马蓝

C. 蓼科蓼蓝

D. 马鞭草科路边青

E. 蓼科辣蓼

227. 1.1.2　四大怀药包括（　　　）。

A. 牛膝　　　　　B. 红花

C. 菊花　　　　　　D. 山药

E. 地黄

228. 1.1.2　药材党参的命名依据是（　　　）。

A. 因药用部位得名

B. 因产地得名

C. 因生长特性得名

D. 因功效与人参相似而得名

229. 1.1.2　四大怀药是（　　　）。

A. 山药、菊花、白芍、牛膝

B. 菊花、地黄、牛膝、山药

C. 山药、地黄、牛膝、天冬

D. 山药、菊花、地黄、白芷

230. 1.1.2　附子的加工品种主要包括（　　　）。

A. 白附片　　　　　B. 白附子

C. 黑顺片　　　　　D. 盐附子

E. 淡附片

231. 1.1.2　川贝母来源于百合科植物川贝母、新疆贝母或甘肃贝母的干燥鳞茎（　　　）。

A. 正确　　　　　　B. 错误

232. 1.1.2　下列药材中，以果实入药的是（　　　）。

A. 酸枣仁　　　　　B. 葶苈子

C. 牛蒡子　　　　　D. 王不留行

233. 1.1.2　下列药材不属于唇形科的是（　　　）。

A. 泽兰　　　　　　B. 益母草

C. 广藿香　　　　　D. 佩兰

234. 1.1.2　青风藤的质佳条件是（　　　）。

A. 以大小均匀、外皮绿褐色者为佳

B. 以枝细质嫩，色红褐者为佳

C. 以枝嫩，色黄绿，嚼之有黏性者为佳

D. 以片大、皮厚、羊膻气浓者为佳

235. 1.1.2　经常混充冬虫夏草的品种有（　　　）。

A. 地蚕　　　　　　B. 分支虫草

C. 凉山虫草　　　　D. 僵蚕

E. 蛹草

236. 1.1.2　防己来源于（　　　）。

A. 防己科植物头花千金藤的干燥块根

B. 防己科植物粉防己的干燥根

C. 防己科植物白茅根的干燥根

D. 防己科头花千金藤的干燥根茎

237. 1.1.2　"黄丝郁金"来源于（　　　）。

A. 姜科植物温郁金的干燥块根

B. 姜科植物姜黄的干燥块根

C. 姜科植物广西莪术的干燥块根

D. 姜科植物蓬莪术的干燥块根

238. 1.1.2　续断的产地加工方法是（　　　）。

A. 除去须根，洗净，置沸水中略烫或蒸至透心，干燥

B. 除去根头及须根，用微火烘之半干，堆置"发汗"至内部绿色时，再烘干

C. 除去须根，蒸或煮至透心，干燥

D. 除去茎叶、泥沙，保留根头部的白色茸毛，晒干

239. 1.1.2　海螵蛸的药用部位是（　　　）。

A. 骨渣　　　　　　B. 贝壳

C. 干燥卵鞘　　　　D. 干燥内壳

240. 1.1.2　胖大海的药用部位是干燥成熟果实（　　　）。

A. 正确　　　　　　B. 错误

241. 1.1.2　播种在山林野生状态下自然生长的人参称"移山参"（　　　）。

A. 正确　　　　　　B. 错误

242. 1.1.2　人参的别称是"金不换"（　　　）。

A. 正确　　　　　　B. 错误

243. 1.1.2　花鹿茸顶尖部切下的茸

片习称为"蜡片（　　）。

A. 正确　　　　B. 错误

244. 1.1.2　来源于豆科植物的药材是（　　）。

A. 甘草　　　　B. 北豆根

C. 远志　　　　D. 黄芩

245. 1.1.2　采收加工时置沸水中烫的药材是（　　）。

A. 乌梅　　　　B. 木瓜

C. 苦杏仁　　　D. 肉苁蓉

246. 1.1.2　来源于桔梗科的药材是（　　）。

A. 明党参　　　B. 银柴胡

C. 党参　　　　D. 北沙参

247. 1.1.2　薄荷主产于（　　）。

A. 河南　　　　B. 内蒙古

C. 江苏　　　　D. 江西

248. 1.1.2　广藿香的加工方法（　　）。

A. 晒干

B. 阴干

C. 烘干

D. 日晒夜闷，反复至干

249. 1.1.2　党参的主产地是陕西省上党县（　　）。

A. 正确　　　　B. 错误

250. 1.1.2　夏枯草的采收加工是在夏季果穗呈棕红色时采收，除去杂质，晒干（　　）。

A. 正确　　　　B. 错误

251. 1.1.2　主产于吉林的道地药材有（　　）。

A. 人参　　　　B. 鹿茸

C. 陈皮　　　　D. 木瓜

E. 党参

252. 1.1.2　主产于河南的道地药材有（　　）。

A. 地黄　　　　B. 牛膝

C. 菊花　　　　D. 山药

E. 阿胶

253. 1.1.2　下列药材中以植物根茎为用药部位的有（　　）。

A. 川芎　　　　B. 葛根

C. 芦根　　　　D. 石菖蒲

E. 知母

254. 1.1.2　下列药材中以植物种子为用药部位的有（　　）。

A. 车前子　　　B. 紫苏子

C. 川楝子　　　D. 牛蒡子

E. 莱菔子

255. 1.1.2　广东的道地药材有藿香和陈皮（　　）。

A. 正确　　　　B. 错误

256. 1.1.2　薄荷主产于（　　）。

A. 江西　　　　B. 江苏

C. 山东　　　　D. 山西

257. 1.1.2　四大怀药不包括（　　）。

A. 黄精　　　　B. 地黄

C. 牛膝　　　　D. 菊花

258. 1.1.2　下列不属于麻黄原植物的是（　　）。

A. 草麻黄　　　B. 木贼麻黄

C. 丽江麻黄　　D. 中麻黄

259. 1.1.2　鹿茸的药用部位是（　　）。

A. 雄鹿的角

B. 雌鹿的角

C. 雄鹿未骨化的密生茸毛的幼角

D. 雌鹿未骨化的密生茸毛的幼角

260. 1.1.2　白蔹来源于葡萄科植物白蔹的干燥块根（　　）。

A. 正确　　　　B. 错误

261. 1.1.2　降香的采收加工方法是（　　）。

A. 全年均可采收，除去边材，阴干

B. 全年均可采收，干燥，或趁鲜切片，干燥

C. 全年均可采收，割去含树脂的木材，除去不含树脂的部分

D. 春、秋二季采收，除去叶，晒干，或切片晒干

262. 1.1.2 络石藤的炮制方法是（　　）。

A. 切段　　　　B. 切片

C. 炒炭　　　　D. 切丝

263. 1.1.2 下列不属于陈皮炮制品的是（　　）。

A. 生陈皮　　　　B. 广陈皮

C. 陈皮炭　　　　D. 炙陈皮

E. 川陈皮

264. 1.1.2 下列不属于竹茹来源的是（　　）。

A. 青秆竹　　　　B. 大头典竹

C. 箬竹　　　　D. 淡竹

265. 1.1.2 甘草产于内蒙古西部者为佳（　　）。

A. 正确　　　　B. 错误

266. 1.1.2 关于药材的来源，下列说法正确的有（　　）。

A. 独活来自伞形科

B. 党参来自桔梗科

C. 浙贝母来自百合科

D. 黄芩来自唇形科

E. 明党参来自桔梗科

267. 1.1.2 关于药材的来源，下列说法正确的有（　　）。

A. 松花粉来自松科

B. 玫瑰花来自蔷薇科

C. 金银花来自忍冬科

D. 菊花来自菊科

E. 款冬花来自菊科

268. 1.1.2 下列药材用药部位说法正确的有（　　）。

A. 马勃为子实体

B. 猪苓为子实体

C. 茯苓为干燥菌核

D. 五倍子为虫瘿

E. 枳实为干燥幼果

269. 1.1.2 下列药材产地初加工方法正确的有（　　）。

A. 白芷晒干或80℃干燥

B. 延胡索置沸水中煮至恰无白心时取出，晒干

C. 玄参晒或烘至半干，堆放3~6天，反复数次至干燥

D. 远志抽去木心，晒干

E. 当归用烟火慢慢熏干

270. 1.1.2 天冬的采收时节是（　　）。

A. 秋冬季节　　　　B. 春季

C. 夏季　　　　D. 四季均可

271. 1.1.2 郁金根据其来源、性状可分为（　　）。

A. 温郁金　　　　B. 黄丝郁金

C. 桂郁金　　　　D. 绿丝郁金

E. 湿郁金

272. 1.1.2 莪术来源于（　　）。

A. 蓬莪术　　　　B. 郁金

C. 广西莪术　　　　D. 桂郁金

E. 温郁金

273. 1.1.2 母丁香为丁香的别名（　　）。

A. 正确　　　　B. 错误

274. 1.1.2 薄荷主产于（　　）。

A. 浙江　　　　B. 山西

C. 江苏　　　　D. 吉林

275. 1.1.2 天麻的加工方法是（　　）。

A. 洗净，蒸透，低温干燥

B. 洗净，蒸透，晒干

C. 洗净，蒸透，发汗

D. 洗净，蒸透，阴干

276. 1.1.2 待水分稍蒸发后，捆成小把，上棚，用烟火慢慢熏干的中药是（　　）。

A. 广藿香　　　B. 玄参

C. 当归　　　　D. 党参

277. 1.1.2 广藿香的产地加工方法是（　　）。

A. 日晒夜闷，反复至干

B. 日晒夜闷，阴干

C. 日晒夜闷，烘干

D. 日晒夜闷，上棚熏干

278. 1.1.2 以下中药，以河南所产质优的有（　　）。

A. 山药　　　　B. 地黄

C. 甘草　　　　D. 牛膝

E. 白芍

279. 1.1.2 以下中药来源于萝藦科植物的有（　　）。

A. 白薇　　　　B. 白蔹

C. 白前　　　　D. 香加皮

E. 白及

280. 1.1.2.0 四大怀药"包括（　　）。

A. 怀牛膝、地黄、山药、菊花

B. 怀牛膝、地黄、山药、红花

C. 怀牛膝、地黄、山药、玫瑰花

D. 怀牛膝、地黄、山药、金银花

281. 1.1.2.0 麻黄的采收季节是（　　）。

A. 秋季　　　　B. 春季

C. 夏季　　　　D. 冬季

282. 1.1.2.0 一般叶类药材采收时期通常是（　　）。

A. 秋季至次年早春植株开始生长时期

B. 花将开放或正盛开

C. 花开放至凋谢时期

D. 果实成熟期

283. 1.1.2.0 党参主要产于（　　）。

A. 江西　　　　B. 四川

C. 山西　　　　D. 陕西

284. 1.1.2.0 属内蒙古道地药材的是（　　）。

A. 木瓜　　　　B. 枸杞

C. 鹿茸　　　　D. 麻黄

285. 1.1.2.1 薄荷主产于（　　）。

A. 四川　　　　B. 浙江

C. 江苏　　　　D. 河南

286. 1.1.2.1 天麻来源于兰科植物天麻的干燥（　　）。

A. 根　　　　　B. 肉质鳞叶

C. 块茎　　　　D. 鳞茎

287. 1.1.2.1 入药部位为肉质鳞叶的药材是（　　）。

A. 麦冬　　　　B. 何首乌

C. 赤芍　　　　D. 百合

288. 1.1.2.1 黄连的入药部位是（　　）。

A. 根茎　　　　B. 根

C. 根及根茎　　D. 叶

289. 1.1.2.1 狗脊的入药部位是（　　）。

A. 根茎及叶柄残基

B. 根及根茎

C. 根茎

D. 块根

290. 1.1.2.2 厚朴为木兰科植物厚朴或凹叶厚朴的干燥（　　）。

A. 干皮

B. 根皮

C. 枝皮

D. 干皮、根皮及枝皮

291. 1.1.2.2 川木通的入药部位是（　　）。

A. 根茎　　　　B. 根及根茎

C. 根　　　　　D. 藤茎

292. 1.1.2.3 下列选项中，入药部位为头状花序的是（　　）。

A. 玫瑰花　　　B. 金银花

C. 旋覆花　　　D. 蒲黄

293. 1.1.2.3 金银花的入药部位是

（　　　　）。

A. 花蕾　　　　　B. 花柱

C. 花粉　　　　　D. 子房

294. 1.1.2.4　下列药材中以成熟果实入药的是（　　　　）。

A. 山茱萸　　　　B. 山楂

C. 女贞子　　　　D. 五味子

E. 瓜蒌

295. 1.1.2.4　山茱萸为山茱萸科植物山茱萸的干燥（　　　　）。

A. 成熟果肉　　　B. 成熟果实

C. 成熟种子　　　D. 幼果

296. 1.1.2.4　药用部位是种子的药材是（　　　　）。

A. 小茴香　　　　B. 苦杏仁

C. 五味子　　　　D. 山楂

297. 1.1.2.5　下列药材中以干燥的地上部分入药的是（　　　　）。

A. 金钱草　　　　B. 佩兰

C. 茵陈　　　　　D. 益母草

E. 蒲公英

298. 1.1.2.5　下列选项中，入药部位为干燥的地上部分的是（　　　　）。

A. 车前草　　　　B. 广藿香

C. 半边莲　　　　D. 金钱草

299. 1.1.2.5　麻黄的入药部位是（　　　　）。

A. 根茎　　　　　B. 根

C. 草质茎　　　　D. 木质茎

300. 1.1.2.6　五倍子的入药部位是（　　　　）。

A. 干燥菌核　　　B. 干燥的子实体

C. 干燥的叶状体　D. 虫瘿

301. 1.1.2.6　茯苓的入药部位是（　　　　）。

A. 菌丝　　　　　B. 子座

C. 子实体　　　　D. 菌核

302. 1.1.2.7　没药为橄榄科植物没药树、爱伦堡没药树的枝、干的干燥煎膏（　　　　）。

A. 正确　　　　　B. 错误

303. 1.1.2.7　没药的入药部位是（　　　　）。

A. 根茎　　　　　B. 种子

C. 根　　　　　　D. 树脂

304. 1.1.2.8　土鳖虫为鳖蠊科昆虫地鳖或冀地鳖的（　　　　）。

A. 干燥体　　　　B. 贝壳

C. 雌虫干燥体　　D. 干燥沙囊内壁

305. 1.1.2.8　石决明的入药部位是（　　　　）。

A. 贝壳　　　　　B. 种子

C. 干燥虫体　　　D. 果实

306. 1.1.2.9　自然铜为硫化物类矿物，主含（　　　　）。

A. 含水硫酸钠　　B. 硫化汞

C. 含水硅酸镁　　D. 二硫化铁

307. 1.1.2.9　石膏是硫酸盐类矿物硬石膏族石膏（　　　　）。

A. 正确　　　　　B. 错误

308. 1.1.3　主产于内蒙古的道地药材是（　　　　）。

A. 甘草　　　　　B. 山药

C. 党参　　　　　D. 木瓜

309. 1.1.3　产地加工方法为：冬季茎叶枯萎后采挖，切去根头，洗净，除去外皮及须根，干燥。此药材是（　　　　）。

A. 山药　　　　　B. 白芍

C. 百合　　　　　D. 天麻

310. 1.1.3　白芍的产地加工方法为：夏、秋二季采挖，洗净，除去头尾及细根，置沸水中煮后除去外皮或去皮后再煮，晒干。此药材是（　　　　）。

A. 正确　　　　　B. 错误

311. 1.1.3　关于延胡索的采收加工，下列说法不正确的是（　　　　）。

A. 夏初茎叶枯萎时采挖

B. 秋季茎叶枯萎时采挖

C. 应去除须根，洗净

D. 置沸水中煮至恰无白心时取出晒干

312. 1.1.3 产在加工方法为：秋季采挖，洗净，剥取鳞叶，置沸水中略烫，干燥。此药材是（　　）。

A. 山药　　　　　B. 白芍

C. 百合　　　　　D. 天麻

313. 1.1.3 产地加工为立冬至次年清明前采挖，洗净蒸透，低温干燥。此药材是（　　）。

A. 山药　　　　　B. 白芍

C. 百合　　　　　D. 天麻

314. 1.1.3 牡丹皮中的凤丹皮主产地是（　　）。

A. 安徽凤凰山　　B. 安徽凤阳

C. 浙江温州　　　D. 浙江杭州

315. 1.1.3 五灵脂的采收时间是（　　）。

A. 全年可采　　　B. 春至夏初

C. 夏季　　　　　D. 秋季

316. 1.1.3 木瓜的采收时间是（　　）。

A. 幼果

B. 成熟果实

C. 近成熟果实

D. 幼果或近成熟果实

317. 1.1.3 太子参的采收时间是（　　）。

A. 秋冬　　　　　B. 春至夏初

C. 夏季　　　　　D. 秋季

318. 1.1.3 肉桂的采收时间是（　　）。

A. 全年可采　　　B. 春至夏初

C. 夏季　　　　　D. 秋季

319. 1.2.1 不常作为补骨脂伪品的是（　　）。

A. 冬葵子　　　　B. 车前子

C. 菟丝子　　　　D. 王不留行

320. 1.2.1 不常作为何首乌伪品的是（　　）。

A. 大黄　　　　　B. 青羊参

C. 白首乌　　　　D. 白蔹

321. 1.2.1 白芷常作西洋参的伪品（　　）。

A. 正确　　　　　B. 错误

322. 1.2.1 不常作为麦冬伪品的是（　　）。

A. 竹叶麦冬　　　B. 山麦冬

C. 太子参　　　　D. 大麦冬

323. 1.2.1 不常作为砂仁的伪品的是（　　）。

A. 庞果豆蔻　　　B. 山姜

C. 红壳砂　　　　D. 草果

324. 1.2.1 简易辨别冬虫夏草真伪的"三招"有（　　）。

A. 草形　　　　　B. 草色

C. 草味　　　　　D. 水试

E. 火试

325. 1.2.1 常伪充三七使用的有（　　）。

A. 菊三七块根

B. 莪术根茎

C. 景天三七根及根茎

D. 人参根

E. 西洋参根

326. 1.2.1 下列为山大黄主要特征的是（　　）。

A. 根茎无星点

B. 切面有放射状纹理

C. 显亮蓝紫色荧光

D. 质硬

E. 气清香，嚼之粘牙

327. 1.2.1 伪品血竭的常见特征有（　　）。

A. 颜色比正品浅

B. 火烧之冒浓黑烟

C. 有松香气味

D. 水浸液呈红色

E. 火烧之有呛鼻烟味

328. 1.2.1 常见冒充红参或朝鲜红参的伪品有（　　）。

A. 商陆根

B. 紫茉莉根

C. 栌兰根

D. 红参须细粉加工仿制品

E. 工艺参

329. 1.2.1 鉴别银柴胡的伪品应注意（　　）。

A. 根横切面有异常构造，可见 3～4 轮同心性维管束

B. 切面有放射状纹理

C. 外表面淡黄棕色，有纵纹

D. 切面皮部红色

330. 1.2.1 水半夏是半夏伪品，鉴别注意有（　　）。

A. 块茎呈圆锥形

B. 有突起的叶痕和芽痕

C. 顶端有凹陷的茎痕

D. 周围密布麻点状根痕

E. 下端略尖

331. 1.2.1 紫外灯下呈亮蓝紫色荧光的是（　　）。

A. 大黄　　　　　B. 华北大黄

C. 土大黄　　　　D. 天山大黄

E. 大黄炭

332. 1.2.1 龙胆常见的掺伪品是（　　）。

A. 细辛　　　　　B. 紫菀

C. 党参支根　　　D. 白前

333. 1.2.1 山药常见的伪品有（　　）。

A. 光山药　　　　B. 毛山药

C. 木薯　　　　　D. 番薯

E. 薯蓣

334. 1.2.1 紫外灯下显亮蓝紫色荧光的是（　　）。

A. 唐古特大黄　　B. 山大黄

C. 药用大黄　　　D. 掌叶大黄

335. 1.2.1 4 臭辣子常冒充下列哪味药物（　　）。

A. 吴茱萸　　　　B. 山茱萸

C. 王不留行　　　D. 五味子

336. 1.2.1 紫茉莉的根常冒充的药材是（　　）。

A. 西洋参　　　　B. 红参

C. 三七　　　　　D. 党参

337. 1.2.1 霞草常冒充的药材是（　　）。

A. 柴胡　　　　　B. 银柴胡

C. 党参　　　　　D. 桔梗

E. 明党参

338. 1.2.1 聚花过路黄常冒充的药材是（　　）。

A. 仙鹤草　　　　B. 老鹳草

C. 金钱草　　　　D. 鱼腥草

339. 1.2.1 结香常冒充下的药材是（　　）。

A. 合欢花　　　　B. 丁香

C. 小茴香　　　　D. 密蒙花

340. 1.2.1 药材银柴胡、桔梗常见的伪品是（　　）。

A. 霞草　　　　　B. 滇刺枣

C. 莽草　　　　　D. 红药子

341. 1.2.1 药材延胡索常见的伪品有（　　）。

A. 红药子　　　　B. 山药豆

C. 姜黄　　　　　D. 木薯

E. 芭蕉芋

342. 1.2.1 山银花和盘叶忍冬均为金银花的伪品（　　）。

A. 正确　　　　　B. 错误

343. 1.2.1 紫花地丁的常见伪品有（　　）。

A. 甜地丁　　　　B. 苦地丁

C. 广地丁　　　　D. 石龙胆

E. 竹叶地丁

344. 1.2.1 下列属于天南星伪品的是（　　）。

A. 浅裂天南星　　B. 异叶天南星

C. 城口南星　　　D. 虎掌南星

E. 东北天南星

345. 1.2.1 下列属于川贝母伪品的是（　　）。

A. 暗紫贝母　　　B. 湖北贝母

C. 甘肃贝母　　　D. 梭砂贝母

346. 1.2.1 青蒿的直径一般为 0.2~0.6cm（　　）。

A. 正确　　　　　B. 错误

347. 1.2.1 下列对辛夷描述正确的是（　　）。

A. 呈长卵形，似毛笔头

B. 呈圆形，似毛笔头

C. 呈椭圆形，似毛笔头

D. 呈不规则段，似毛笔头

348. 1.2.1 下列属于丁香性状的有（　　）。

A. 略呈研棒状

B. 红棕色或棕褐色

C. 气芳香浓烈，味辛辣，有麻舌感

D. 花冠长条形

E. 花冠圆球形

349. 1.2.1 下列选项正确的是（　　）。

A. 胖大海呈圆锥状多面体

B. 莱菔子类椭圆形或类卵圆形，稍扁

C. 西青果呈圆形

D. 陈皮呈椭圆形

350. 1.2.1 下列对桂枝描述错误的是（　　）。

A. 呈类圆柱形段

B. 表面棕色至红棕色

C. 有纵棱线

D. 直径 3~10cm

351. 1.2.1 山大黄是大黄的伪品，但在紫外光下显亮蓝紫色荧光（　　）。

A. 正确　　　　　B. 错误

352. 1.2.1 美人蕉科植物芭蕉芋常充作天麻的伪品（　　）。

A. 正确　　　　　B. 错误

353. 1.2.1 聚花过路黄是金钱草的伪品，与之相比聚花过路黄的特点有（　　）。

A. 为报春花科植物聚花过路黄的干燥全草

B. 茎具柔毛

C. 单叶交互对生

D. 主脉不明显

E. 蒴果球形

354. 1.2.1 伪品或混淆品与正品关系对应正确的有（　　）。

A. 何首乌（红药子）

B. 桔梗（霞草）

C. 厚朴（山玉兰）

D. 八角茴香（莽草）

E. 山茱萸（滇刺枣）

355. 1.2.1 用松香、色素制成的血竭特点是（　　）。

A. 颜色比正品浅

B. 表面铁黑色或红褐色

C. 用火烧之，冒浓黑烟

D. 有明显的松香气

E. 隔纸用火烘烤，无扩散油迹

356. 1.2.1 结香常作为密蒙花的伪品（　　）。

A. 正确　　　　　B. 错误

357. 1.2.1 商陆常冒充为红参（　　）。

A. 正确　　　　　B. 错误

358. 1.2.1 川贝母的常见伪品有（　　）。

A. 平贝母　　　　B. 伊贝母

C. 松贝　　　　　D. 青贝

E. 炉贝

359. 1.2.1 冬虫夏草常见的伪品有（　　）。

A. 亚香棒虫草　　B. 凉山虫草

C. 蛹草　　　　　D. 地蚕

E. 分支虫草

360. 1.2.1 山大黄是大黄的不同品种（　　）。

A. 正确　　　　　B. 错误

361. 1.2.1 山药常见的伪品是（　　）。

A. 白芍　　　　　B. 莪术

C. 木薯　　　　　D. 美人蕉

362. 1.2.1 天麻常见的伪品是（　　）。

A. 芭蕉芋　　　　B. 木薯

C. 莪术　　　　　D. 山药

363. 1.2.1 牛蒡子常见伪品的特征是（　　）。

A. 果实略小，表面有明显细密的横皱纹

B. 表面红色

C. 果实较大

D. 易碎

364. 1.2.1 以下中药容易出现伪品的有（　　）。

A. 桃仁　　　　　B. 牛蒡子

C. 天麻　　　　　D. 山药

E. 酸枣仁

365. 1.2.1 乌梅常见的伪品有（　　）。

A. 杏　　　　　　B. 山杏

C. 李　　　　　　D. 梅

E. 欧李

366. 1.2.1.0 山药的常见伪品是（　　）。

A. 木薯　　　　　B. 马铃薯

C. 天花粉　　　　D. 牛蒡子根

367. 1.2.1.0 川贝母的易混品有（　　）。

A. 平贝母　　　　B. 伊贝母

C. 小浙贝　　　　D. 土贝母

E. 浙贝母

368. 1.2.1.0 桃仁的常见伪品是（　　）。

A. 酸枣仁　　　　B. 苦杏仁

C. 柏子仁　　　　D. 砂仁

369. 1.2.1.0 大黄的常见伪品是（　　）。

A. 土大黄　　　　B. 商陆根

C. 山大黄　　　　D. 掌叶大黄

370. 1.2.1.0 车前子的伪品是葶苈子（　　）。

A. 正确　　　　　B. 错误

371. 1.2.13.4 防止药材变色的措施不包括（　　）。

A. 避光　　　　　B. 干燥

C. 冷藏　　　　　D. 蒸煮

372. 1.2.15.6 发霉的适宜温度是（　　）。

A. 0℃～10℃　　B. 10℃～20℃

C. 20℃～25℃　D. 20℃～35℃

373. 1.2.2 来源于美人蕉科植物芭蕉芋的根茎属于天麻的伪品（　　）。

A. 正确　　　　　B. 错误

374. 1.2.2 番泻叶的来源包括（　　）。

A. 狭叶番泻　　　B. 番泻

C. 尖叶番泻　　　D. 耳叶番泻

E. 圆叶番泻

375. 1.2.2 茜草科植物大花栀子的果实可作为栀子的正品来源（　　）。

A. 正确　　　　　B. 错误

376. 1.2.2 来源于姜科植物绿壳砂与海南砂的干燥成熟果实属于砂仁的伪品（　　）。

A. 正确　　　　　B. 错误

377. 1.2.2.1 天麻常见的伪品为美

人蕉科植物芭蕉芋的根茎（　　）。

A. 正确　　　　　B. 错误

378. 1.2.2.1　山药常见的伪品为石竹科某物霞草的根（　　）。

A. 正确　　　　　B. 错误

379. 1.2.2.1　天麻伪品的是（　　）。

A. 山大黄　　　　B. 芭蕉芋

C. 山麦冬　　　　D. 商陆

380. 1.2.2.1　八角茴香伪品的是（　　）。

A. 小茴香　　　　B. 莽草

C. 五味子　　　　D. 山茱萸

381. 1.3.1　槐花的花蕾采收炮制加工后称为"槐米"（　　）。

A. 正确　　　　　B. 错误

382. 1.3.1　虎杖的质佳条件是（　　）。

A. 厚薄均匀、坚实、断面色黄者

B. 以根粗、条匀、质坚实者

C. 以片大、至坚实

D. 以根茎粗者

383. 1.3.1　红娘子的质佳条件是（　　）。

A. 翅黑、腹红、色鲜艳、完整不碎者

B. 完整、色紫褐者

C. 外观整洁、骨质坚硬、腹内无杂质者

D. 以体轻、略有弹性者

384. 1.3.1　首乌藤的质佳条件有（　　）。

A. 条匀　　　　　B. 呈圆柱形

C. 色乌黑　　　　D. 呈不规则段

E. 表面色紫红者

385. 1.3.1　下列不属于王不留行优质的标志的是（　　）。

A. 子粒均匀　　　B. 充实饱满

C. 色乌黑　　　　D. 呈不规则段

386. 1.3.1.1　中药饮片中常见的杂质主要有（　　）。

A. 混入的他种药材

B. 来源与质量标准规定不符的物质

C. 非药用部分

D. 无机杂质

E. 杂草

387. 1.3.1.1　金银花中应作为杂质挑出的是（　　）。

A. 沙、土

B. 叶

C. 山银花

D. 花瓣的碎片、花粉

E. 发霉的花

388. 1.3.1.1　中药饮片中常见杂质的来源主要有（　　）。

A. 无机杂质

B. 来源与规定相同但其性状或部位与规定不符的物质

C. 来源与规定不同的物质

D. 以上选项均正确

389. 1.3.1.1　中药材杂质检查的计算公式为（　　）。

A. 杂质% = 杂质重量/供试品重量×100%

B. 杂质% = 杂质体积/供试品重量×100%

C. 杂质% = 杂质重量/供试品体积×100%

D. 杂质% = 供试品重量/杂质重量×100%

390. 1.3.1.1　中药饮片中常见杂质的来源主要有（　　）。

A. 无机杂质

B. 来源与规定相同但性状与规定不符的物质

C. 来源与规定相同但部位与规定不符的物质

D. 尘土、泥沙

E. 来源与规定不同的物质

391. 1.3.1.1-3 中药饮片检测的注意事项有（   ）。

A. 取样的代表性 B. 计算的准确性
C. 操作的规范性 D. 记录的真实性
E. 记录的完整性

392. 1.3.1.1-3 中药饮片取样原则错误的是（   ）。

A. 100 件以下，取样 5 件
B. 100 ~ 1000 件，按 5% 取样
C. 超过 1000 件，按 1% 取样
D. 不足 5 件，逐件取样

393. 1.3.1.2 取样检测中药饮片时必须做到（   ）。

A. 取样的代表性 B. 计算的准确性
C. 操作的规范性 D. 记录的真实性
E. 包装的完整性

394. 1.3.1.2 中药饮片的杂质检查每次应取至少 5 份供试品，分别进行测定，取平均值报告（   ）。

A. 正确   B. 错误

395. 1.3.1.2 中药饮片杂质检测时，同批生药包件为 3000 件应取样（   ）。

A. 30 件   B. 70 件
C. 100 件   D. 150 件

396. 1.3.1.2 除哪项外均为中药鉴定的取样原则（   ）。

A. 药材总包件数在 100 件以下的，取样 5 件
B. 100 ~ 1000 件，按 5% 取样
C. 超过 1000 件的，按 1% 取样
D. 不足 5 件的，逐件取样

397. 1.3.1.2 《中国药典》中，中药检测时总包件在 100 件以下的（   ）。

A. 取样 5 件   B. 按 5% 取样
C. 按 1% 取样   D. 逐件取样

398. 1.3.1.2 关于取样原则说法错误的是（   ）。

A. 100 件以下，取样 5 件
B. 100 ~ 1000 件，按 5% 取样

C. 超过 1000 件的，按 1% 取样
D. 不足 5 件，逐件取样

399. 1.3.1.2 常见的中药饮片质量变异现象有（   ）。

A. 虫蛀   B. 变色
C. 泛油   D. 走油
E. 风化

400. 1.3.1.2 取样原则中，药材总包件数为 100 ~ 1000 件的，应取（   ）。

A. 5%   B. 逐件取样
C. 5 件   D. 1%

401. 1.3.1.2 从同批药材包件中抽取检定用供试品，原则正确的是（   ）。

A. 总包件数在 100 件以下的，取样 5 件
B. 100 ~ 1000 件的，按 5% 取样
C. 超过 1000 件的，按 1% 取样
D. 不足 5 件的，逐件取样
E. 贵重药材，不论多少均逐件取样

402. 1.3.1.3 中药取样每次检测需要检测（   ）。

A. 2 份   B. 5 份
C. 4 份   D. 3 份

403. 1.3.1.3 中药饮片常见类型规格检查中的注意事项包括（   ）。

A. 取样的代表性 B. 计算的准确性
C. 操作的规范性 D. 记录的真实性
E. 记录的完整性

404. 1.3.1.3 中药检测每次检测取 1 份供试品测定 2 次，取平均值（   ）。

A. 正确   B. 错误

405. 1.3.1.3 药材水分含量超过 15% 即容易发生霉变（   ）。

A. 正确   B. 错误

406. 1.3.1.3 下列药材中容易风化的有（   ）。

A. 胆矾   B. 龙骨
C. 芒硝   D. 硼砂
E. 磁石

407. 1.3.1.3 下列药材一般不会气味散失的是（　　）。

A. 当归　　　　B. 香薷

C. 木香　　　　D. 白芍

408. 1.3.1.3 下列药材一般花不变色的是（　　）。

A. 玫瑰花　　　B. 佛手

C. 大黄　　　　D. 草果

409. 1.3.1.3 中药鉴定取样的数量不得少于每次鉴定用量的（　　）。

A. 1 倍　　　　B. 2 倍

C. 3 倍　　　　D. 5 倍

410. 1.3.2.1 草类饮片清除杂质时应过几号筛（　　）。

A. 2 号　　　　B. 3 号

C. 4 号　　　　D. 5 号

411. 1.3.2.1 中药饮片杂质的清除方法（　　）。

A. 挑选　　　　B. 筛选

C. 风选　　　　D. 洗漂

E. 剪除

412. 1.3.2.1 清除药物中杂质的方法中，筛选是利用药物与杂质的（　　）。

A. 质量不同来区分

B. 体积不同来区分

C. 轻重不同来区分

D. 色泽不同来区分

413. 1.3.2.1 中药饮片中常见杂质的来源主要有（　　）。

A. 砂石　　　　B. 败片

C. 尘土　　　　D. 泥块

E. 重金

414. 1.3.2.1 药材总包件数在 100 ~ 1000 件的，取样原则是（　　）。

A. 随机抽 5 件取样

B. 按 5% 取样

C. 按 10% 取样

D. 逐件取样

415. 1.3.2.1 中药杂质的清除方法中，使药物和杂质分离的筛选法是利用（　　）。

A. 药物大小个不同

B. 药物和杂质的密度不同

C. 体积大小不同

D. 重量不同

416. 1.3.3 下列不易发生气味散失变异现象的药材是（　　）。

A. 当归　　　　B. 蛤蟆油

C. 丁香　　　　D. 白芷

417. 1.3.3 易风化的饮片常用的保管方法是（　　）。

A. 吸潮法　　　B. 低温法

C. 低湿法　　　D. 密封法

418. 1.3.3 易挥发的饮片保管方法是（　　）。

A. 通风法　　　B. 吸潮法

C. 密封法　　　D. 低温法

419. 1.3.3 以下中药在贮存中易燃的有（　　）。

A. 硝石　　　　B. 干漆

C. 硫黄　　　　D. 樟脑

E. 松香

420. 1.3.3.0 一般芳香性药物最易（　　）。

A. 挥发　　　　B. 风化

C. 发霉　　　　D. 气味散失

421. 1.3.3.0 一般含油质多、糖量多的药物容易发生（　　）。

A. 变色　　　　B. 泛油

C. 挥发　　　　D. 气味散失

422. 1.3.3.0 药物贮存时，要求空气的相对湿度为 60% ~ 70%（　　）。

A. 正确　　　　B. 错误

423. 1.3.3.1 仓虫侵入药材内部引起的组织破坏现象称为饮片的霉变（　　）。

A. 正确　　　　B. 错误

424. 1.3.3.1 导致中药饮片霉变的

外因是（　　）。

　A. 高温高湿　　　B. 高温低湿
　C. 低温高湿　　　D. 低温低湿

425. 1.3.3.1　药材霉变的主要因素有（　　）。

　A. 药材污染
　B. 药材水分高
　C. 储存温度、湿度低
　D. 储存温度高，湿度大
　E. 药材含糖、蛋白质等有机物高

426. 1.3.3.1　薄荷储存时要防止（　　）。

　A. 走油　　　　　B. 气味散失
　C. 发霉　　　　　D. 变色
　E. 风化

427. 1.3.3.1　在贮存过程中，对于容易发霉的饮片，保管措施不当的是（　　）。

　A. 严格控制饮片的含水量
　B. 定期倒垛
　C. 掌握好库房的温度和湿度
　D. 经常暴晒

428. 1.3.3.1　霉菌孢子萌发为菌丝的适宜温、湿度条件是（　　）。

　A. 20℃～30℃，相对湿度60%以上
　B. 20℃～30℃，相对湿度75%以上
　C. 20℃～25℃，相对湿度60%以上
　D. 20℃～25℃，相对湿度60%以上

429. 1.3.3.1　影响饮片发霉变质的主要因素有（　　）。

　A. 药材最初污染情况
　B. 中药饮片含水量
　C. 温度和湿度
　D. 药材营养价值
　E. 霉菌的性质

430. 1.3.3.1-2　霉菌在中药表面或内部的滋生现象称为（　　）。

　A. 受潮　　　　　B. 霉变
　C. 虫蛀　　　　　D. 风化

431. 1.3.3.1-2　下列中药饮片易挥发的是（　　）。

　A. 大黄　　　　　B. 薄荷
　C. 麦冬　　　　　D. 白芍

432. 1.3.3.1-2　桃仁在储存过程中易（　　）。

　A. 虫蛀　　　　　B. 变色
　C. 风化　　　　　D. 走油

433. 1.3.3.2　某些含油中药的油质溢于中药表面的现象称为（　　）。

　A. 变色　　　　　B. 潮解
　C. 发霉　　　　　D. 走油

434. 1.3.3.2　药物所含挥发油成分，在常温下自行挥发或氧化，使原有气味减退或消失的变异现象称为（　　）。

　A. 霉变　　　　　B. 风化
　C. 潮解　　　　　D. 挥发

435. 1.3.3.2　与泛油现象无关的成分是（　　）。

　A. 挥发油　　　　B. 脂肪油
　C. 树脂　　　　　D. 糖分

436. 1.3.3.2　储存不当易走油的药材是（　　）。

　A. 山药　　　　　B. 何首乌
　C. 麦冬　　　　　D. 白芍

437. 1.3.3.2　容易发生气味散失的中药饮片是（　　）。

　A. 薄荷　　　　　B. 芒硝
　C. 天冬　　　　　D. 龙胆

438. 1.3.3.2　容易发生泛油的中药饮片是（　　）。

　A. 甘草　　　　　B. 天花粉
　C. 黄芪　　　　　D. 当归

439. 1.3.3.2　容易发生走油的中药饮片是（　　）。

　A. 桃仁　　　　　B. 柏子仁
　C. 麦冬　　　　　D. 党参
　E. 枸杞

440. 1.3.3.2　引起饮片发霉的主要

因素有（　　　）。

 A. 药材最初污染的情况

 B. 药材的营养价值

 C. 湿度

 D. 温度

 E. 饮片

441. 1.3.3.2　冰片如果保管不当容易发生（　　　）。

 A. 风化   B. 融化

 C. 挥发   D. 潮解

442. 1.3.3.2　桃仁、麦冬、党参、枸杞子等中药储存保管中易发生走油的变质现象（　　　）。

 A. 正确   B. 错误

443. 1.3.3.2　在中药储存保管中，易挥发失去气味的药材有（　　　）。

 A. 薄荷   B. 荆芥

 C. 细辛   D. 紫苏

 E. 丁香

444. 1.3.3.2　含挥发油成分的中药饮片不会发生走油的变异现象（　　　）。

 A. 正确   B. 错误

445. 1.4.1.1　易霉变的中药饮片中含有的成分是（　　　）。

 A. 蛋白质   B. 挥发油

 C. 树脂   D. 芳香性成分

446. 1.4.1.2　易挥发的中药饮片中含有的成分是（　　　）。

 A. 蛋白质   B. 挥发油

 C. 脂肪   D. 水分

447. 1.1.1.1　大戟科木薯的块根去外皮，常被冒充（　　　）。

 A. 大戟   B. 山药

 C. 黄芪   D. 甘草

448. 1.1.1.6　卷成圆盘状，背部有"V"形斑纹的药材是金钱白花蛇（　　　）。

 A. 正确   B. 错误

449. 1.1.1.6　用动物的皮毛包裹一些骨粉、色素、动物血和粘合剂伪制成的假鹿茸是（　　　）。

 A. 二杠茸   B. 血片

 C. 蜡片   D. 粉片

450. 1.1.2.1　秋末采挖除去须根及泥土，水分蒸发后，捆成小把，上棚，用烟火慢慢熏干的是（　　　）。

 A. 地黄   B. 牛膝

 C. 玄参   D. 当归

451. 1.1.2.2　青风藤的伪品是（　　　）。

 A. 华防己   B. 关防己

 C. 海风藤   D. 关木通

（二）中药饮片调剂

452. 2.5.2　立春时节应少食用的食物是（　　　）。

 A. 香菜   B. 西红柿

 C. 洋葱   D. 芹菜

453. 2.1.1　对于急重病患者和小儿患者用药，应予优先调配（　　　）。

 A. 正确   B. 错误

454. 2.1.1　中药审方时与患者无关的项目是（　　　）。

 A. 患者姓名与性别

 B. 患者年龄与婚否

 C. 患者脉案

 D. 患者社会关系

455. 2.1.1　处方中规定应该填写患者的工作单位或住址，目的是（　　　）。

 A. 核正确性别

 B. 核对年龄

 C. 发生调剂错误，可以及时查找

 D. 发现金额错误时查找

456. 2.1.1　不属于处方前记的内容有（　　　）。

 A. 医师签名   B. 患者住院号

 C. 就诊科别   D. 患者住址

457. 2.1.1　审核处方时，若患者是孕妇，还要特别注意处方中有无妊娠禁忌药品，若有则不予调配（　　）。

    A. 正确　　　　　　B. 错误

458. 2.1.1　全面审方时，患者若系怀孕，则审查有无妊娠禁忌药品，若有则不予调配（　　）。

    A. 正确　　　　　　B. 错误

459. 2.1.1　审查处方时应审查患者性别、年龄、婚否、脉案等（　　）。

    A. 正确　　　　　　B. 错误

460. 2.1.1　中药审方中对患者的情况应审核的内容包括姓名、性别、年龄、婚否等内容（　　）。

    A. 正确　　　　　　B. 错误

461. 2.1.1　计价时处方中药味若有不同规格，应在药名下方注明单价，俗称"顶码"（　　）。

    A. 正确　　　　　　B. 错误

462. 2.1.1　中药计价应按物价管理规定的价格计价，也可自行定价（　　）。

    A. 正确　　　　　　B. 错误

463. 2.1.1.0　患者系孕妇，审方要特别注意（　　）。

    A. 配伍禁忌　　　B. 饮食禁忌
    C. 服食禁忌　　　D. 妊娠禁忌

464. 2.1.1.1　处方审核的内容包括（　　）。

    A. 患者姓名　　　B. 性别
    C. 婚否　　　　　D. 住址
    E. 年龄

465. 2.1.1.4　雄黄的主要化学成分是（　　）。

    A. 三氧化二砷　　B. 二硫化二砷
    C. 硫化汞　　　　D. 氧化汞

466. 2.1.2　不按毒性中药品种进行管理的是（　　）。

    A. 生甘遂　　　　B. 生狼毒
    C. 生芫花　　　　D. 洋金花

467. 2.1.2　中药罂粟壳每张处方用量不得超过（　　）。

    A. 3g　　　　　　B. 6g
    C. 9g　　　　　　D. 12g

468. 2.1.2　下列药物中按照毒性中药品种管理的是（　　）。

    A. 土鳖虫　　　　B. 半夏（制）
    C. 蜈蚣　　　　　D. 蟾酥

469. 2.1.2　下列药物中不按照毒性中药品种进行管理的是（　　）。

    A. 青娘虫　　　　B. 红娘虫
    C. 制南星　　　　D. 闹羊花

470. 2.1.2　截至目前，国家麻醉药品目录中属于中药类别的只有罂粟壳一种（　　）。

    A. 正确　　　　　　B. 错误

471. 2.1.2　下列关于川乌的说法正确的是（　　）。

    A. 炮制后使用
    B. 制川乌用量 3～5g
    C. 宜先煎、久煎
    D. 生品按毒性药管理
    E. 生品不内服

472. 2.1.2　下列关于斑蝥的说法错误的是（　　）。

    A. 生品按毒性药品管理
    B. 炮制后煎服或入成药
    C. 用量 0.1～0.3g
    D. 可研末外用

473. 2.1.2　计价时应在处方四角处用笔画勾作为原方的标志，再次调剂时不用再计价（　　）。

    A. 正确　　　　　　B. 错误

474. 2.1.2　计价时，应在处方药味四角处，用笔画勾，作为原方标志（　　）。

    A. 正确　　　　　　B. 错误

475. 2.1.2.1　乌梢蛇的常用剂量是（　　）。

    A. 3～6g　　　　　B. 6～9g

C. 9～12g　　　　D. 1.5～3g

476. 2.1.2.1　毒性中药的单张处方剂量一般不得超过（　　）。

A. 1 日极量　　　　B. 2 日极量

C. 3 日极量　　　　D. 4 日极量

477. 2.1.2.1　罂粟壳的常用剂量是 3～9g（　　）。

A. 正确　　　　　　B. 错误

478. 2.1.2.1　罂粟壳的常用量为 3～6 克，连续使用不得超过 10 日（　　）。

A. 正确　　　　　　B. 错误

479. 2.1.2.1　生马钱子如果生用，则剂量应控制在 0.3～0.6g（　　）。

A. 正确　　　　　　B. 错误

480. 2.1.2.1　下列毒性中药只可外用的是（　　）。

A. 红粉　　　　　　B. 轻粉

C. 雄黄　　　　　　D. 斑蝥

481. 2.1.2.1　闹羊花的用量要求是（　　）。

A. 0.3～0.6g　　　B. 0.3～0.5g

C. 0.6～0.9g　　　D. 0.3～0.9g

482. 2.1.2.2　以下属于植物类毒性中药的是（　　）。

A. 狼毒　　　　　　B. 斑蝥

C. 蟾酥　　　　　　D. 红粉

483. 2.1.2.2　下列属于 28 种毒性中药材目录的有（　　）。

A. 生天南星　　　　B. 雪上一枝蒿

C. 闹羊花　　　　　D. 雷公藤

E. 洋金花

484. 2.1.2.2　香加皮有毒，服用不宜过量，一般剂量控制在（　　）。

A. 2～3g　　　　　B. 3～6g

C. 3～5g　　　　　D. 3～4g

485. 2.1.2.2　下列属于 28 种毒性中药目录品种的是（　　）。

A. 细辛　　　　　　B. 生半夏

C. 洋金花　　　　　D. 朱砂

E. 白附子

486. 2.1.2.2　要按毒性中药保管的是（　　）。

A. 半夏　　　　　　B. 生川乌

C. 乌药　　　　　　D. 麻黄

487. 2.1.2.2　以下对于生藤黄的说法，错误的是（　　）。

A. 毒性大，内服少量

B. 体质虚弱者禁服

C. 内服入丸剂 0.3～0.6g

D. 是一种植物的树脂

488. 2.1.2.3　下列关于雄黄的说法，错误的是（　　）。

A. 辛，温，有毒。

B. 有效成分是 AsS

C. 一般用量为 0.05～0.01g，入丸散，或外用。

D. 内服宜慎，不可久用。

489. 2.1.2.3　斑蝥有毒，一般其单日剂量控制在（　　）。

A. 0.015～0.03g

B. 0.03～0.06g

C. 0.3～0.6g

D. 0.5～1.5g

490. 2.1.2.4　朱砂多入成药服用，外用适量，一般控制剂量在（　　）。

A. 0.1～0.5g　　　B. 0.4～0.5g

C. 0.5～1.0g　　　D. 0.6～1.0g

491. 2.1.2.4　下列毒性中药中在用法上是多入丸散或装胶囊服用，服后漱口的是（　　）。

A. 红粉　　　　　　B. 红升丹

C. 轻粉　　　　　　D. 砒霜

492. 2.1.2.4　禁止内服的毒性中药有（　　）。

A. 水银　　　　　　B. 砒石

C. 生半夏　　　　　D. 生巴豆

E. 白降丹

493. 2.1.2.5　洋金花一日剂量不能

超过 10g（　　）。

　　A. 正确　　　　　B. 错误

494. 2.1.2.5　关于下列有毒药物说法正确的是（　　）。

　　A. 朱砂多入丸散，不宜入煎剂，用量为 0.1~0.5g

　　B. 细辛用量 0.1~0.3g，不宜与藜芦同用

　　C. 半夏入煎剂应先煎

　　D. 白附子不宜与贝母同用

495. 2.1.3　用量 0.015~0.03g，多入丸散用，外用适量的是（　　）。

　　A. 砒霜　　　　　B. 轻粉

　　C. 生巴豆　　　　D. 蟾酥

496. 2.1.3.1　下列药物与细辛配伍，不会产生毒性物质的是（　　）。

　　A. 人参　　　　　B. 西洋参

　　C. 玄参　　　　　D. 太子参

497. 2.1.3.1　在处方组成中，不能与甘草配伍的药物有（　　）。

　　A. 巴戟天　　　　B. 芫花

　　C. 海藻　　　　　D. 大蓟

　　E. 甘遂

498. 2.1.3.1　下列配伍中属于相反的药物是（　　）。

　　A. 大戟与乌头　　B. 芫花与海藻

　　C. 乌头与半夏　　D. 贝母与瓜蒌

499. 2.1.3.1　不能与附子同用的是（　　）。

　　A. 贝母　　　　　B. 甘草

　　C. 人参　　　　　D. 巴豆

500. 2.1.3.1　下列中药中，与草乌相反的药物是（　　）。

　　A. 天南星　　　　B. 半夏

　　C. 芫花　　　　　D. 党参

501. 2.1.3.1　下列属于十八反范畴的是（　　）。

　　A. 藜芦与玄参　　B. 甘草与苦参

　　C. 半夏与栝楼　　D. 细辛与芍药

502. 2.1.3.1　不能与附子同用的是（　　）。

　　A. 海藻　　　　　B. 白芍

　　C. 细辛　　　　　D. 天花粉

503. 2.1.3.1　在十八反中天花粉反（　　）。

　　A. 淡附片　　　　B. 甘草

　　C. 细辛　　　　　D. 藜芦

504. 2.1.3.1　藜芦反诸参中的"参"包括（　　）。

　　A. 西洋参　　　　B. 丹参

　　C. 苦参　　　　　D. 沙参

　　E. 人参

505. 2.1.3.1　与附子配伍使用会产生毒性的是（　　）。

　　A. 小蓟　　　　　B. 桂枝

　　C. 浙贝母　　　　D. 甘草

506. 2.1.3.1　下列属于妊娠禁用药的是（　　）。

　　A. 牵牛子　　　　B. 桃仁

　　C. 益母草　　　　D. 大黄

　　E. 肉桂

507. 2.1.3.1　下列说法错误的是（　　）。

　　A. 半夏反川乌　　B. 藜芦反苦参

　　C. 大戟反甘草　　D. 天花粉反白及

　　E. 海藻反甘草

508. 2.1.3.1　以下说法正确的是（　　）。

　　A. 瓜蒌反天花粉　B. 半夏反乌头

　　C. 大枣反甘草　　D. 白芍反甘草

509. 2.1.3.2　以下哪一项是错误的（　　）。

　　A. 丁香畏郁金　　B. 官桂畏石脂

　　C. 水银畏三棱　　D. 硫黄畏朴硝

510. 2.1.3.2　中药应用中，属于配伍禁忌的是（　　）。

　　A. 人参与石脂　　B. 官桂与灵脂

　　C. 三棱与郁金　　D. 丁香与郁金

511. 2.1.3.2 不能与牵牛子同用的是（ ）。
A. 党参 B. 白芍
C. 巴豆 D. 防风

512. 2.1.3.2 不宜与人参同用的是（ ）。
A. 五灵脂 B. 巴豆
C. 牵牛子 D. 犀角

513. 2.1.3.2 下列中药组合中属于配伍禁忌的是（ ）。
A. 人参与石脂 B. 官桂与五灵脂
C. 三棱与郁金 D. 丁香与郁金

514. 2.1.3.2 以下不属于配伍禁忌的是（ ）。
A. 巴豆与白丑
B. 玄明粉与砒石
C. 鸡舌香与郁金
D. 别直参与五灵脂

515. 2.1.3.2 不能与赤石脂同用的是（ ）。
A. 肉桂 B. 人参
C. 三棱 D. 牵牛子

516. 2.1.3.2 下列哪一组属于十九畏的内容（ ）。
A. 甘遂与甘草
B. 乌头与半夏
C. 藜芦与人参
D. 犀角与川乌草乌

517. 2.1.3.2 不畏五灵脂的是（ ）。
A. 人参 B. 红参
C. 西洋参 D. 丹参

518. 2.1.3.2 与甘草配伍使用会产生毒性的是（ ）。
A. 黄连 B. 白及
C. 川乌 D. 芫花

519. 2.1.3.2 下列关于十九畏说法错误的是（ ）。
A. 丁香畏郁金 B. 官桂畏石脂

C. 半夏畏生姜 D. 人参畏五灵脂

520. 2.1.3.2 以下药组中，不宜一起使用的是（ ）。
A. 巴豆与牵牛子 B. 三棱与莪术
C. 水银与弥陀僧 D. 硫黄与丁香

521. 2.1.3.3 不属于妊娠禁忌药的是（ ）。
A. 消食药 B. 破血逐瘀药
C. 毒性药 D. 峻下逐水药

522. 2.1.3.3 妊娠禁用药不包括（ ）。
A. 甘遂 B. 枳实
C. 芒硝 D. 麝香

523. 2.1.3.3 巴豆、甘遂、牵牛子属于妊娠用药禁忌中的（ ）。
A. 忌用药 B. 禁用药
C. 忌口药 D. 慎用药

524. 2.1.3.3 下列是妊娠禁用药的是（ ）。
A. 三棱 B. 苏木
C. 千金子 D. 枳壳

525. 2.1.3.3 妊娠慎用药包括（ ）。
A. 天南星 B. 益母草
C. 天仙子 D. 番泻叶
E. 瞿麦

526. 2.1.3.3 妊娠禁用的药是（ ）。
A. 桃仁 B. 红花
C. 水蛭 D. 王不留行

527. 2.1.3.3 属于妊娠禁用药的是（ ）。
A. 益母草 B. 红花
C. 芒硝 D. 川牛膝
E. 细辛

528. 2.1.3.3 孕妇忌服的药物是（ ）。
A. 桃仁 B. 丁公藤
C. 千金子 D. 急性子

E. 天仙子

529. 2.1.3.3 下列不属于妊娠期禁止使用的药物是（　　）。

A. 三棱　　　　　B. 麝香
C. 马钱子　　　　D. 枳实

530. 2.1.3.3 属于妊娠禁用药的是（　　）。

A. 马钱子　　　　B. 三棱
C. 百合　　　　　D. 枸杞
E. 常山

531. 2.1.3.3 与藜芦配伍使用会产生毒性的是（　　）。

A. 瓜蒌子　　　　B. 平贝母
C. 红花　　　　　D. 白芍

532. 2.1.3.3 不属于孕妇慎用的药是（　　）。

A. 肉桂　　　　　B. 枳实
C. 番泻叶　　　　D. 川芎

533. 2.1.3.3 下列药物为妊娠禁用药的是（　　）。

A. 麝香　　　　　B. 莪术
C. 三七　　　　　D. 甘遂
E. 商陆

534. 2.1.4 二丑是指（　　）。

A. 黑丑、白丑
B. 知母、贝母
C. 赤芍、白芍
D. 公丁香、母丁香

535. 2.1.4 二蒺藜是指刺蒺藜和沙苑子（　　）。

A. 正确　　　　　B. 错误

536. 2.1.4 二术是指（　　）。

A. 麦冬、天冬　　B. 苍术、白术
C. 赤芍、白芍　　D. 川乌、草乌

537. 2.1.4 炒知柏应付炒知母和炒黄柏（　　）。

A. 正确　　　　　B. 错误

538. 2.1.4 焦三仙是指（　　）。

A. 焦麦芽　　　　B. 焦山楂

C. 焦栀子　　　　D. 焦谷芽
E. 焦神曲

539. 2.1.4 处方苍白术应付苍术和白术（　　）。

A. 正确　　　　　B. 错误

540. 2.1.4 处方药名开二母，调配应付（　　）。

A. 知母、贝母
B. 知母、益母草
C. 知母、牡蛎
D. 川贝母、浙贝母

541. 2.1.4 炒三仙是指（　　）。

A. 炒麦芽　　　　B. 炒槟榔
C. 炒神曲　　　　D. 炒山楂
E. 炒谷芽

542. 2.1.4 处方中出现荆防，调配应付为（　　）。

A. 荆芥、防己
B. 荆芥炭、防风
C. 荆芥、防风
D. 荆芥穗、防风

543. 2.1.4 处方中出现腹皮子，调配应付为槟榔（　　）。

A. 正确　　　　　B. 错误

544. 2.1.4 处方药名金银花藤调配应付金银花、金银藤（　　）。

A. 正确　　　　　B. 错误

545. 2.1.4 麦冬、天冬药名并开时可写作（　　）。

A. 麦门冬　　　　B. 二门冬
C. 天门冬　　　　D. 二冬
E. 麦天冬

546. 2.1.4 二母系书写处方所采用的（　　）。

A. 并开药名　　　B. 脚注
C. 别名　　　　　D. 无其他含义

547. 2.1.4 潼白蒺藜是指（　　）。

A. 刺蒺藜、白蒺藜
B. 刺蒺藜、潼蒺藜

C. 沙苑子、潼蒺藜

D. 刺五加，刺蒺藜

548. 2.1.4 并开"棱术"应付（　　）。

A. 三棱、莪术　　B. 三棱、白术

C. 三棱、苍术　　D. 苍术、莪术

549. 2.1.4 并开"二冬"应付（　　）。

A. 冬瓜皮、冬瓜子

B. 麦冬、天冬

C. 麦冬、冬瓜皮

D. 冬瓜子、天冬

550. 2.1.4 并开"二地"应付（　　）。

A. 生地黄、紫花地丁

B. 熟地黄、紫花地丁

C. 生地黄、熟地黄

D. 蒲公英、紫花地丁

551. 2.1.4 腹皮子是指大腹皮和槟榔（　　）。

A. 正确　　　　　B. 错误

552. 2.1.4 下列并开药名组合错误的是（　　）。

A. 二冬（天冬、麦冬）

B. 二地丁（蒲公英、紫花地丁）

C. 二丑（黑丑、白丑）

D. 谷麦芽（谷芽、麦芽）

553. 2.1.4 焦三仙不包括（　　）。

A. 焦山楂　　　　B. 焦槟榔

C. 焦麦芽　　　　D. 焦神曲

554. 2.1.4 下列并开药名写法错误的是（　　）。

A. 二活—羌活、独活

B. 二丑—黑丑、白丑

C. 二冬—麦冬、天冬

D. 二术—苍术、莪术

555. 2.1.4 处方写"二术"，应付（　　）。

A. 苍术　　　　　B. 白术与莪术

C. 苍术与莪术　　D. 苍术与白术

556. 2.1.4 处方写"二乌"，应付（　　）。

A. 川乌与草乌　　B. 川乌与乌药

C. 草乌与乌药　　D. 附子与川乌

557. 2.1.4 焦三仙是指（　　）。

A. 焦山楂　　　　B. 焦神曲

C. 焦槟榔　　　　D. 焦麦芽

E. 焦谷芽

558. 2.1.4.0 处方开龙牡应付生龙骨、生牡蛎（　　）。

A. 正确　　　　　B. 错误

559. 2.1.4.0 处方开二芍和赤白芍所附药物相同（　　）。

A. 正确　　　　　B. 错误

560. 2.1.4.1 下列是金银花别名的是（　　）。

A. 忍冬花　　　　B. 二花

C. 冬花　　　　　D. 银花

E. 二宝花

561. 2.1.5 坤草是指益母草（　　）。

A. 正确　　　　　B. 错误

562. 2.1.5 乌扇是指（　　）。

A. 乌头　　　　　B. 射干

C. 附子　　　　　D. 肉桂

563. 2.1.5 仙遗粮是指（　　）。

A. 茯苓　　　　　B. 射干

C. 仙鹤草　　　　D. 土茯苓

564. 2.1.5 金银花处方常开为（　　）。

A. 双花　　　　　B. 二花

C. 忍冬花　　　　D. 金花

E. 银花

565. 2.1.5 千张纸所指的药材是（　　）。

A. 补骨脂　　　　B. 木蝴蝶

C. 白芷　　　　　D. 女贞子

566. 2.1.5 元胡指的是（　　）。

A. 胡黄连　　　　B. 南柴胡

C. 黑胡椒　　　　D. 延胡索

567. 2.1.5　破故纸是指（　　）。

A. 补骨脂　　　　B. 木蝴蝶

C. 洋金花　　　　D. 女贞子

568. 2.1.5　牵牛子的别名有（　　）。

A. 坤草　　　　　B. 破故纸

C. 淡大云　　　　D. 白丑

569. 2.1.5　桂丁香是下列哪味药别名（　　）。

A. 肉桂子　　　　B. 母丁香

C. 桂子　　　　　D. 川楝子

570. 2.1.5　木蝴蝶的别名有（　　）。

A. 玉蝴蝶　　　　B. 破故纸

C. 千张纸　　　　D. 木兰花

E. 洋故纸

571. 2.1.5　仙人衣的正名是（　　）。

A. 蝉衣　　　　　B. 蛇蜕

C. 蝉蜕　　　　　D. 龙衣

572. 2.1.5　处方写鸡苏调配时应付（　　）。

A. 紫苏　　　　　B. 荆芥

C. 鸡内金　　　　D. 薄荷

573. 2.1.5　大力子的正名是（　　）。

A. 鼠粘子　　　　B. 牛蒡子

C. 车前子　　　　D. 牵牛子

574. 2.1.5　洋故纸的正名是（　　）。

A. 玉蝴蝶　　　　B. 木蝴蝶

C. 补骨脂　　　　D. 破故纸

575. 2.1.5　龙衣的正名是（　　）。

A. 地龙　　　　　B. 蛇蜕

C. 蝉蜕　　　　　D. 蛇皮

576. 2.1.5　孩儿参即太子参的别名（　　）。

A. 正确　　　　　B. 错误

577. 2.1.5　双花系书写处方所采用的（　　）。

A. 并开药名　　　B. 脚注

C. 别名　　　　　D. 无其他含义

578. 2.1.5　下列属于处方正名的是（　　）。

A. 玉蝴蝶　　　　B. 千张纸

C. 木蝴蝶　　　　D. 羊故纸

579. 2.1.5　下列那个不是冰片的别名（　　）。

A. 梅片　　　　　B. 元明粉

C. 艾片　　　　　D. 龙脑香

580. 2.1.5　"新会皮"是指（　　）。

A. 肉桂　　　　　B. 厚朴

C. 秦皮　　　　　D. 陈皮

581. 2.1.5　下列药物处方用名与正名组合错误的是（　　）。

A. 旋复花（金沸草）

B. 梅花（绿萼梅）

C. 通草（通脱木）

D. 益母草（坤草）

582. 2.1.5　下列药物处方用名与正名组合错误的是（　　）。

A. 牛黄（丑宝）

B. 忍冬藤（金银藤）

C. 玄参（鸡苏）

D. 荆芥（假苏）

583. 2.1.5　下列药物处方用名与正名组合错误的是（　　）。

A. 野菊花（苦薏）

B. 防风（屏风）

C. 辛夷（望春花）

D. 蒲公英（蕺菜）

584. 2.1.5　下列中药别名不正确的是（　　）。

A. 大黄—锦纹

B. 决明子—石决明

C. 黄连—川连

D. 防风—屏风

585. 2.1.5　处方写黄花地丁，应付（　　）。

A. 紫花地丁　　　B. 益母草

C. 金钱草　　　　D. 蒲公英

586. 2.1.5 处方写乌扇，应付（　　）。

A. 川乌　　　　　B. 草乌

C. 射干　　　　　D. 乌药

587. 2.1.5 处方写坤草，应付（　　）。

A. 益母草　　　　B. 薄荷

C. 荆芥　　　　　D. 金钱草

588. 2.1.5.0 附子的别名有（　　）。

A. 川附片　　　　B. 淡附片

C. 白附子　　　　D. 炮附子

E. 禹白附

589. 2.1.5.0 双花系书写处方所采用的（　　）。

A. 并开　　　　　B. 别名

C. 脚注　　　　　D. 无其他含意

590. 2.1.5.0 仙灵脾的别名是淫羊藿（　　）。

A. 正确　　　　　B. 错误

591. 2.2 中药饮片调剂的第一个关键环节是（　　）。

A. 审方　　　　　B. 调配

C. 计价　　　　　D. 复核

592. 2.2 戥秤的工作原理是杠杆原理，支点是戥纽，重点是戥铊，力点是戥杆（　　）。

A. 正确　　　　　B. 错误

593. 2.2.1.1 下列选项中，不能和甘草配伍应用的是（　　）。

A. 甘遂　　　　　B. 党参

C. 姜半夏　　　　D. 丹参

594. 2.2.1.1 下列选项中，不能和人参配伍应用的是（　　）。

A. 甘草　　　　　B. 藜芦

C. 白术　　　　　D. 附子

595. 2.2.1.1 下列选项中，可以和乌头类配伍应用的是（　　）。

A. 法半夏　　　　B. 天花粉

C. 白及　　　　　D. 桂枝

596. 2.2.1.1 可与藜芦同用的药材是（　　）。

A. 白蔹　　　　　B. 细辛

C. 人参　　　　　D. 芍药

597. 2.2.1.1 可与乌头类药材同用的是（　　）。

A. 半夏　　　　　B. 白蔹

C. 瓜蒌　　　　　D. 甘草

598. 2.2.1.1 可与甘草同用的药材是（　　）。

A. 海藻　　　　　B. 京大戟

C. 甘遂　　　　　D. 白及

599. 2.2.1.2 十九畏中，官桂畏（　　）。

A. 五灵脂　　　　B. 赤石脂

C. 人参　　　　　D. 巴豆

600. 2.2.1.2 十九畏中，丁香畏（　　）。

A. 朴硝　　　　　B. 五灵脂

C. 郁金　　　　　D. 人参

601. 2.2.1.2 十九畏中，硫黄畏（　　）。

A. 牵牛子　　　　B. 人参

C. 五灵脂　　　　D. 朴硝

602. 2.2.1.2 十九畏中硫黄畏（　　）。

A. 水银　　　　　B. 朴硝

C. 狼毒　　　　　D. 牵牛

603. 2.2.1.2 十九畏中水银畏（　　）。

A. 水银　　　　　B. 狼毒

C. 砒霜　　　　　D. 人参

604. 2.2.1.2 十九畏中巴豆畏（　　）。

A. 五灵脂　　　　B. 朴硝

C. 人参　　　　　D. 牵牛

605. 2.2.1.3 属于妊娠禁用药的选项是（　　）。

A. 三棱　　　　　B. 杏仁

C. 天仙子　　　　　D. 千金子

606. 2.2.1.3　属于妊娠慎用药的选项是（　　）。

A. 莪术　　　　　　B. 桃仁

C. 丁公藤　　　　　D. 雄黄

607. 2.2.1.3　下列选项中，属于妊娠忌服药的是（　　）。

A. 穿山甲　　　　　B. 川牛膝

C. 砂仁　　　　　　D. 千金子

608. 2.2.1.3　下列不属于妊娠慎用药的是（　　）。

A. 肉桂　　　　　　B. 大黄

C. 黄芪　　　　　　D. 三七

609. 2.2.1.3　下列不属于妊娠忌用药的是（　　）。

A. 千金子　　　　　B. 千金子霜

C. 天仙子　　　　　D. 大黄

610. 2.2.1.3　下列不属于妊娠禁用药的是（　　）。

A. 川牛膝　　　　　B. 巴豆

C. 附子　　　　　　D. 益母草

611. 2.2.2　下列选项中，调配处方时需要临时捣碎的是（　　）。

A. 麦冬　　　　　　B. 天花粉

C. 知母　　　　　　D. 法半夏

612. 2.2.2　下列不属于需临方捣碎的饮片是（　　）。

A. 法半夏　　　　　B. 砂仁

C. 沉香　　　　　　D. 白芍

613. 2.2.2.1　下列中药，需要串料的是（　　）。

A. 龙眼肉　　　　　B. 熟地黄

C. 黄精　　　　　　D. 桃仁

E. 牛黄

614. 2.2.2.1　有一恶劣气味不能与其他中药同贮或同装一药斗的中药是（　　）。

A. 阿魏　　　　　　B. 罂粟壳

C. 牛黄　　　　　　D. 龟甲

615. 2.2.2.1　下列需要另包处理，以便于制剂的中药有哪些（　　）。

A. 油性类

B. 树脂类

C. 质地柔软、纤维性大的中药

D. 动物类

E. 贵重药品及芳香易挥发的药物

616. 2.2.2.1　熟地黄粉碎采用（　　）。

A. 串油　　　　　　B. 串料

C. 干燥　　　　　　D. 冷冻

617. 2.2.2.1　编排斗谱时，山药片和天花粉应该放在一块，便于记忆（　　）

A. 正确　　　　　　B. 错误

618. 2.2.2.1　黏度大的药材在调配时应放在最下面（　　）。

A. 正确　　　　　　B. 错误

619. 2.2.2.1　药材单独粉碎后，再加入其他处方药物细粉，共同粉碎，称为"串料"（　　）。

A. 正确　　　　　　B. 错误

620. 2.2.2.1　处方调配时下列哪些药材需单包另放（　　）。

A. 苦杏仁　　　　　B. 砂仁

C. 大黄　　　　　　D. 白术

E. 山药

621. 2.2.2.1　下列属于易串味的药材是（　　）。

A. 麻黄　　　　　　B. 丁香

C. 红花　　　　　　D. 防己

622. 2.2.2.1　下列中药品种中不是采用"串料"法粉碎的是（　　）。

A. 苦杏仁　　　　　B. 龙眼肉

C. 熟地黄　　　　　D. 黄精

623. 2.2.2.1　熟地与天冬、桂圆肉均为黏性药料，宜串料粉碎（　　）。

A. 正确　　　　　　B. 错误

624. 2.2.2.1　需要串料粉碎的饮片

是（　　）。

A. 熟地　　　　　B. 酸枣仁

C. 苦杏仁　　　　D. 五味子

625. 2.2.2.1　对黏性、糖类药材，先与处方中的其他药材细粉共同串压后，烘干，再粉碎，俗称"串油"（　　）。

A. 正确　　　　　B. 错误

626. 2.2.2.2　不属于贵细药材的选项是（　　）。

A. 人参　　　　　B. 西红花

C. 三七　　　　　D. 附子

627. 2.2.2.2　真品西红花的鉴别现象是（　　）。

A. 取少许放入水中，水为黄色，历久不浑

B. 取少许放入水中，水为红色，水面现油脂

C. 加碘液一滴，呈蓝紫色

D. 水浸后易破碎

628. 2.2.2.2　下列是贵细药材的是（　　）。

A. 三七　　　　　B. 海狗肾

C. 鹿茸　　　　　D. 西洋参

E. 潞党参

629. 2.2.2.2　属于贵细品种的是（　　）。

A. 羚羊角　　　　B. 三七

C. 海狗肾　　　　D. 红花

E. 西洋参

630. 2.2.2.2　西红花调配时应单包，入汤剂宜另煎（　　）。

A. 正确　　　　　B. 错误

631. 2.2.2.2　下列属于贵细饮片的是（　　）。

A. 文三七　　　　B. 田三七

C. 金不换　　　　D. 景天三七

E. 菊科三七

632. 2.2.2.2　人参、西洋参、红花、西红花均属于贵细药材（　　）。

A. 正确　　　　　B. 错误

633. 2.2.2.2　不属于贵细饮片的是（　　）。

A. 冬虫夏草　　　B. 羚羊角

C. 鹿茸　　　　　D. 黄芪

634. 2.2.2.2　根据鲜参不同加工方法大体可分为（　　）。

A. 红参　　　　　B. 生晒参

C. 白参　　　　　D. 糖参

E. 大力参

635. 2.2.2.2　下列属于贵细饮片的品种有（　　）。

A. 冬虫夏草　　　B. 三七

C. 西红花　　　　D. 牛黄

E. 红花

636. 2.2.2.2　冬虫夏草、三七、人参、鹿茸、红花、西洋参、牛黄属贵细中药（　　）。

A. 正确　　　　　B. 错误

637. 2.2.2.2　属于细贵中药的是（　　）。

A. 大黄　　　　　B. 三七

C. 熊胆　　　　　D. 麝香

E. 海马

638. 2.2.2.3　下列哪味中药，生用时燥湿利水的作用强，土炒后增强健脾止泻的作用（　　）。

A. 白术　　　　　B. 苍术

C. 甘草　　　　　D. 黄芪

639. 2.2.2.3　黄柏酒炙的目的是（　　）。

A. 是有效成分易于煎出

B. 降低毒性

C. 便于储存

D. 引药上行，清上焦湿热

640. 2.2.2.3　酒炙黄芩可以增强清热燥湿、泻火解毒的作用（　　）。

A. 正确　　　　　B. 错误

641. 2.2.2.3　有关当归的描述，正

确的有（　　）。

A. 当归头止血而上行

B. 当归身主养血

C. 当归尾活血化瘀

D. 全当归补血活血

E. 酒炙当归有止血作用，用于血虚便溏患者

642. 2.2.2.3　黄芪生用偏补气升阳，蜜炙固表止汗（　　）。

A. 正确　　　　B. 错误

643. 2.2.2.3　川楝子炒焦后可降低毒性（　　）。

A. 正确　　　　B. 错误

644. 2.2.2.3　黄芪补气升阳多用（　　）。

A. 蜜炙　　　　B. 米炒

C. 酒炙　　　　D. 炒炭

645. 2.2.2.3　生甘草以清火解毒见长，蜜炙后能增强补脾益气和中作用（　　）。

A. 正确　　　　B. 错误

646. 2.2.2.3　下列药物炮制后药性改变说法错误的是（　　）。

A. 党参蜜制后增强补中益气作用

B. 白术炒焦后增强止血安胎作用

C. 甘草蜜制后味甘偏温

D. 当归酒制后增强活血散瘀作用

647. 2.2.2.3　党参增强补中益气作用的制法是（　　）。

A. 生用　　　　B. 米炒

C. 蜜炙　　　　D. 麸炒

648. 2.2.2.4　以下不宜入煎药剂的是（　　）。

A. 车前子　　　B. 雷丸

C. 海金沙　　　D. 附子

649. 2.2.2.3　醋制柴胡可以（　　）。

A. 缓和升散之性，增强疏肝止痛作用

B. 抑制升浮之性

C. 增强解表退热作用

D. 增强清肝退热功能

650. 2.3.1　处方核对人员必须具备的条件是具有审方的能力和辨别各类中药的能力（　　）。

A. 正确　　　　B. 错误

651. 2.3.1　处方核对人员必须具备的条件（　　）。

A. 药师　　　　B. 执业药师

C. 初级调剂员　D. 中级调剂员

E. 高级调剂员

652. 2.3.1　关于处方核对人员，下列说法不正确的是（　　）。

A. 应具备审方的能力

B. 应具有鉴别中药的能力

C. 发现处方有错可以进行修改

D. 核对完必须签名

653. 2.3.1　佐药的意义有（　　）。

A. 佐助　　　　B. 佐制

C. 佐须　　　　D. 反佐

E. 佐使

654. 2.3.1　在一个方剂中，不可缺少的药是（　　）。

A. 臣药　　　　B. 佐药

C. 君药　　　　D. 使药

655. 2.3.1　处方调配复核时，只要调配的药品与处方相符即可签字，包装药品（　　）。

A. 正确　　　　B. 错误

656. 2.3.1　处方复核人员必须具备辨别各类中药饮片的能力（　　）。

A. 正确　　　　B. 错误

657. 2.3.1.0　审方人员必须是执业医师或药师（　　）。

A. 正确　　　　B. 错误

658. 2.3.1.1　处方复核人员应是（　　）。

A. 高中水平药学技术人员

B. 专科水平药学技术人员

C. 本科水平药学技术人员

D. 执业药师或从业药师

659. 2.3.1.1 审方人员必须是执业药师（　　）。

A. 正确　　　　　　B. 错误

660. 2.3.1.1 处方核对人员必须具备的条件（　　）。

A. 具有审方的能力

B. 辨别各类中药的能力

C. 诊断基本疾病的能力

D. 治疗疾病的基本能力

661. 2.3.1.1 处方审核人员必须具备执业药师或药师资格（　　）。

A. 正确　　　　　　B. 错误

662. 2.3.1.1 审方人员应是执业药师或药师（　　）。

A. 正确　　　　　　B. 错误

663. 2.3.1.1 炒黄经过净选和切制的药材置于热锅内，用武火炒至表面颜色加深或表皮爆裂或爆花并逸出香气（　　）。

A. 正确　　　　　　B. 错误

664. 2.3.1.1 炒黄的火候是（　　）。

A. 文火　　　　　　B. 中火

C. 武火　　　　　　D. 先文后武

665. 2.3.1.2 处方中出现下列哪种情况时，复核时应纠正（　　）。

A. 开牛膝付川牛膝

B. 开白术付炒白术

C. 开麦芽付炒麦芽

D. 开川军付大黄

666. 2.3.1.2 下列不属于中药处方调配后应复核的内容是（　　）。

A. 特殊处理饮片是否单包并注明用法

B. 药品质量有无虫蛀、发霉变质等现象

C. 饮片剂量、剂数是否与处方相符

D. 医师签名是否与留样一致

667. 2.3.1.2 中药调剂员应能识别中药品种（　　）。

A. 正确　　　　　　B. 错误

668. 2.3.1.2 炒焦是将净制的药材置于热锅内，用中火或武火加热翻炒至药物表面焦黄色或焦褐色，内呈淡黄色或焦黄色，具有焦香气（　　）。

A. 正确　　　　　　B. 错误

669. 2.3.1.2 炒焦一般用中火，炒至药材表面呈什么颜色（　　）。

A. 黄色　　　　　　B. 焦黑色

C. 焦褐色　　　　　D. 淡黄色

670. 2.3.1.3 小茴香、橘核、荔枝核等盐炙的目的是（　　）。

A. 增强补肾固精作用

B. 增强疗疝止痛功效

C. 增强补肾利尿作用

D. 起矫味防腐作用

671. 2.3.2 调配复核内容和注意点包括（　　）。

A. 调配药味的核对

B. 处方应付的核对

C. 药物剂量的核对

D. 药物剂数的核对

E. 特殊处理的核对

672. 2.3.2 复核是中药调剂的重要环节，下列属于复核的常规要求有（　　）。

A. 审查有无配伍禁忌药物

B. 调配药品是否与处方相符

C. 调配药品剂量、剂数是否与处方相符

D. 需要包煎、后下、冲服等是否单包并注明用法

E. 药品质量有无虫蛀、发霉变质，调配处方有无乱代乱用等

673. 2.3.2 关于复核，下列说法正确的是（　　）。

A. 应检查有无漏药

B. 应检查毒性药物的用法用量是否正确

C. 应检查处方应付是否正确

D. 应检查特殊入药者是否单包并注明用法

E. 核对完必须签名确认

674. 2.3.2 复核特殊入药顺序时，包括（　　）。

A. 先煎　　　　B. 后下

C. 烊化　　　　D. 包煎

E. 另煎

675. 2.3.2 关于复核，下列说法正确的是（　　）。

A. 应检查处方有无配伍禁忌

B. 应检查调配药物与处方是否相

C. 应检查价格是否正确

D. 应检查特殊入药者是否单包并注明用法

E. 应检查药品质量是否合格

676. 2.3.2 处方调配时需要特殊处理的中药只需单包无需注明用法（　　）。

A. 正确　　　　B. 错误

677. 2.3.2 处方调配复核时，应注意调配药品剂量、剂数是否与处方相符（　　）。

A. 正确　　　　B. 错误

678. 2.3.2 处方调配复核内容不包括（　　）。

A. 药味是否齐全　B. 有无配伍禁忌

C. 有无妊娠禁忌　D. 诊断是否正确

679. 2.3.2 中药复核的内容还应包括药品质量有无虫蛀、发霉变质等（　　）。

A. 正确　　　　B. 错误

680. 2.3.2 下列关于中药复核内容正确的是（　　）。

A. 特殊处理药物的核对

B. 配伍禁忌的核对

C. 有毒中药剂量用法的核对

D. 药味的核对

E. 患者姓名性别年龄、住址、医师签字、日期的核对

681. 2.3.2 中药复核的内容不包括（　　）。

A. 有无用药禁忌　B. 剂数是否相符

C. 药味是否相符　D. 计价是否准确

682. 2.3.2.1 调配复核的内容是（　　）。

A. 处方应配的核对

B. 药物剂量的核对

C. 特殊处理的核对

D. 配伍禁忌的核对

E. 孕妇禁忌药物的核对

683. 2.3.2.1 处方开腹皮子应该调配（　　）。

A. 大腹皮

B. 生槟榔

C. 大腹皮、生槟榔

D. 金樱子、大腹皮

684. 2.3.2.1 复核结束后可不用签名（　　）。

A. 正确　　　　B. 错误

685. 2.3.2.1 全紫苏不包括（　　）。

A. 紫苏子　　　　B. 紫苏梗

C. 紫苏叶　　　　D. 紫苏根

686. 2.3.2.2 处方写金铃子应该付川楝子（　　）。

A. 正确　　　　B. 错误

687. 2.3.2.2 以下应付正确的是（　　）。

A. 炒知柏应付盐知母、盐黄柏

B. 二蒺藜应付刺蒺藜、白蒺藜

C. 二芍应付赤芍、白芍

D. 二乌应付川乌、乌药

E. 谷麦芽应付生谷芽、生麦芽

688. 2.3.2.2 处方写豆蔻应付（　　）。

A. 红豆蔻　　　　B. 白豆蔻

C. 草豆蔻　　　　　D. 肉豆蔻

689. 2.3.2.2　处方写白术应付麸炒白术（　　）。

A. 正确　　　　　B. 错误

690. 2.3.2.2　下列药物如果在复核中同时发现应该及时处理的是（　　）。

A. 乌头和白及　　B. 人参和藜芦

C. 人参和五灵脂　D. 人参和甘草

E. 人参和茯苓

691. 2.3.2.2　侧柏叶应付（　　）。

A. 盐炙品　　　　B. 蜜炙品

C. 麸制品　　　　D. 炭制品

692. 2.3.2.2　下列处方药名即付蜜炙的品种是（　　）。

A. 黄芪　　　　　B. 熟大黄

C. 枳实　　　　　D. 艾叶

693. 2.3.2.3　调配复核内容应该包括（　　）。

A. 药味　　　　　B. 剂量

C. 配伍禁忌　　　D. 毒麻药剂量

E. 以上都不是

694. 2.3.2.4　特殊处理是指某些中药在调配时应该（　　）。

A. 包煎　　　　　B. 先煎

C. 后下　　　　　D. 烊化

E. 冲服

695. 2.3.2.4　下列需要另煎的药是（　　）。

A. 龙骨　　　　　B. 豆蔻

C. 西洋参　　　　D. 车前子

696. 2.3.2.4　下列药物需要后下的是（　　）。

A. 麻黄　　　　　B. 砂仁

C. 钩藤　　　　　D. 生苦杏仁

E. 广藿香

697. 2.3.2.4　以下需先煎的中药是（　　）。

A. 沉香　　　　　B. 徐长卿

C. 制川乌　　　　D. 旋复花

698. 2.3.2.4　以下需包煎的中药是（　　）。

A. 饴糖　　　　　B. 三七

C. 鹿茸　　　　　D. 蒲黄

699. 2.3.2.4　下列药物处理方法错误的是（　　）。

A. 生鳖甲先煎　　B. 豆蔻后下

C. 红参先煎　　　D. 阿胶烊化

700. 2.3.2.4　下列饮片入煎剂不应后下的是（　　）。

A. 苦杏仁　　　　B. 蒲黄

C. 钩藤　　　　　D. 鱼腥草

701. 2.3.2.4　需要包煎的中药是（　　）。

A. 紫苏子　　　　B. 葶苈子

C. 莱菔子　　　　D. 马钱子

702. 2.3.2.5　十九畏中的丁香畏（　　）。

A. 巴豆　　　　　B. 郁金

C. 附子　　　　　D. 乌头

703. 2.3.2.5　下列与川乌不属配伍禁忌的是（　　）。

A. 西洋参　　　　B. 天花粉

C. 浙贝母　　　　D. 白及

704. 2.3.2.6　下列属于《中国药典》规定的孕妇禁用药有（　　）。

A. 苏木　　　　　B. 水蛭

C. 芫花　　　　　D. 麝香

E. 巴豆

705. 2.3.2.6　以下哪种药为孕妇禁用的（　　）。

A. 决明子　　　　B. 芒硝

C. 火麻仁　　　　D. 郁李仁

706. 2.3.2.6　下列属于孕妇慎用药的是（　　）。

A. 千金子　　　　B. 天仙子

C. 红花　　　　　D. 附子

707. 2.3.2.7　毒性中药和药性峻猛中药用法超量时应（　　）。

A. 按医生处方调配

B. 按常规用量进行调配

C. 与处方医生联系，或经处方医生重新签字后方可调配

D. 与患者商量需要多少用量

708. 2.3.2.7 车前子的处理应是（ ）。

A. 后下 B. 包煎

C. 另煎 D. 混煎

709. 2.3.2.7 处方中若有吴茱萸时剂量应是（ ）。

A. 2~6g B. 0.1~0.5g

C. 3~9g D. 1.5~4.5g

710. 2.3.2.7 罂粟壳为特殊管理类药品，其使用要求错误的是（ ）。

A. 处方应付为炙罂粟壳

B. 需使用麻醉处方、双签字

C. 剂量控制在3~6g

D. 需单独煎煮

711. 2.3.2.7 关于下列毒性中药用法用量说法正确的是（ ）。

A. 生巴豆外用，去油取霜后多入丸散，不入煎剂

B. 生天南星和生半夏炮制后入煎剂应先煎

C. 生马钱子砂烫后用量为0.03~0.06g

D. 红粉入煎剂时应包煎

712. 2.3.2.7 调配毒性中药时应严格审查用量（ ）。

A. 正确 B. 错误

713. 2.3.2.7 中药调剂员应能对毒性药品的剂量准确掌握（ ）。

A. 正确 B. 错误

714. 2.4.1 影响中成药稳定性的外在因素不包括（ ）。

A. 温度 B. 季节

C. 湿度 D. 光线

715. 2.4.1.1 黄酒在药物炮制中发挥的作用为（ ）。

A. 增强活血作用 B. 增强收敛作用

C. 矫嗅矫味 D. 防腐

E. 引药入肝经

716. 2.4.1.1 酒炙目的不包括（ ）。

A. 降低毒性与缓和药性

B. 引药上行

C. 增强活血通络作用

D. 起矫臭作用

717. 2.4.1.1 黄酒在中药炮制中可以增强活血作用（ ）。

A. 正确 B. 错误

718. 2.4.1.1 炮制后可使药物具有引药上行作用的方法是（ ）。

A. 醋炙 B. 蜜炙

C. 姜炙 D. 酒炙

719. 2.4.1.1 不是酒炙的目的的选项是（ ）。

A. 引药上行

B. 增强活血通络的作用

C. 增强补中益气作用

D. 矫臭去腥

720. 2.4.1.1 下列能增强活血功效的炙法是（ ）。

A. 酒炙法 B. 醋炙法

C. 盐炙法 D. 蜜炙法

721. 2.4.1.1 黄柏经黄酒炙后可以（ ）。

A. 清上焦湿热，入血分

B. 理气

C. 清下焦湿热

D. 消食化积

722. 2.4.1.1 一般不用黄酒进行炮制加工的药物是（ ）。

A. 大黄 B. 丹皮

C. 怀牛膝 D. 斑蝥

723. 2.4.1.1 浸泡药材制药酒多用黄酒（ ）。

A. 正确　　　　B. 错误

724. 2.4.1.1　酒炙法中黄酒的主要功能是（　　）。

A. 升提　　　　B. 增强活血

C. 制寒　　　　D. 矫臭

E. 防腐

725. 2.4.1.1　药物通过酒炙能（　　）。

A. 增强活血化瘀作用

B. 引药入肝

C. 引药入肾

D. 清热解毒

726. 2.4.1.1　常山酒炒后可以增强清上焦湿热的作用（　　）。

A. 正确　　　　B. 错误

727. 2.4.1.1　用寒远寒，用热远热，正是中医治疗因时制宜原则的具体表现（　　）。

A. 正确　　　　B. 错误

728. 2.4.1.2　醋在药物炮制中发挥的作用为（　　）。

A. 增强活血作用

B. 增强收敛作用

C. 矫嗅矫味

D. 利于有效成分煎出

E. 引药入肝经

729. 2.4.1.2　芫花醋炙的目的是（　　）。

A. 引药入肝，增强疗效

B. 引药上行，增强疗效

C. 缓和药性，解毒

D. 利于有效成分煎出

730. 2.4.1.2　在炮制所用辅料中，具散瘀止血、理气、止痛、行水、解毒、矫臭矫味功效的辅料为（　　）。

A. 酒　　　　B. 食盐水

C. 醋　　　　D. 米泔水

731. 2.4.1.2　下列适合用醋炮制的药材有（　　）。

A. 甘遂　　　　B. 柴胡

C. 当归　　　　D. 延胡索

E. 青皮

732. 2.4.1.2　醋炙的目的有（　　）。

A. 引药入肾，增强疗效

B. 增强药物收敛作用

C. 缓和药性

D. 利于煎出有效成分

E. 矫味矫臭

733. 2.4.1.2　青皮经酒炙后可以入肝，更好的治疗肝经疾病（　　）。

A. 正确　　　　B. 错误

734. 2.4.1.2　五倍子醋制后可以（　　）。

A. 降低毒性　　　B. 增强收敛作用

C. 方便调剂　　　D. 增强解毒功能

735. 2.4.1.2　醋作为中药炮制常用辅料，作用不包括（　　）。

A. 解毒　　　　B. 矫味

C. 理气止痛　　　D. 止呕

736. 2.4.1.2　醋炙法中米醋的主要功能不包括（　　）。

A. 引药入肝

B. 缓和药性

C. 有利于煎出有效成分和粉碎

D. 增强润肺作用

737. 2.4.1.2　药物通过醋炙能（　　）。

A. 增强活血化瘀作用

B. 引药入肝

C. 引药入肾

D. 清热解毒

738. 2.4.1.3　盐在药物炮制中发挥的作用为（　　）。

A. 增强活血作用　B. 增强收敛作用

C. 增强利尿作用　D. 引药入肾经

E. 引药入肝经

739. 2.4.1.3　哪些药材一般是用盐炙的（　　）。

A. 枸杞子　　　　B. 金银花

C. 川贝母　　　　D. 知母

740. 2.4.1.3　杜仲、巴戟天、补骨脂盐炙后能（　　）。

A. 增强止痛功效

B. 增强利尿作用

C. 增强补肝肾作用

D. 增强滋阴降火作用

741. 2.4.1.3　在中药炮制中，盐制的目的有（　　）。

A. 引药下行

B. 增强滋阴降火作用

C. 增强活血通络作用

D. 缓和药物辛燥之性

E. 矫臭矫味

742. 2.4.1.3　有关盐炙法，正确的是（　　）。

A. 可引药入肾，增强疗效

B. 增强利尿作用

C. 操作方法有先拌后炒和先炒后拌

D. 溶化食盐时加水量应在 5 倍以上

E. 炒时火力宜大，快速炒干

743. 2.4.1.3　除下列哪味药都可以用盐炙法炮制（　　）。

A. 巴戟天　　　　B. 小茴香

C. 黄柏　　　　　D. 五灵脂

744. 2.4.1.3　下列不属于盐炙法作用的是（　　）。

A. 引药入肾

B. 增强利尿的作用

C. 增强收敛作用

D. 增强滋阴降火作用

745. 2.4.1.3　小茴香经加哪种辅料炮制后可以入肾（　　）。

A. 盐　　　　　　B. 酒

C. 麦麸　　　　　D. 蜂蜜

746. 2.4.1.3　知母盐炙一般是直接加盐水，文火炒干（　　）。

A. 正确　　　　　B. 错误

747. 2.4.1.3　下列中药炮制常用辅料中具有强筋骨、软坚散结、防腐等作用的是（　　）。

A. 酒　　　　　　B. 食盐水

C. 生姜汁　　　　D. 蜂蜜

748. 2.4.1.3　盐炙法中食盐的主要功能不包括（　　）。

A. 矫臭矫味

B. 引药入肾，增强疗效

C. 增强利尿作用

D. 增强滋阴降火作用

749. 2.4.1.3　药物通过盐炙能（　　）。

A. 增强活血化瘀作用

B. 引药入肝

C. 引药入肾

D. 清热解毒

750. 2.4.1.3　根据因人制宜的中医治疗原则，形体魁梧者药量宜小，形体弱小者宜大（　　）。

A. 正确　　　　　B. 错误

751. 2.4.11.2　中医在治疗时应该因时、因地、因人制宜，三者结合（　　）。

A. 正确　　　　　B. 错误

752. 2.4.2　煎膏剂、糖浆剂应储存在（　　）。

A. 阴凉处　　　　B. 凉暗处

C. 冷处　　　　　D. 常温处

753. 2.4.2　片剂的特点包括（　　）。

A. 溶出度及生物利用好

B. 剂量准确、含量差异小

C. 服用、携带、运输方便

D. 质量稳定，为干燥固体

E. 儿童服用方便

754. 2.4.2.1　下列关于酒炙的操作说法中错误的是（　　）。

A. 酒炙多用黄酒

B. 边炒药，边加酒

C. 大多药物先拌酒，后炒药

D. 文火炒干

755. 2.4.2.1　酒炙多用黄酒，一般是先炒药后拌酒（　　）。

A. 正确　　　　　B. 错误

756. 2.4.2.1　酒炙的炮制目的是（　　）。

A. 缓和苦寒药性，引药上行，清上焦邪热

B. 利于溶出，协同发挥作用，增强活血通络功能

C. 除去或减弱腥臭气味，便于服用，发挥疗效

D. 引药入肝，增强活血散瘀，疏肝止痛的作用

E. 引药下行，增强滋阴降火，疗疝止痛的作用

757. 2.4.2.1　酒炙操作多用白酒，具升提作用，又可活血，兼矫味防腐（　　）。

A. 正确　　　　　B. 错误

758. 2.4.2.1　酒炙是将一定量的黄酒与药物拌匀，至锅内大火快速炒干（　　）。

A. 正确　　　　　B. 错误

759. 2.4.2.1　酒炙法中黄酒用量一般为药物每 100kg，用黄酒（　　　）。

A. 30kg　　　　　B. 10～20kg

C. 10kg　　　　　D. 5kg

760. 2.4.2.1　酒炙法多用黄酒，待酒被吸尽后，置锅内用中火炒干（　　）。

A. 正确　　　　　B. 错误

761. 2.4.2.1　酒炙多用什么酒（　　）。

A. 红酒　　　　　B. 黄酒

C. 白酒　　　　　D. 米酒

762. 2.4.2.1　酒炙法是将酒与药物拌匀，待酒被吸收后，文火炒干（　　）。

A. 正确　　　　　B. 错误

763. 2.4.2.1　关于酒炙的操作方法，下列说法不正确的是（　　）。

A. 酒炙多用黄酒，一般先拌酒后炒药

B. 用酒闷润药物的过程中，容器应加盖

C. 酒的用量宜大，不可加水稀释

D. 加热炒制火力不可过大，勤翻动

E. ABCD 均错误

764. 2.4.2.1　下列关于酒炙法操作中错误的是（　　）。

A. 先拌酒后炒药

B. 多用黄酒

C. 酒的用量小时，可加适量水稀释

D. 用武火炒干

E. 用文火炒干

765. 2.4.2.1　酒炙多用白酒，一般先拌酒后炒药，将一定量的酒与药物拌匀，放置闷润，待酒被吸尽后，置锅内用文火炒干（　　）。

A. 正确　　　　　B. 错

766. 2.4.2.1　解表药均宜热服以助药力（　　）。

A. 正确　　　　　B. 错误

767. 2.4.2.1　呕吐病人或中毒病人应冷服汤剂（　　）。

A. 正确　　　　　B. 错误

768. 2.4.2.2　下列药物中采用先拌醋后炒方法的是（　　）。

A. 延胡索　　　　B. 乳香

C. 没药　　　　　D. 五灵脂

769. 2.4.2.2　醋炙乳香时应（　　）。

A. 先加醋，后炒

B. 先炒药，后喷醋

C. 醋何时加入没有影响

D. 醋应在药材炒好放凉之后才能加入

770. 2.4.2.2　除动物粪便类的药材外，其他醋炙的药物均采用先拌醋后炒药的操作方法（　　）。

A. 正确　　　　B. 错误

771. 2.4.2.2 醋炙乳香时，先将乳香大小分档，用醋拌匀闷润，待醋被吸尽后，置炒制容器内用中火加热，炒至表面熔化显油亮光泽时，取出，晾凉（　　　）。

A. 正确　　　　B. 错误

772. 2.4.2.2 先炒药后加醋是下列哪味药物的炮制方法

A. 延胡索　　　B. 乳香
C. 甘遂　　　　D. 香附

773. 2.4.2.2 醋炙的操作方法是（　　　）。

A. 先拌醋后炒　B. 先炒药后加醋
C. 醋和药一起炒 D. A 和 B

774. 2.4.2.2 延胡索醋炙是将延胡索与米醋拌匀，直接文火炒干（　　　）。

A. 正确　　　　B. 错误

775. 2.4.2.2 延胡索醋炙时应先炒药后加醋（　　　）。

A. 正确　　　　B. 错误

776. 2.4.2.2 下列关于醋炙法的操作中错误的是（　　　）。

A. 延胡索要先拌醋后炒
B. 青皮先拌醋后炒
C. 乳香先炒药后加醋
D. 五灵脂要先拌醋后炒药
E. 一律先拌醋后抄

777. 2.4.2.2 醋炙可以先拌醋后炒，也可先炒药后加醋；前者多用于树脂类和动物粪便类药物（　　　）。

A. 正确　　　　B. 错误

778. 2.4.2.2 热性疾病应当禁食或少食酒类、辣味、鱼类、肉类等食物（　　　）。

A. 正确　　　　B. 错误

779. 2.4.2.2 小儿服药，药液以少量多次为好（　　　）。

A. 正确　　　　B. 错误

780. 2.4.2.3 下列药物中采用先拌盐水后炒方法进行盐炙的是（　　　）。

A. 黄柏　　　　B. 知母
C. 车前子　　　D. 菟丝子

781. 2.4.2.3 盐炙时应注意（　　　）。

A. 加水量是食盐的 4～5 倍
B. 含黏液多的药物可以先用盐水拌润，然后再炒
C. 盐炙火力应用稍大的文火，炒至表面微黄
D. 盐炙火力宜小，炒干即可
E. 杜仲盐炙要炒至焦黑色，断丝为度

782. 2.4.2.3 先抄药后加盐水是下列哪味药物的炮制方法（　　　）。

A. 知母　　　　B. 黄柏
C. 小茴香　　　D. 沙苑子

783. 2.4.2.3 关于盐炙操作方法说法错误的是（　　　）。

A. 可以先拌盐水后炒
B. 可以先炒药后加盐水
C. 含粘液质的药材先与盐水拌润，防止粘锅
D. 用文火炒干

784. 2.4.2.3 黄柏盐炙后的作用是（　　　）。

A. 增强燥湿作用 B. 增强解毒作用
C. 增强泻火作用 D. 降低燥性

785. 2.4.2.3 关于盐炙的操作方法，下列说法不正确的是（　　　）。

A. 溶化食盐时，加水量一般是食盐的 4～5 倍为宜
B. 知母盐炙时应先拌盐水后炒
C. 盐炙法火力宜小，一般炒干即可
D. 杜仲应炒至焦黑色，断丝为度

786. 2.4.2.3 下列关于盐炙法的操作中错误的是（　　　）。

A. 一般药物可先拌盐水后炒
B. 菟丝子先炒药后加盐水

C. 知母先拌盐水后炒

D. 用文火炒干

787. 2.4.2.3 盐炙时，可以先拌盐水后炒，也可先炒药后加盐水；后者适用于含黏液质较多的药物的炮制，如车前子、菟丝子（ ）。

A. 正确　　　　B. 错误

788. 2.4.3.1 下列选项中，不属于红花功效的是（ ）。

A. 活血　　　　B. 补血

C. 散瘀　　　　D. 通经

789. 2.4.3.1 清热利湿，通淋，消肿，用于热淋，砂淋，尿涩作痛，黄疸尿赤，痈肿疔疮，毒蛇咬伤，肝胆结石，尿路结石的药物是（ ）。

A. 佩兰　　　　B. 金钱草

C. 茵陈　　　　D. 蒲公英

790. 2.4.3.1 下列选项中，不属于大黄功效的是（ ）。

A. 泻热通肠　　B. 凉血解毒

C. 安神益智　　D. 逐瘀通经

791. 2.4.3.1 敛肺降火，涩肠止泻，敛汗止血，收湿敛疮，用于肺虚久咳，肺热痰嗽，久泻久痢，消渴，盗汗，便血，咳血，外伤出血等的药物是（ ）。

A. 茯苓　　　　B. 猪苓

C. 五倍子　　　D. 雷丸

792. 2.4.3.1 功能补益肝肾，涩精固脱，用于眩晕耳鸣，腰膝酸痛，阳痿遗精，遗尿尿频的药物是（ ）。

A. 小茴香　　　B. 山楂

C. 女贞子　　　D. 山茱萸

793. 2.4.3.1 外散风热，内疏肝郁，又能利咽透疹的药物是（ ）。

A. 薄荷　　　　B. 蝉蜕

C. 柴胡　　　　D. 菊花

794. 2.4.3.1 治心经有热，烦躁不眠、口舌生疮，宜选用（ ）。

A. 黄芩　　　　B. 黄连

C. 黄柏　　　　D. 当归

795. 2.4.3.1 可以清热安胎的中药是（ ）。

A. 黄连　　　　B. 天麻

C. 知母　　　　D. 黄芩

796. 2.4.3.1 作用偏于下焦，善清相火，退虚热，除下焦湿热的药物是（ ）。

A. 肉桂　　　　B. 黄连

C. 黄芪　　　　D. 黄柏

797. 2.4.3.1 下列哪项不是大黄的功效（ ）。

A. 泻下攻积　　B. 清热泻火

C. 凉血解毒　　D. 软坚散结

798. 2.4.3.2 白芷散风除湿，通窍止痛，消肿排脓，属于（ ）。

A. 解表药　　　B. 补益药

C. 清热药　　　D. 行气药

799. 2.4.3.2 薄荷宣散风热，清头目，透疹，属于（ ）。

A. 解表药　　　B. 补益药

C. 清热药　　　D. 行气药

800. 2.4.3.2 山药能补脾养胃，生津益肺，补肾涩精，属于（ ）。

A. 解表药　　　B. 补益药

C. 清热药　　　D. 行气药

801. 2.4.3.2 金银花清热解毒，凉散风热，属于（ ）。

A. 解表药　　　B. 补益药

C. 清热药　　　D. 行气药

802. 2.4.3.2 木香行气止痛，健脾消食，属于（ ）。

A. 解表药　　　B. 补益药

C. 清热药　　　D. 行气药

803. 2.4.3.2 下列属于皮类中药的是（ ）。

A. 黄芩　　　　B. 厚朴

C. 鸡血藤　　　D. 石斛

804. 2.4.3.2 川贝的药用部位是（　　）。

A. 根　　　　　　B. 根茎

C. 块茎　　　　　D. 鳞茎

805. 2.4.3.2 中药药性归类中山药属于（　　）。

A. 辛凉解表药　　B. 补血药

C. 补阳药　　　　D. 补气药

806. 2.4.3.2 下列不属于根及根茎类中药的是（　　）。

A. 黄连　　　　　B. 牛膝

C. 天花粉　　　　D. 厚朴

807. 2.4.3.2 下列不属于荆芥入药部位的是（　　）。

A. 荆芥　　　　　B. 荆芥炭

C. 荆芥穗　　　　D. 荆芥叶

808. 2.5.1 用水泡发，隔水加热，放入冰糖，炖服的滋补药材是（　　）。

A. 人参　　　　　B. 鹿茸

C. 燕窝　　　　　D. 西红花

809. 2.5.1 鹿茸使用时应（　　）。

A. 研末冲服　　　B. 配中药煎服

C. 泡茶　　　　　D. 另炖

810. 2.5.1 下列贵细中药易失润变色或干枯的是（　　）。

A. 人参　　　　　B. 西红花

C. 三七　　　　　D. 海马

811. 2.5.1 下列贵细饮片中具有补肺益肾、止血化痰功效的是（　　）。

A. 羚羊角　　　　B. 燕窝

C. 海狗肾　　　　D. 冬虫夏草

812. 2.5.1 对于易散失气味的中药饮片的保管养护，不可选用的方法是（　　）。

A. 管理上先进先出

B. 通风法

C. 密封法

D. 低温低湿储藏

813. 2.5.1 中药饮片一般应分类贮存保管（　　）。

A. 正确　　　　　B. 错误

814. 2.5.1.1 服用人参不宜同时吃萝卜、莱菔子或喝茶（　　）。

A. 正确　　　　　B. 错误

815. 2.5.1.1 西洋参补气兼能清热、生津，不耐人参温补者宜选用西洋参（　　）。

A. 正确　　　　　B. 错误

816. 2.5.1.1 西红花的服用方法有（　　）。

A. 配中药煎服　　B. 泡酒

C. 泡茶　　　　　D. 研末服用

E. 煎汤熏洗

817. 2.5.1.1 冬虫夏草不具有的功效是（　　）。

A. 补肾　　　　　B. 养肝

C. 益肺　　　　　D. 化痰

E. 止血

818. 2.5.1.1 具有补气救脱，临床上用治体虚欲脱，肢冷脉微，心力衰竭的饮片是（　　）。

A. 三七　　　　　B. 人参

C. 冬虫夏草　　　D. 西红花

819. 2.5.1.1 高丽参就是朝鲜红参，具有大补元气，补脾益肺，生津安神的作用（　　）。

A. 正确　　　　　B. 错误

820. 2.5.1.1 冬虫夏草可以补肺益肾，止血化痰。用于久咳虚喘，痨嗽咳血，阳痿遗精，腰膝酸软（　　）。

A. 正确　　　　　B. 错误

821. 2.5.1.1 鹿茸研末冲服的常用剂量是（　　）。

A. 1～2g　　　　B. 1～3g

C. 2～4g　　　　D. 1～5g

822. 2.5.1.1 冬虫夏草昂贵，因此用量不宜超过3g（　　）。

A. 正确　　　　　B. 错误

823. 2.5.1.1　用于阳痿滑精，宫冷不孕，可选（　　）。

A. 冬虫夏草　　　B. 鹿茸

C. 人参　　　　　D. 牛黄

824. 2.5.1.1　用于高温惊痫，神昏痉厥，可选（　　）。

A. 冬虫夏草　　　B. 三七

C. 羚羊角　　　　D. 燕窝

825. 2.5.1.1　有关三七描述，不正确的是（　　）。

A. 主产地在云南文山，广西田阳

B. 其主根称"头子"

C. 支根称"剪口"

D. 质量春三七优于冬三七

826. 2.5.1.1　有关鹿茸描述，错误的是（　　）。

A. 药用部位为未骨化的幼角

B. 商品分马鹿茸和花鹿茸两种

C. 花鹿茸有一个分枝者称单门，主枝称大挺

D. 主要功效补肾阳，益精血，强筋骨

827. 2.5.1.1　具"乌金衣"特征的药材是（　　）。

A. 儿茶　　　　　B. 血竭

C. 蟾酥　　　　　D. 牛黄

828. 2.5.1.1　鹿茸的用法用量是（　　）。

A. 3～9g，研末冲服

B. 3～9g，煎服

C. 1～2g，研末冲服

D. 1～2g，煎服

829. 2.5.1.1　用于久咳虚喘，劳嗽咯血的药物是（　　）。

A. 西洋参　　　　B. 西红花

C. 冬虫夏草　　　D. 羚羊角

830. 2.5.1.1　下列不属于按燕窝规格分类的是（　　）。

A. 血燕　　　　　B. 燕丝

C. 白燕　　　　　D. 冰燕

831. 2.5.1.1　一等春三七为20头（　　）。

A. 正确　　　　　B. 错误

832. 2.5.1.1　燕窝的功效是（　　）。

A. 活血化瘀，止痛

B. 养阴润燥，益气补中

C. 大补元气

D. 活血散结

833. 2.5.1.1　羚羊角的功能为（　　）。

A. 滋补肝肾，养阴明目

B. 疏风散寒，止痛

C. 平肝熄风，清肝明目

D. 清热解毒

834. 2.5.1.1　梅花鹿茸一个分支者习称（　　）。

A. 三岔　　　　　B. 二杠

C. 单门　　　　　D. 大挺

835. 2.5.1.1　马鹿茸一个分支者习称（　　）。

A. 三岔　　　　　B. 二杠

C. 单门　　　　　D. 大挺

836. 2.5.1.1　服用西洋参时不宜同时吃萝卜或喝茶，以免影响药力（　　）。

A. 正确　　　　　B. 错误

837. 2.5.1.1　三七的用量为3～9g，研末吞服一次1～3g（　　）。

A. 正确　　　　　B. 错误

838. 2.5.1.1　下列关于西红花的用法用量错误的是（　　）。

A. 配中药煎服　　B. 泡酒

C. 泡茶　　　　　D. 用量1～3g

839. 2.5.1.2　人参、燕窝可以放置在冰箱内冷藏，同时包装必须密封（　　）。

A. 正确　　　　　B. 错误

840. 2.5.1.2　人参、燕窝、蛤蟆油在家庭储藏所采用的方法是（　　）。

A. 吸潮法　　　　B. 密封法

C. 冷藏法　　　　D. 气调法

841. 2.5.1.2　燕窝的保贮方法是（　　）。

A. 装铁罐内，置干燥处，防霉

B. 置空气中晾干

C. 用石灰防蛀

D. 与细辛同放

842. 2.5.1.2　三七的用法用量是（　　）。

A. 3～9g；研粉吞服

B. 9～15g，煎汤

C. 1～3g，磨汁吞服

D. 3～5g，入汤剂，后下

843. 2.5.1.2　家庭储藏人参，包装先密封，在放入冰箱内，温度以5℃为宜（　　）。

A. 正确　　　　　B. 错误

844. 2.5.1.2　关于贵细药材保管说法错误的是（　　）。

A. 应专柜专人保管

B. 梅雨季节可用吸潮剂吸湿

C. 西红花可用暴晒法养护

D. 燕窝蛤蟆油等可用冷藏法养护

845. 2.5.1.2　生晒参常采取的储存方法是（　　）。

A. 密封法　　　　B. 吸潮法

C. 干燥法　　　　D. 冷藏法

846. 2.5.1.2　红参遇梅雨季节可用（　　）吸潮。

A. 无水碳酸钠　　B. 无水氯化钙

C. 无水氯化镁　　D. 无水硫酸钙

847. 2.5.1.2　对贵细饮片如人参可采用锡盒贮存（　　）。

A. 正确　　　　　B. 错误

848. 2.5.1.2　蛤蟆油储存方法是（　　）。

A. 在缸、坛容器内喷适量浓度白酒，密封

B. 双层塑料袋小包装，再置容器密封储存

C. 用吸潮剂吸湿

D. 5℃冷藏保存

E. 放在阴凉通风处

849. 2.5.2　原卫生部公布的既是食品又是药物的中药不包括（　　）。

A. 玉竹　　　　　B. 乌梢蛇

C. 藿香　　　　　D. 荆芥

E. 杜仲

850. 2.5.2　贵细中药具有来源不易、价值高、数量少等特性，宜储存于安全库房或专柜，专人保管、严防失窃（　　）。

A. 正确　　　　　B. 错误

851. 2.5.2　贵细中药的养护方法中一般不包括（　　）。

A. 密封　　　　　B. 吸潮

C. 冷藏　　　　　D. 通风

852. 2.5.2.1　下列中药中不属于药食两用的是（　　）。

A. 蝮蛇　　　　　B. 蕲蛇

C. 乌梢蛇　　　　D. 鸡内金

853. 2.5.2.1　除了哪味外，都是药食两用的中药（　　）。

A. 龙眼肉　　　　B. 胖大海

C. 莲子　　　　　D. 人参

854. 2.5.2.1　下列药材哪一个不适宜作为食品长期使用（　　）。

A. 大枣　　　　　B. 薏苡仁

C. 马齿苋　　　　D. 板蓝根

855. 2.5.2.1　下列中药是药食同源的是（　　）。

A. 丁香　　　　　B. 芫花

C. 莲子　　　　　D. 榧子

E. 青果

856. 2.5.2.1　下列药材中，不是药食同源的是（　　）。

A. 枸杞子　　　　B. 甘草

C. 丹参　　　　　D. 杏仁

857. 2.5.2.1　下列除哪项外，均是药食同源食物（　　）。

A. 八角茴香　　　B. 大蓟

C. 山楂　　　　　D. 鲜芦根

858. 2.5.2.1　既是食品又是药物的是哪些（　　）。

A. 桔梗　　　　　B. 蒲公英

C. 白芷　　　　　D. 栀子

E. 细辛

859. 2.5.2.1　下列不属于既是食品又是药品的中药是（　　）。

A. 蒲公英　　　　B. 甘草

C. 白果　　　　　D. 瓜蒌

E. 雷丸

860. 2.5.2.1　下列药物中不可做食材的是（　　）。

A. 丁香　　　　　B. 八角茴香

C. 橘皮　　　　　D. 大黄

861. 2.5.2.1　下列药物中既是食品又是药品的是（　　）。

A. 天仙子　　　　B. 玉竹

C. 牡蛎　　　　　D. 砂仁

E. 胖大海

862. 2.5.2.1　下列属于药食同源的中药品种有（　　）。

A. 丁香　　　　　B. 干姜

C. 远志肉　　　　D. 覆盆子

E. 沉香

863. 2.5.2.1　下列既是食品又是药物的中药是（　　）。

A. 决明子　　　　B. 桔梗

C. 菊花　　　　　D. 香薷

E. 麻黄

864. 2.5.2.1　以下哪些是原卫生部公布的既是食品又是药物的中药（　　）。

A. 枸杞子　　　　B. 佛手

C. 昆布　　　　　D. 薤白

E. 青果

865. 2.5.2.2　春季适合吃具有辛甘发散性质的食物（　　）。

A. 正确　　　　　B. 错误

866. 2.5.2.2　冬季山楂的保健作用不包括（　　）。

A. 软化血管

B. 降低血压和胆固醇

C. 增强人体的免疫机能

D. 利尿

867. 2.5.2.2　夏至过后天气炎热，不宜食用的食物是（　　）。

A. 番茄、豆芽　　B. 杂粮

C. 羊肉、鹿肉　　D. 冬瓜、白扁豆

868. 2.5.2.2　养生药膳具有以下特点（　　）。

A. 补虚

B. 以中医理论指导

C. 功效明确

D. 辨证施膳

E. 色香味优良

869. 2.5.2.2　对药膳养生法的叙述正确的是（　　）。

A. 虚则补之

B. 酸入肝、甘入脾、苦入心、辛入肺

C. 因人施膳，辨证施膳

D. 食品和药物应无毒无副作用

E. 色香味形效优良

870. 2.5.2.2　有关药膳的说法不正确的是（　　）。

A. 由中药食物两部分组成

B. 取药之性，借食之味

C. 食物中药是制备养生延年药膳的主体原料

D. 可制成菜肴供宴席之用，药食一体，药食同功

E. 可治疗疾病

871. 2.5.2.2　春天应多食酸收的食

物如西红柿、橘子等有助于对肝脏的保养（　　）。

  A. 正确　　　　B. 错误

872. 2.5.2.2　春季宜多吃一些（　　）。

  A. 辛甘发散类食物
  B. 清淡食物
  C. 利水渗湿食物
  D. 辛辣食物

873. 2.5.2.2　大寒为一年中最冷的季节，饮食宜温补（　　）。

  A. 正确　　　　B. 错误

874. 2.5.2.2　民间常遵循中医药物性味归经来配置药膳，一般认为（　　）。

  A. 酸入脾　　　　B. 酸入心
  C. 苦入肺　　　　D. 酸入肝

875. 2.5.2.2　在二十四节气食疗中，下列哪个节气可以多吃些生姜、大葱、辣椒、花椒等食物（　　）。

  A. 大寒　　　　B. 立冬
  C. 秋分　　　　D. 白露

876. 2.5.2.2　秋分饮食以温补为主，可进补食品有牛肉、鸡肉、鳝鱼、韭菜、核桃、大枣等（　　）。

  A. 正确　　　　B. 错误

877. 2.5.2.2　雨水来临，标志降雨的开始，应注意少食用酸味食物，多吃甘味食物，以调养脾胃（　　）。

  A. 正确　　　　B. 错误

（三）中成药调剂

878. 3.1.1.1　属于辛凉解表类药的是（　　）。

  A. 防风通圣丸
  B. 板蓝根颗粒
  C. 藿香正气软胶囊
  D. 银翘解毒颗粒

879. 3.1.1.1　属于辛温解表类药的是（　　）。

  A. 防风通圣丸
  B. 板蓝根颗粒
  C. 藿香正气软胶囊
  D. 感冒清热颗粒

880. 3.1.1.2　属于清热泻火剂的是（　　）。

  A. 小儿咽扁颗粒　B. 清音丸
  C. 牛黄上清丸　　D. 清开灵口服液

881. 3.1.1.3　蛇胆陈皮液的功效是解表化饮，止咳平喘（　　）。

  A. 正确　　　　B. 错误

882. 3.1.1.3　蛇胆川贝枇杷膏为（　　）。

  A. 润肺止咳剂　　B. 散寒止咳剂
  C. 清热止咳剂　　D. 燥湿化痰剂

883. 3.1.1.3　蛇胆陈皮胶囊为（　　）。

  A. 润肺止咳剂　　B. 散寒止咳剂
  C. 清热止咳剂　　D. 燥湿化痰剂

884. 3.1.1.3　润肺止咳剂是（　　）。

  A. 养阴清肺膏
  B. 蛇胆川贝枇杷膏
  C. 急支糖浆
  D. 小青龙合剂

885. 3.1.1.3　清热止咳剂是（　　）。

  A. 通宣理肺口服液
  B. 蛇胆川贝枇杷膏
  C. 小青龙合剂
  D. 急支糖浆

886. 3.1.1.4　良附丸功效是温胃消食（　　）。

  A. 正确　　　　　B. 错误

887. 3.1.1.4　有润肠通便功效的是（　　）。

  A. 麻仁润肠丸　　B. 健胃消食片
  C. 良附丸　　　　D. 左金丸

888. 3.1.1.4　属于清肝利胆剂的是（　　）。

  A. 茵栀黄口服液　B. 良附丸

C. 左金丸　　　　D. 保和丸

889. 3.1.1.5　银杏叶片不宜用于寒凝血淤之中风偏瘫症（　　）。

A. 正确　　　　B. 错误

890. 3.1.1.5　养血宁心剂是（　　）。

A. 参芍片　　　　B. 元胡止痛片

C. 银杏叶片　　　D. 七叶神安片

891. 3.1.1.6　肾宝合剂属于滋补肾阴剂（　　）。

A. 正确　　　　B. 错误

892. 3.1.1.6　下列关于肾宝合剂的描述，不正确的是（　　）。

A. 有温补肾阳、固精益气之功

B. 可用于肾阳亏虚所致的腰膝酸痛

C. 有滋阴降火之功

D. 表邪未解者慎用

893. 3.1.1.6　下列关于肾骨胶囊功能主治的描述，不正确的是（　　）。

A. 用于肝肾不足所致的骨质疏松

B. 有补肾壮骨之功

C. 用于肝肾不足所致的小儿佝偻病

D. 清热利咽，可用于咽喉不利

894. 3.1.1.6　下列关于生脉饮的描述，不正确的是（　　）。

A. 有益气复脉之功效

B. 有养阴生津之功效

C. 软胶囊：每粒0.6g

D. 为处方药

895. 3.1.1.6　不属于六味地黄丸服用的注意事项是（　　）。

A. 感冒者慎用　　B. 肾虚者禁用

C. 阳虚者可服　　D. 是处方药

896. 3.1.1.6　具滋阴补肾功效的是（　　）。

A. 大补阴丸　　　B. 六味地黄丸

C. 肾骨胶囊　　　D. 固本益肠片

897. 3.1.1.7　属于热通痹剂的是（　　）。

A. 清音丸　　　　B. 天麻丸

C. 祖师麻片　　　D. 二妙丸

898. 3.1.1.8　有平肝息风止痉功效的是（　　）。

A. 全天麻胶囊　　B. 十滴水

C. 降脂灵片　　　D. 清开灵口服液

899. 3.1.1.9　保和丸主要用于食积停滞，脘腹胀痛，嗳腐吞酸，不欲饮食（　　）。

A. 正确　　　　B. 错误

900. 3.1.1.9　不属于藿香正气软胶囊组成的是（　　）。

A. 广藿香油　　　B. 紫苏叶油

C. 木香　　　　D. 白芷

901. 3.1.1.9　不属于保和丸组成的是（　　）。

A. 焦山楂　　　　B. 六神曲

C. 制半夏　　　　D. 山药

902. 3.1.2.1　药师调剂处方时必须做到"四查十对"。四查即查处方，查药品，查配伍禁忌，查用药合理性（　　）。

A. 正确　　　　B. 错误

903. 3.1.21.2　医药配剂师在配药时的"四查十对"，不是四查内容的是（　　）。

A. 查药品价格　　B. 查用药合理性

C. 查配伍禁忌　　D. 查药品

904. 3.1.3.1　面色㿠白，头晕目眩，少气懒言，神疲乏力等主要症状可辨证为（　　）。

A. 气虚　　　　B. 气滞

C. 血虚　　　　D. 血瘀

905. 3.1.3.1　具有面色苍白、唇色爪甲淡白无华、心悸怔忡、失眠多梦等主要症状的是（　　）。

A. 气虚　　　　B. 气滞

C. 血虚　　　　D. 血瘀

906. 3.1.3.1　唇甲淡白，面色无华或萎黄，肌肤黏膜组织呈现淡白色，舌

淡嫩，脉细弱及全身虚弱者可辨证为
（　　）。

 A．气虚血瘀证 B．气血两虚证

 C．气不摄血证 D．气随血脱证

907．3.1.3.1 少气懒言，疲倦乏力，自汗，心悸失眠等全身功能活动低下为主要表现者可辨证为（　　）。

 A．气虚血瘀证 B．气血两虚证

 C．气不摄血证 D．气随血脱证

908．3.1.3.1 气虚一般表现为某些功能活动低下或衰退、抗病能力下降，例如易出汗、周身乏力等（　　）。

 A．正确 B．错误

909．3.1.3.1 不属于血虚的病因病机的是（　　）。

 A．血的生化不足

 B．血的耗伤太过

 C．血的濡养功能减退

 D．血行迟缓

910．3.1.3.1 气虚证的辨证要点是（　　）。

 A．全身机能活动低下

 B．内脏下垂

 C．胀闷，疼痛

 D．气机逆而向上

911．3.1.3.1 血虚的辨证要点是（　　）。

 A．痛如针刺，痛有定处，拒按，唇舌爪甲紫暗，脉涩等为辨证要点

 B．出血和全身热象

 C．手足局部疼痛

 D．面色、口唇、爪甲失其血色及全身虚弱

912．3.1.3.1 气虚的辨证要点有易汗出、周身倦怠乏力、脉虚弱无力、水肿等（　　）。

 A．正确   B．错误

913．3.1.3.1 不属于血虚的辨证要点的是（　　）。

 A．面色萎黄 B．口唇淡白

 C．妇女月经量多 D．心悸怔忡

914．3.1.3.1 不是血虚证的临床表现的是（　　）。

 A．面色淡白 B．头晕眼花

 C．舌色紫暗 D．手足麻木

915．3.1.3.1 不是气虚证的临床表现的是（　　）。

 A．易出汗 B．倦怠乏力

 C．头昏目眩 D．口苦咽干

916．3.1.3.1 下列不属于气血两虚证的辨证要点的是（　　）。

 A．具有久病不愈，气血两伤；或先有血虚，气随血耗；或先有气虚，无以化血的病因病机

 B．有气虚机能衰退的症状

 C．有气机阻滞的症状

 D．有血虚失其濡养的症状

917．3.1.3.1 下列不属于气血两虚证的临床表现的是（　　）。

 A．面色淡白或萎黄

 B．少气懒言

 C．头晕目眩

 D．胸胁胀满

918．3.1.3.1 气虚常出现机体某些功能活动低下或衰退，抗病能力下降等衰弱的现象（　　）。

 A．正确   B．错误

919．3.1.3.1 血虚的病理状态主要由（　　）导致。

 A．血生化不足

 B．血行迟缓

 C．血耗伤太过

 D．血濡养功能减退

 E．血行逆乱

920．3.1.3.1 气虚的临床表现为（　　）。

 A．易出汗 B．周身倦怠乏力

 C．精神委顿 D．头昏耳鸣

E. 脉象虚弱无力

921. 3.1.3.1 "气"的作用不包括（　　　）。

A. 推动　　　　　B. 濡养

C. 防御　　　　　D. 固摄

922. 3.1.3.1 血虚的辨证要点是（　　　）。

A. 血的运行失常

B. 血的濡养功能减退

C. 血行迟缓

D. 血行逆乱

923. 3.1.3.1 气虚证以少气懒言，疲倦乏力等全身功能活动低下的表现为辨证要点（　　　）。

A. 正确　　　　　B. 错误

924. 3.1.3.1 血虚证的辨证要点表现为（　　　）。

A. 面白无华或萎黄

B. 痛如针刺

C. 唇色淡白

D. 全身虚弱

E. 肌肤黏膜组织呈现淡白色

925. 3.1.3.1 血虚与哪些脏最密切（　　　）。

A. 心肝肺　　　　B. 心肝脾

C. 心肾脾　　　　D. 肝脾肺

926. 3.1.3.1 气虚的表现有（　　　）。

A. 肢体倦怠　　　B. 语音低微

C. 面色萎黄　　　D. 舌淡

E. 脉虚弱

927. 3.1.3.2 胸闷喜叹息，两胁、胃、腹胀痛，嗳气，咽部如有异物梗阻等主要症状可辨证为（　　　）。

A. 气虚　　　　　B. 气滞

C. 血虚　　　　　D. 血瘀

928. 3.1.3.2 口唇爪甲紫暗，皮肤青紫斑或粗糙，局部刺痛或绞痛固定不移等主要症状可辨证为（　　　）。

A. 气虚　　　　　B. 气滞

C. 血虚　　　　　D. 血瘀

929. 3.1.3.2 肝脏经脉部位长期痞块疼痛拒按，闭经痛经，经色紫暗，乳房胀痛，唇舌爪甲紫暗，脉弦涩者为（　　　）。

A. 气虚血瘀证　　B. 气滞血瘀证

C. 气不摄血证　　D. 气随血脱证

930. 3.1.3.2 气的运行流通障碍，外出、升降受阻即为气滞（　　　）。

A. 正确　　　　　B. 错误

931. 3.1.3.2 血瘀证表现为（　　　）。

A. 神疲懒言　　　B. 口唇爪甲紫暗

C. 气短乏力　　　D. 食欲不振

932. 3.1.3.2 血瘀的辩证要点是（　　　）。

A. 全身机能活动低下

B. 痛如针刺，痛有定处，拒按，唇舌爪甲紫暗

C. 出血和全身热象

D. 气机逆而向上

933. 3.1.3.2 气滞以胀闷，疼痛为辩证要点（　　　）。

A. 正确　　　　　B. 错误

934. 3.1.3.2 气滞引起的疼痛痛处固定不移（　　　）。

A. 正确　　　　　B. 错误

935. 3.1.3.2 下列不属于血瘀的辨证要点是（　　　）。

A. 唇甲青紫色

B. 皮肤紫斑

C. 疼痛部位多不固定

D. 疼痛如针刺刀割

936. 3.1.3.2 血瘀的临床表现有（　　　）。

A. 疼痛如针刺　　B. 疼有定处

C. 舌质紫暗　　　D. 唇甲紫暗

E. 舌红少津

937. 3.1.3.2 气滞的主要临床表现是胀闷，疼痛（　　　）。

A. 正确　　　　　B. 错误

938. 3.1.3.2　下列不属于气滞血瘀证的辨证要点的是（　　）。

A. 有气虚的症状

B. 病因病机为气机阻滞，血行瘀阻

C. 具有气机阻滞的症状

D. 具有血行阻滞的症状

939. 3.1.3.2　下列不属于气滞血瘀证的临床表现的是（　　）。

A. 胸胁胀满走窜疼痛

B. 急躁易怒

C. 肋下痞块，刺痛，拒按

D. 自汗

940. 3.1.3.2　气滞是由于气的生化不足导致的（　　）。

A. 正确　　　　　B. 错误

941. 3.1.3.2　血瘀主要是由于血的濡养功能减退导致的（　　）。

A. 正确　　　　　B. 错误

942. 3.1.3.2　形成血虚的原因常常是（　　）。

A. 血的生化不足

B. 血的耗伤太过

C. 血的濡养功能减退

D. 血行迟缓

E. 血行逆乱

943. 3.1.3.2　气血互根互用功能失调临床表现为（　　）。

A. 气滞血瘀　　　B. 气不摄血

C. 气随血脱　　　D. 气血两虚

E. 气血失和

944. 3.1.3.2　气滞的辨证要点是（　　）。

A. 气的外出受阻

B. 气上升不足或下降过强

C. 气失内导而散脱于外

D. 气的运行流通障碍

945. 3.1.3.2　气滞证的辨证要点指胸胁、脘腹等处或损伤部位胀闷、胀痛、

窜痛为主要表现的证候（　　）。

A. 正确　　　　　B. 错误

946. 3.1.3.2　痛如针刺，痛有定处，拒按，肿块，唇舌爪甲紫暗，脉涩是（　　）证的表现。

A. 气滞　　　　　B. 气虚

C. 血虚　　　　　D. 血瘀

947. 3.1.3.2　血瘀主要表现为（　　）。

A. 刺痛　　　　　B. 舌上有青紫斑

C. 肿块　　　　　D. 疼痛拒按

E. 痛有定处

948. 3.1.3.2　肝气郁滞，主要表现为（　　）。

A. 胸胁胀痛　　　B. 月经不调

C. 痛经　　　　　D. 疝气痛

E. 头痛

949. 3.1.5　桑菊饮的主治证是（　　）。

A. 风温咳嗽　　　B. 风热喘咳

C. 痰热喘咳　　　D. 风痰咳嗽

950. 3.1.5　逍遥散中既做君药，又做使药的是（　　）。

A. 柴胡　　　　　B. 白芍

C. 当归　　　　　D. 茯苓

951. 3.1.5　保和丸由（　　）组成。

A. 半夏、茯苓　　B. 山楂、神曲

C. 连翘、莱菔子　D. 木香、槟榔

E. 黄连、黄柏

952. 3.1.5　气虚下陷，脱肛，子宫脱垂，久泻，久痢宜选用（　　）。

A. 逍遥散　　　　B. 补中益气汤

C. 归脾汤　　　　D. 小青龙汤

953. 3.1.5　理中丸的组成是（　　）。

A. 生姜　　　　　B. 干姜

C. 人参　　　　　D. 炙甘草

E. 白术

954. 3.1.5　下列方剂中能解表散寒、温肺化饮的是（　　）。

A. 小青龙汤　　B. 小建中汤
C. 理中丸　　　D. 桑菊饮

955. 3.1.5　下列药物中属于逍遥散和补中益气汤中共有的有（　　）。
A. 柴胡　　　　B. 当归
C. 白术　　　　D. 炙甘草
E. 生姜

956. 3.1.5　白术是（　　）等方的组成之一。
A. 逍遥散　　　B. 小青龙汤
C. 小建中汤　　D. 理中丸
E. 补中益气汤

957. 3.1.5　饴糖是（　　）方组成之一。
A. 补中益气汤　B. 归脾汤
C. 小建中汤　　D. 桑菊饮

958. 3.1.5　酸枣仁和远志是（　　）的组成药物。
A. 小建中汤　　B. 归脾汤
C. 补中益气汤　D. 逍遥散

959. 3.1.5.1　逍遥散的功效为（　　）。
A. 疏肝解郁，健脾和营
B. 舒肝清热，健脾养血
C. 清热泄火，健脾养血
D. 舒肝清热，健脾和营

960. 3.1.5.1　主以疏肝，为调和肝脾的代表方剂，并为妇科和肝经疾病常用方的是（　　）。
A. 小青龙汤　　B. 小柴胡汤
C. 逍遥散　　　D. 归脾汤

961. 3.1.5.1　症见肝郁血虚，而致两胁作痛，寒热往来，头痛目眩，口燥咽干，神疲食少，月经不调，乳房作胀，脉弦而虚者应推荐（　　）。
A. 逍遥散（丸）B. 丹栀逍遥丸
C. 柴胡舒肝丸　D. 更年安片

962. 3.1.5.1　逍遥散的功效是（　　）。

A. 疏肝解郁，行气止痛
B. 透邪解郁，疏肝理气
C. 疏肝解郁，养血健脾
D. 补脾柔肝，祛湿止泻

963. 3.1.5.1　不属于逍遥散的功效是（　　）。
A. 疏肝　　　　B. 健脾
C. 养血　　　　D. 祛瘀

964. 3.1.5.1　脘腹挛痛，喜按喜温，不思饮食，可选用（　　）。
A. 逍遥散　　　B. 理中丸
C. 小建中汤　　D. 补中益气汤

965. 3.1.5.1　逍遥散的组成有（　　）。
A. 干姜　　　　B. 苍术
C. 薄荷　　　　D. 银柴胡

966. 3.1.5.1　逍遥散中主疏肝解郁的中药是（　　）。
A. 白芍　　　　B. 白术
C. 柴胡　　　　D. 茯苓

967. 3.1.5.1　逍遥散的组成中有（　　）。
A. 赤芍　　　　B. 猪苓
C. 桔梗　　　　D. 白芍

968. 3.1.5.1　温中补阳、缓急止痛是小建中汤的主治（　　）。
A. 正确　　　　B. 错误

969. 3.1.5.1　下列不是逍遥丸组方药物的是（　　）。
A. 柴胡　　　　B. 当归
C. 牡丹皮　　　D. 炒白术

970. 3.1.5.1.1　理中丸的组成是（　　）。
A. 党参、白术、茯苓、甘草
B. 党参、干姜、白术、甘草
C. 党参、苍术、茯苓、甘草
D. 党参、生姜、白术、甘草

971. 3.1.5.1.2　肝郁脾虚，脾失健运宜选用（　　）。

A. 逍遥散　　　B. 归脾汤

C. 小建中汤　　D. 保和丸

972. 3.1.5.1.3　左归丸用于真阴不足，腰酸膝软，自汗，神疲口燥（　　）。

A. 正确　　　　B. 错误

973. 3.1.5.1.5　保和丸的功效是（　　）。

A. 清热　　　　B. 解毒

C. 消食　　　　D. 健脾

974. 3.1.5.10　桑菊饮的功效为（　　）。

A. 疏风清热，宣肺止咳。

B. 清热解毒，宣肺止咳。

C. 疏风清热，润肺止咳。

D. 清热解毒，降逆止呕。

975. 3.1.5.10　下列方剂能用于外感的是（　　）。

A. 桑菊饮　　　B. 小青龙汤

C. 补中益气丸　D. 理中汤

E. 逍遥散

976. 3.1.5.10　桑菊饮的主治（　　）。

A. 风热感冒初起　B. 风寒感冒初起

C. 失眠多梦　　　D. 崩漏便血

977. 3.1.5.10　桑菊饮的功能是（　　）。

A. 辛凉透表，清热解毒

B. 辛凉宣肺，清热平喘

C. 解肌清热

D. 疏风清热，宣肺止咳

978. 3.1.5.11　理中丸组成有（　　）。

A. 干姜　　　　B. 甘草

C. 人参　　　　D. 茯苓

E. 白术

979. 3.1.5.11　理中丸包含（　　）药物。

A. 人参、白术、桂枝、甘草

B. 人参、白术、半夏、甘草

C. 人参、白术、干姜、甘草

D. 人参、白术、茯苓、甘草

980. 3.1.5.11　理中丸的功效（　　）。

A. 温肺化饮，宣通鼻窍

B. 温中散寒，健胃

C. 温中止痛，健胃

D. 温中祛寒，止痛

981. 3.1.5.11　理中丸的组成中没有（　　）。

A. 人参　　　　B. 甘草

C. 白术　　　　D. 生姜

982. 3.1.5.12　不是小建中汤的主治证的是（　　）。

A. 腹中挛痛　　B. 面色无华

C. 四肢酸楚　　D. 喘而汗出

983. 3.1.5.12　下列方剂用于中焦虚寒的是（　　）。

A. 归脾汤　　　B. 小建中汤

C. 左归丸　　　D. 右归丸

984. 3.1.5.12　下列不属于小建中汤药物组成的是（　　）。

A. 桂枝　　　　B. 芍药

C. 生姜　　　　D. 麻黄

985. 3.1.5.12　不宜服用小建中汤的病症是（　　）。

A. 脾胃虚寒　　B. 脘腹疼痛

C. 喜温喜按　　D. 嘈杂吞酸

986. 3.1.5.13　具有滋阴补肾，填精益髓功效的成药是（　　）。

A. 左归丸　　　B. 右归丸

C. 金匮肾气丸　D. 十全大补丸

987. 3.1.5.13　由六味地黄丸去"三泻"，加枸杞、龟胶、鹿角胶、菟丝子、川牛膝组成的方剂是（　　）。

A. 六味地黄丸　B. 补中益气丸

C. 左归丸　　　D. 右归丸

988. 3.1.5.13　用于真阴不足证的方剂是（　　）。

A. 缩泉丸　　　B. 左归丸

C. 右归丸　　　D. 二妙丸

989. 3. 1. 5. 13　左归丸主治病证是（　　）。

A. 阴虚火旺

B. 真阴不足

C. 肝肾阴虚，肝气不舒

D. 阴血不足，阳气虚弱

990. 3. 1. 5. 13　左归丸的主治是（　　）。

A. 头晕目眩　　B. 腰膝腿软

C. 自汗盗汗　　D. 遗精早泄

E. 口燥舌干

991. 3. 1. 5. 13　左归丸的功效是（　　）。

A. 滋阴补肾，填益精髓

B. 滋阴降火

C. 温补肾阳，填益精髓

D. 阴阳并补

992. 3. 1. 5. 14　具有温补肾阳，填精益髓功效的成药是（　　）。

A. 左归丸　　　B. 右归丸

C. 六味地黄丸　D. 麦味地黄丸

993. 3. 1. 5. 14　保和丸的组成中无（　　）。

A. 山楂　　　　B. 莱菔子

C. 茯苓　　　　D. 谷芽

994. 3. 1. 5. 14　右归丸的功效是（　　）。

A. 温补肾阳，填精益髓

B. 滋阴补肾，填精益髓

C. 滋阴降火

D. 补肾助阳

995. 3. 1. 5. 14　下列功效为温补肾阳的中成药是（　　）。

A. 左归丸　　　B. 右归丸

C. 六味地黄丸　D. 保和丸

996. 3. 1. 5. 14　右归丸的组成中有（　　）。

A. 熟地黄、山药　B. 生地黄、山药

C. 山药、女贞子　D. 山药、补骨脂

997. 3. 1. 5. 14　右归丸的功效是（　　）。

A. 滋阴补肾　　B. 滋阴降火

C. 温补肾阳　　D. 阴阳并补

E. 填益精髓

998. 3. 1. 5. 15　保和丸中的君臣药物是（　　）。

A. 消食类药物

B. 行气化滞燥湿类药物

C. 健脾和胃止呕类药物

D. 清热散结类药物

999. 3. 1. 5. 15　保和丸服药期间饮食应清淡，忌食油腻之品（　　）。

A. 正确　　　　B. 错误

1000. 3. 1. 5. 15　下列方剂中用于一切食积的常用方剂是（　　）。

A. 归脾汤　　　B. 补中益气汤

C. 肥儿丸　　　D. 保和丸

1001. 3. 1. 5. 15　功效为消食，导滞，和胃的中成药是（　　）。

A. 四君子丸　　B. 保和丸

C. 良附丸　　　D. 左金丸

1002. 3. 1. 5. 15　下列关于保和丸表述错误的是（　　）。

A. 由山楂、神曲组成

B. 功能消食、导滞、和胃

C. 用于食积停滞，脘腹胀满等

D. 服用期间忌暴饮暴食

1003. 3. 1. 5. 15　保和丸的主治（　　）。

A. 食积停滞，脘腹胀满

B. 寒凝气滞，脘腹胀满

C. 寒凝停滞，脘腹胀满

D. 瘀血停滞，脘腹胀满

1004. 3. 1. 5. 2　下列方剂的组成含有人参的是（　　）。

A. 归脾汤　　　B. 逍遥散

C. 左归丸　　　　　D. 右归丸

1005. 3.1.5.3　主治脾胃气虚证和气虚下陷证及气虚发热证的方剂是（　　）。

A. 参苓白术散　　B. 人参归脾汤
C. 四君子汤　　　D. 补中益气汤

1006. 3.1.5.3　补中益气丸处方包含有（　　）。

A. 党参，炙黄芪，炙甘草，白术
B. 当归，升麻，柴胡，陈皮
C. 黄芪、枣仁、远志、木香
D. 茯苓、白术、人参、甘草
E. 当归、白芍、生地

1007. 3.1.5.3　归脾汤功效是（　　）。

A. 益气补血，健脾养心
B. 补血和血
C. 补气生血
D. 益气补血

1008. 3.1.5.3　补中益气汤的作用是（　　）。

A. 补中益气　　B. 升阳举陷
C. 化痰止咳　　D. 祛风除湿
E. 活血化瘀

1009. 3.1.5.3　补中益气汤的组成中有（　　）。

A. 当归　　　　B. 玄参
C. 党参　　　　D. 炙黄芪
E. 炙甘草

1010. 3.1.5.3　补中益气汤的功效是（　　）。

A. 补中益气，升阳举陷
B. 益气健脾，渗湿止泻
C. 益气固表止汗
D. 益气生津

1011. 3.1.5.4　具有益气补血，健脾养心的方剂是（　　）。

A. 归脾汤　　　　B. 小建中汤
C. 补中益气汤　　D. 左归丸

1012. 3.1.5.4　具有益气健脾，养血安神功效。用于心脾两虚，气短心悸，失眠多梦，头昏头晕，肢倦乏力，食欲不振，崩漏便血的中成药是（　　）。

A. 人参健脾丸　　B. 四君子丸
C. 归脾丸　　　　D. 补中益气丸

1013. 3.1.5.4　归脾汤的主治是（　　）。

A. 气短心悸　　B. 失眠多梦
C. 头昏头晕　　D. 肢倦乏力
E. 崩漏便血

1014. 3.1.5.4　86、益气补血，健脾养心是哪个方剂的功能（　　）。

A. 四君子汤　　B. 归脾汤
C. 四物汤　　　D. 补中益气汤

1015. 3.1.5.4　功效主养血安神、补心益脾的中药方剂为（　　）。

A. 归脾汤　　　　B. 补中益气汤
C. 小建中汤　　　D. 理中丸

1016. 3.1.5.4　归脾汤的处方中有（　　）。

A. 桔梗　　　　B. 黄芩
C. 党参　　　　D. 人参

1017. 3.1.5.5　小青龙汤的功效是（　　）。

A. 解表化饮，止咳平喘
B. 祛风除湿，止痛散寒
C. 消食导滞
D. 清热化痰，宣肺止咳

1018. 3.1.5.8　小青龙汤的功效为（　　）。

A. 疏风清热，宣肺止咳。
B. 解表散寒，温肺化饮
C. 疏风清热，润肺止咳。
D. 疏风清热，化痰止咳。

1019. 3.1.5.8　不属于小青龙汤的药物组成的是（　　）。

A. 麻黄、桂枝　　B. 麻黄、石膏
C. 干姜、法半夏　D. 细辛、白芍

1020. 3.1.5.8　小青龙合剂主治是

（　　）。

  A. 外感风寒、内有热痰

  B. 外感风热、内有痰湿

  C. 外感风寒、内停水饮

  D. 外感风热、里热壅盛

1021. 3.1.5.8　小青龙汤解表化饮，止咳平喘，可用于（　　）。

  A. 风寒水饮　　B. 恶寒发热

  C. 咳喘痰稀　　D. 食积停滞

  E. 不欲饮食

1022. 3.1.5.8　小青龙汤的功效是（　　）。

  A. 养阴润燥，清肺利咽

  B. 清热解毒，凉血利咽

  C. 解表散寒，温肺化饮

  D. 清热利咽，生津润燥

1023. 3.2　中成药验收时，检查生产厂家的"两证一照"是指检查（　　）。

  A. 生产许可证　　B. 经营许可证

  C. 销售许可证　　D. 经营执照

  E. 税收证明

1024. 3.2　验收中成药时，应做到（　　）。

  A. 检查药品的有效期

  B. 应全部拆开包装检查药品的质量

  C. 检查药品名称、剂型等是否与采购单相符

  D. 应认真填写真实、完整的购进验收记录

  E. 检查同批药品包装、色彩是否一致

1025. 3.2.1.1　霍香正气软胶囊的功效为（　　）。

  A. 解表化湿，理气和中

  B. 祛暑化湿，和中健胃

  C. 清暑开窍，理气和中

  D. 祛暑化湿，益气健脾

1026. 3.2.1.1　固本益肠片主要用于治疗脾肾阳虚所致的泄泻（　　）。

  A. 正确　　　　B. 错误

1027. 3.2.1.1　化积口服液的功效有（　　）。

  A. 健脾导滞　　B. 化湿和中

  C. 化积除疳　　D. 化湿和中

  E. 驱虫

1028. 3.2.1.1　更年安片的功效有（　　）。

  A. 疏肝解郁　　B. 行气解郁

  C. 滋阴清热　　D. 除烦安神

  E. 行气健脾

1029. 3.2.1.1　明目地黄丸的功效不包括（　　）。

  A. 明目　　　　B. 滋肾

  C. 养肝　　　　D. 润肺

1030. 3.2.1.1　肝肾不足所致骨质疏松、小儿佝偻病可选用（　　）治疗。

  A. 肾宝合剂　　B. 肾骨胶囊

  C. 普乐安片　　D. 参芍片

1031. 3.2.1.1　霍香正气口服液最适宜于治疗（　　）。

  A. 伤风感冒

  B. 上呼吸道感染感冒

  C. 病毒性感冒

  D. 胃肠型感冒

1032. 3.2.1.1　中药注射液保管养护不包括（　　）。

  A. 避光　　　　B. 避热

  C. 防冻保存　　D. 要经常翻动

1033. 3.2.1.1　感冒清热颗粒适用于风热感冒（　　）。

  A. 正确　　　　B. 错误

1034. 3.2.1.1　既具有滋肾养肝，又有明目作用的是（　　）。

  A. 六味地黄丸　　B. 明目地黄丸

  C. 知柏地黄丸　　D. 珍视明滴眼液

1035. 3.2.1.1　湿毒清胶囊养血润肤，祛风止痒，用于血虚风燥的瘙痒症。但哪类患者不可用（　　）。

A. 皮肤干燥、脱屑

B. 皮肤瘙痒

C. 湿热俱盛、火热炽盛者

D. 瘙痒并有抓痕、血痂、色素沉着

1036. 3.2.1.1 属于气血双补剂的是（   ）。

A. 参芍片　　　B. 大补阴丸

C. 人参归脾丸　　D. 补中益气丸

1037. 3.2.1.1 外感风热，内伤湿滞以及夏伤暑湿所致的感冒可使用（   ）。

A. 清开灵口服液

B. 双黄连口服液

C. 银翘解毒颗粒

D. 藿香正气口服液

1038. 3.2.1.1 首营药品要查验生茶厂家的两证一照，不包括（   ）。

A. 生产许可证　　B. 经营许可证

C. 营业执照　　　D. GMP证

1039. 3.2.1.1 下列是银翘解毒颗粒的注意事项有（   ）。

A. 风寒感冒者不适用

B. 忌烟、酒及辛辣、生冷、油腻食物

C. 不宜在服药期间同时服用滋补性中药

D. 孕妇慎用

E. 高血压者慎用

1040. 3.2.1.1 急支糖浆的功效是（   ）。

A. 解表散寒，宣肺止咳

B. 清热化痰，宣肺止咳

C. 解表化饮，止咳平喘

D. 润肺止咳，祛痰定喘

1041. 3.2.1.1 不属于牛黄上清丸使用注意事项的是（   ）。

A. 忌烟、酒及辛辣食物

B. 不宜长期服用

C. 孕妇慎用

D. 便秘者不宜服用

1042. 3.2.1.1 普乐安片的主治是（   ）。

A. 肝肾不足所致骨质疏松

B. 脾肾阳虚所致的泄泻

C. 肾阳亏虚、精气不足所致的阳痿遗精

D. 肾气不固，腰膝酸软

1043. 3.2.1.1 不属于通宣理肺口服液的使用注意的是（   ）。

A. 风热感冒及阴虚咳嗽者忌用

B. 高血压、心脏病患者慎用

C. 忌食生冷油腻食品

D. 便秘者不宜服用

1044. 3.2.1.1 同一批号的药品内外包装、印刷字体、图案、色彩可以不同（   ）。

A. 正确　　　　　B. 错误

1045. 3.2.1.1 人参归脾丸服用时不宜喝茶、吃萝卜，以免影响药效（   ）。

A. 正确　　　　　B. 错误

1046. 3.2.1.1 元胡止痛片有良好止痛作用，常用于气滞血瘀所致的（   ）。

A. 胃痛　　　　　B. 胁痛

C. 关节痛　　　　D. 头痛

E. 月经痛

1047. 3.2.1.1 湿毒清胶囊的功效是（   ）。

A. 清热　　　　　B. 养血

C. 润肤　　　　　D. 祛风

E. 止痒

1048. 3.2.1.1 不属于左金丸功效的是（   ）。

A. 泻火　　　　　B. 疏肝

C. 和胃　　　　　D. 活血

1049. 3.2.1.1 以下不属于六味地黄丸主治的是（   ）。

A. 头晕耳鸣　　　B. 腰膝酸软

C. 骨蒸潮热　　　D. 泄泻

1050. 3.2.1.1 良附丸的组成是（　　）。

A. 高良姜、香附

B. 高良姜、附子

C. 高良姜、白附子

D. 高良姜、生附子

1051. 3.2.1.1 藿香正气软胶囊主治是（　　）。

A. 外感风寒、内伤食滞

B. 外感风寒、内伤湿滞

C. 外感风热、内伤湿滞

D. 外感风湿、内伤湿热

1052. 3.2.1.1 左金丸的功效是（　　）。

A. 清热燥湿，行气活血，柔肝止痛

B. 泻火，疏肝，和胃，止痛

C. 疏肝行气，和血止痛

D. 理气消胀，和胃止痛

1053. 3.2.1.1 不属于六味地黄丸的主治证的是（　　）。

A. 腰膝酸软　　　B. 骨蒸潮热

C. 痰中带血　　　D. 头晕耳鸣

1054. 3.2.1.1 不属于防风通圣丸的主治证的是（　　）。

A. 风疹湿疮　　　B. 大便秘结

C. 手足心热　　　D. 恶寒发热

1055. 3.2.1.1 祖师麻片的功效是（　　）。

A. 补肝益肾，养血明目

B. 益气安神，活血止痛

C. 祛风除湿，活血止痛

D. 平肝潜阳，息风止痉

1056. 3.2.1.1 十滴水的注意事项是（　　）。

A. 孕妇慎服

B. 糖尿病患者忌用

C. 风寒感冒者忌用

D. 孕妇忌服

1057. 3.2.1.1 具有益气活血，宣痹止痛功效的是（　　）。

A. 祖师麻片　　　B. 元胡止痛片

C. 四君子丸　　　D. 参芍片

1058. 3.2.1.1 湿毒清胶囊用于下列哪些症状（　　）。

A. 风瘙痒　　　　B. 湿热瘙痒

C. 火热瘙痒　　　D. 过敏瘙痒

1059. 3.2.1.1 首营药品不需要查验生产厂家的（　　）。

A. GMP认证　　　B. 经营许可证

C. 经营执照　　　D. 生产许可证

1060. 3.2.1.1 板蓝根颗粒的使用注意事项包括（　　）。

A. 阴虚火旺忌用

B. 忌食辛辣油腻

C. 肝脾不和者慎用

D. 老人儿童慎服

E. 不能同服抗生素

1061. 3.2.1.1 生脉饮在服用时需要注意的是（　　）。

A. 忌食盐

B. 忌食油腻

C. 寒邪外感时慎用

D. 不能同时服用硝酸酯类药物

1062. 3.2.1.1 下列方剂属于助阳剂的是（　　）。

A. 六味地黄丸　　B. 肾骨胶囊

C. 普乐安片　　　D. 固本益肠片

E. 肾宝合剂

1063. 3.2.1.1 良附丸的功效主治包括（　　）。

A. 胃部灼痛　　　B. 湿热中阻

C. 呕吐　　　　　D. 脘痛吐酸

1064. 3.2.1.1 下列主要用来治疗风热感冒的是（　　）。

A. 银翘解毒颗粒

B. 感冒清热颗粒

C. 藿香正气软胶囊

D. 板蓝根颗粒

1065. 3.2.1.1 首营药品查验生产厂家的"两证一照"不包括（　　）。

A. 药品的新药证书

B. 生产许可证

C. 经营许可证

D. 经营执照

1066. 3.2.1.1 下列可用于治疗老年性白内障的是（　　）。

A. 明目地黄丸

B. 珍珠明目滴眼液

C. 珍视明滴眼液

D. 明目蒺藜丸

1067. 3.2.1.1 主治肾阳亏虚的中成药是（　　）。

A. 六味地黄丸　　B. 更年安片

C. 肾宝合剂　　　D. 坤宝丸

1068. 3.2.1.1 功效为温胃理气的中成药是（　　）。

A. 四君子丸　　　B. 保和丸

C. 良附丸　　　　D. 左金丸

1069. 3.2.1.1 下列中成药属于活血通痹剂的是（　　）。

A. 新型狗皮膏　　B. 二妙丸

C. 祖师麻片　　　D. 天麻丸

1070. 3.2.1.1 下列有关中成药验收说法错误的是（　　）。

A. 拆开包装抽查药品质量

B. 查验收到药品的名称、剂型、规格、数量是否与采购单相符

C. 查验药品的有效期，一般应距失效期半年以上

D. 对验收合格的药品应及时填写真实、完整的购进验收记录

1071. 3.2.1.1 女性绝经前后，烘热汗出，心烦易怒，少寐健忘，头晕耳鸣，口渴咽干，四肢酸楚，可选用（　　）。

A. 更年安片　　　B. 坤宝丸

C. 人参归脾丸　　D. 大补阴丸

1072. 3.2.1.1 腹痛绵绵，大便清稀或有黏液及黏液血便，食少腹胀，腰酸乏力，形寒肢冷，可选用（　　）。

A. 肾宝合剂　　　B. 固本益肠片

C. 普乐安片　　　D. 人参归脾丸

1073. 3.2.1.1 可以养血润肤，祛风止痒的药物是（　　）。

A. 明目地黄丸　　B. 湿毒清胶囊

C. 参芍片　　　　D. 防风通圣丸

1074. 3.2.1.1 气血不足所致的心悸，失眠，食少乏力，面色萎黄，月经量少色淡，可选用（　　）。

A. 四君子丸　　　B. 普乐安片

C. 人参归脾丸　　D. 六味地黄丸

1075. 3.2.1.1 可以清热解毒，利咽的药物有（　　）。

A. 银翘解毒颗粒　B. 牛黄上清丸

C. 十滴水　　　　D. 板蓝根颗粒

E. 北豆根片

1076. 3.2.1.1 藿香正气软胶囊的功能与主治是（　　）。

A. 解表化湿

B. 理气和中

C. 用于外感风寒，内伤湿滞感冒

D. 夏伤暑湿所致感冒

E. 孕妇忌用

1077. 3.2.1.1 左金丸功能泻火、疏肝、和胃，止痛，不适用于（　　）。

A. 肝火犯胃

B. 脾胃虚寒胃痛

C. 脘胁疼痛

D. 口苦嘈杂

E. 呕吐酸水，不喜热饮

1078. 3.2.1.1 下列属于乙类非处方药的是（　　）。

A. 小儿热速清口服液

B. 人参归脾丸

C. 化积口服液

D. 明目地黄丸

E. 坤宝丸

1079. 3.2.1.1 功能清热解毒，镇静安神的是（　　）。

A. 十滴水　　　B. 防风通圣丸

C. 清开灵口服液　D. 牛黄上清丸

E. 全天麻胶囊

1080. 3.2.1.1 功能益气安神、活血止痛的是（　　）。

A. 降脂宁片　　　B. 生脉饮

C. 茵栀黄口服液　D. 七叶神安片

1081. 3.2.1.1 中成药验收的有关规定（　　）。

A. 应检查生产许可证

B. 应检查经营许可证

C. 应检查经营执照

D. 应检查生产许可证、经营许可证、经营执照

1082. 3.2.1.1 牛黄上清丸主治风火上攻所致的头痛眩晕、目赤耳鸣、咽喉肿痛、口舌生疮、牙龈肿痛、大便燥结（　　）。

A. 正确　　　　B. 错误

1083. 3.2.1.1 糖尿病患者治疗更年期综合征应选用（　　）。

A. 更年安片　　　B. 人参归脾丸

C. 坤宝丸　　　　D. 缩泉丸

1084. 3.2.1.1 脾胃虚弱所致的食积宜选用（　　）。

A. 保和丸　　　　B. 健胃消食片

C. 良附丸　　　　D. 左金丸

1085. 3.2.1.1 四君子丸的功效是（　　）。

A. 滋阴补肾　　　B. 滋阴降火

C. 健脾益气　　　D. 温补肾阳

1086. 3.2.1.1 天麻丸的功效不包括（　　）。

A. 祛风除湿　　　B. 通痹止痛

C. 补益肝肾　　　D. 理气化痰

1087. 3.2.1.1 肾阴亏损，腰膝酸软，骨蒸潮热选用（　　）。

A. 肾骨胶囊　　　B. 肾宝合剂

C. 大补阴丸　　　D. 六味地黄丸

1088. 3.2.1.1 功能为疏风解表，清热解毒的中成药是（　　）。

A. 感冒清热颗粒　B. 银翘解毒颗粒

C. 牛黄上清丸　　D. 藿香正气水

1089. 3.2.1.1 可用于外感内热，表里俱实，恶寒壮热，头痛咽干，小编短赤，风疹湿疮的中成药是（　　）。

A. 清开灵口服液　B. 麻仁润肠丸

C. 感冒清热颗粒　D. 防风通圣丸

1090. 3.2.1.1 小儿咽扁颗粒的功能是（　　）。

A. 清热利咽，解毒止痛

B. 清热解毒，利湿退黄

C. 解表通里，清热解毒

D. 润肠通便

1091. 3.2.1.1 清热化痰，宣肺止咳是（　　）的功能。

A. 通宣理肺口服液

B. 良附丸

C. 急支糖浆

D. 枇杷止咳糖浆

1092. 3.2.1.1 用于阴虚肺燥，咽喉干痛，干咳少痰或痰中带血的中成药是（　　）。

A. 蛇胆陈皮液　　B. 养阴清肺膏

C. 小青龙合剂　　D. 祖师麻片

1093. 3.2.1.1 中成药的验收规定中，同一批号的药品内外包装、印刷字体、图案、色彩应完全一致（　　）。

A. 正确　　　　B. 错误

1094. 3.2.1.2 对验收合格的药品应及时填写真实、完整的购进验收记录（　　）。

A. 正确　　　　B. 错误

1095. 3.2.1.2 从中成药外观可以判别质量是否发生变化（　　）。

A. 正确　　　　B. 错误

1096. 3.2.1.2 酒剂的外观为（　　）。

A. 澄清液体　　　B. 混悬液体

C. 浑浊液体　　　D. 不透明液体

1097. 3.2.1.2 中成药的外观质量鉴别（　　）。

A. 有无霉变　　　B. 挥发走油

C. 酸败　　　　　D. 氧化

E. 沉淀

1098. 3.2.1.2 四君子丸的组成中没有（　　）。

A. 白术　　　　　B. 甘草

C. 茯苓　　　　　D. 当归

1099. 3.2.1.2 六味地黄丸中没有（　　）。

A. 甘草　　　　　B. 山茱萸

C. 泽泻　　　　　D. 牡丹皮

1100. 3.2.1.2 二妙丸的药物组成是苍术和黄芩，具有清热燥湿的作用（　　）。

A. 正确　　　　　B. 错误

1101. 3.2.1.2 下列选项除（　　）外，均为片剂常见的质量变异现象。

A. 松片

B. 变色

C. 粘连溶（融）化

D. 漏粉

1102. 3.2.1.4 需遮光贮藏的剂型是（　　）。

A. 注射剂　　　　B. 喷雾剂

C. 栓剂　　　　　D. 胶囊剂

1103. 3.2.1.7 不可在常温下贮藏的是（　　）。

A. 颗粒剂　　　　B. 喷雾剂

C. 栓剂　　　　　D. 胶囊剂

1104. 3.2.2 贵重中成药的保管中不需要（　　）。

A. 专用账册　　　B. 专人管理

C. 专柜加锁　　　D. 密封保存

1105. 3.2.2.1 下列药物中不属于明目地黄丸组成的是（　　）。

A. 石决明　　　　B. 决明子

C. 菊花　　　　　D. 枸杞

1106. 3.2.2.1 珍珠明目滴眼液的组成是（　　）。

A. 珍珠液　　　　B. 珍珠液、冰片

C. 珍珠液、麝香　D. 麝香、冰片

1107. 3.2.2.1 中成药验收时，应查药品的有效期，一般应距失效期（　　）。

A. 半年以上　　　B. 一年以上

C. 一年半以上　　D. 两年以上

1108. 3.2.2.1 下列药物中不属于人参归脾丸组成的是（　　）。

A. 人参　　　　　B. 白术

C. 太子参　　　　D. 茯苓

1109. 3.2.2.1 愈风宁心片的药物组成是（　　）。

A. 丹参　　　　　B. 葛根

C. 当归　　　　　D. 延胡索

1110. 3.2.2.1 黄芪、白术、防风组成的中成药是（　　）。

A. 黄芪响声丸

B. 玉屏风颗粒

C. 人参归脾丸

D. 乌鸡白凤丸

1111. 3.2.2.1 与八珍益母丸组成无关的方药是（　　）。

A. 四君丸　　　　B. 益母草

C. 四物丸　　　　D. 黄芪与肉桂

1112. 3.2.2.1 查验药品有效期，一般应距失效期2年以上（　　）。

A. 正确　　　　　B. 错误

1113. 3.2.2.1 查验药品的有效期时，一般应距失效期（　　）。

A. 1年　　　　　B. 2年

C. 3年　　　　　D. 4年

1114. 3.2.2.1 生脉饮的组成是（　　）。

A. 红参　　　　B. 麦冬

C. 五味子　　　D. 附子

E. 干姜

1115. 3.2.2.1　二妙丸的组成是（　　）。

A. 苍术　　　　B. 牛膝

C. 薏苡仁　　　D. 泽泻

E. 黄柏

1116. 3.2.2.1　六味地黄丸中三补是（　　）。

A. 熟地、山药、吴茱萸

B. 熟地、山药、山茱萸

C. 熟地、山药、茯苓

D. 生地、山药、山茱萸

1117. 3.2.2.1　银翘解毒颗粒与清开灵口服液药物组成中都有的药物是（　　）。

A. 金银花　　　B. 连翘

C. 薄荷　　　　D. 板蓝根

1118. 3.2.2.1　藿香正气软胶囊的药物组成包括（　　）。

A. 广藿香油　　B. 紫苏叶油

C. 白芷　　　　D. 白术

E. 厚朴

1119. 3.2.2.1　以下中成药的药物组成中都含有麻黄的是（　　）。

A. 养阴清肺膏

B. 小青龙合剂

C. 通宣理肺口服液

D. 急支糖浆

E. 蛇胆川贝枇杷膏

1120. 3.2.2.1　生脉饮（胶囊）的药物组成是（　　）。

A. 红参、麦冬、五味子

B. 党参、麦冬、五味子

C. 红参、玄参、五味子

D. 党参、麦冬、山茱萸

1121. 3.2.2.1　六味地黄丸的注意事项不包括（　　）。

A. 肾阳虚衰忌用

B. 肝肾阴虚忌用

C. 脾虚、气滞、食少慎用

D. 感冒者慎用

1122. 3.2.2.1　具有补阴作用的中成药有（　　）。

A. 肾宝合剂　　B. 六味地黄丸

C. 更年安片　　D. 四君子丸

E. 肾骨胶囊

1123. 3.2.2.1　不属于二妙丸的主治证是（　　）。

A. 湿热下注足膝红肿热痛

B. 湿热带下

C. 湿热所致的阴囊湿疹

D. 湿热黄疸

1124. 3.2.2.1　四君子丸包含（　　）。

A. 党参、白术、茯苓、甘草

B. 党参、白术、干姜、甘草

C. 当归、川芎、白芍、熟地黄

D. 当归、川芎、白芍、生地黄

1125. 3.2.2.1　在中成药验收或贮存期间，要注意中成药的外观质量，一般观察（　　）。

A. 颗粒剂、散剂是否结块

B. 软膏剂是否油质外溢，

C. 胶囊剂是否黏结、变形或爆裂

D. 水丸是否松碎

E. 片剂是否裂片

1126. 3.2.2.1　银翘解毒颗粒包含（　　）药物。

A. 金银花、连翘、薄荷、荆芥、牛蒡子

B. 金银花、连翘、薄荷、菊花、牛蒡子

C. 金银花、连翘、荆芥、菊花、桔梗

D. 金银花、连翘、桑叶、桔梗、牛蒡子

1127. 3.2.2.1 小青龙合剂包含（ ）药物。

A. 麻黄、桂枝、干姜、细辛、五味子

B. 麻黄、杏仁、石膏、细辛、五味子

C. 麻黄、桂枝、桔梗、细辛、五味子

D. 麻黄、杏仁、桔梗、细辛、五味子

1128. 3.2.2.1 六味地黄丸的组成有熟地黄、吴茱萸、山药、茯苓等（ ）。

A. 正确　　　　B. 错误

1129. 3.2.2.1 坤宝丸中含有北沙参（ ）。

A. 正确　　　　B. 错误

1130. 3.2.2.1 二妙丸中的组成有（ ）。

A. 苍术　　　　B. 白术

C. 黄芩　　　　D. 黄连

1131. 3.2.2.1 下列不属于生脉饮的药物组成的是（ ）。

A. 红参　　　　B. 山茱萸

C. 麦冬　　　　D. 五味子

1132. 3.2.2.1 下列药物组成中不含麻黄的是（ ）。

A. 小青龙合剂

B. 养阴清肺膏

C. 通宣理肺口服液

D. 急支糖浆

1133. 3.2.2.1 下列药物组成中只有两味中药组成的中成药是（ ）。

A. 小青龙合剂　　B. 全天麻胶囊

C. 银杏叶片　　　D. 左金丸

1134. 3.2.2.1 四君子丸中所含的药物是（ ）。

A. 茯苓　　　　B. 白芍

C. 川芎　　　　D. 当归

1135. 3.2.2.1 保和丸中所没有的药物是（ ）。

A. 焦山楂　　　B. 炒神曲

C. 炒麦芽　　　D. 酒大黄

1136. 3.2.2.1 不属于小青龙合剂中所含的药物是（ ）。

A. 麻黄　　　　B. 干姜

C. 细辛　　　　D. 龙骨

1137. 3.2.2.1 健脾消食丸组方药物中不包括（ ）。

A. 香附　　　　B. 山药

C. 陈皮　　　　D. 山楂

1138. 3.2.2.1 左金丸的组方药物是（ ）。

A. 黄连　　　　B. 黄芩

C. 黄柏　　　　D. 吴茱萸

E. 生姜

1139. 3.2.2.1 二妙丸的组方药物包括（ ）。

A. 白术　　　　B. 炒苍术

C. 独活　　　　D. 炒黄柏

E. 丹皮

1140. 3.2.2.1 处方中有薄荷的中成药是（ ）。

A. 藿香正气口服液

B. 牛黄上清丸

C. 银翘解毒颗粒

D. 小儿热速清口服液

1141. 3.2.2.1 中成药的效期管理（ ）。

A. 一般以库内温度10℃～30℃，湿度低于60%为宜

B. 一般以库内温度10℃～20℃，湿度低于70%为宜

C. 一般以库内温度10℃～25℃，湿度低于70%为宜

D. 一般以库内温度10℃～30℃，湿度低于70%为宜

1142. 3.2.2.1 二妙丸的组成包括炒苍术、炒黄柏（ ）。

A. 正确　　　　　B. 错误

1143. 3.2.2.1　缩泉丸组成不包括（　　）。

A. 地黄　　　　　B. 益智仁

C. 乌药　　　　　D. 山药

1144. 3.2.2.1　下列中成药中不含有麻黄的是（　　）。

A. 急支糖浆

B. 养阴清肺膏

C. 小青龙合剂

D. 通宣理肺口服液

1145. 3.2.2.1　中成药验收时，查验药品的有效期，一般应距失效期一年半以上（　　）。

A. 正确　　　　　B. 错误

1146. 3.2.5.1　宜饭前空腹服用的是（　　）。

A. 解表药　　　　B. 滋补药

C. 安神药　　　　D. 养胃药

1147. 3.2.5.1　服用含毒性中成药时应遵循（　　）。

A. 在医师指导下服用

B. 严格掌握适应证

C. 注意用法用量

D. 不宜连续长期服用

E. 即使非处方也应尽量少用

1148. 3.2.5.1　服用中成药的时应注意：服解表药时，忌吃肥甘厚味，宜多吃酸味食品（　　）。

A. 正确　　　　　B. 错误

1149. 3.2.5.1　六味地黄丸的服用方法是（　　）。

A. 饭前空腹服用　B. 饭后服

C. 睡前服　　　　D. 清晨空腹服

1150. 3.2.5.1　可用黄酒送服的成药是（　　）。

A. 蛇胆陈皮液

B. 大活络丸

C. 左金丸

D. 通宣理肺口服液

1151. 3.2.5.1　六味地黄丸等滋补类药宜饭前空腹服用（　　）。

A. 正确　　　　　B. 错误

1152. 3.2.5.1　宜傍晚时服用的是（　　）。

A. 麻黄汤　　　　B. 补中益气汤

C. 右归丸　　　　D. 六味地黄丸

1153. 3.2.5.1　下列关于中药的服用方法说法正确的是（　　）。

A. 消食药宜饭前服

B. 泻下药饭后服

C. 驱虫药饭后服

D. 安神药睡前服

1154. 3.2.5.1　香砂养胃丸适宜的服用时间是（　　）。

A. 饭前空腹服　　B. 饭后15分钟服

C. 睡前半小时服　D. 清晨空腹服

1155. 3.2.5.1　下列药物服用方法错误的是（　　）。

A. 含瓜蒌汤剂温服

B. 滋补药空腹服用

C. 驱虫药饭后服用

D. 攻下药空腹服用

1156. 3.2.5.1　六味地黄丸宜在饭前服用（　　）。

A. 正确　　　　　B. 错误

1157. 3.2.5.1　应该饭前空腹服用的是（　　）。

A. 大山楂丸　　　B. 香砂养胃丸

C. 六味地黄丸　　D. 枣仁安神液

1158. 3.2.5.1　肥儿丸、化虫丸等宜（　　）服用。

A. 清晨空腹　　　B. 饭后半小时

C. 临睡时　　　　D. 随时

1159. 3.3.1　咨询服务方式主要是柜台咨询，电话咨询，信函咨询（　　）。

A. 正确　　　　　B. 错误

1160. 3.3.1　查验药品的有效期，

一般应距失效期（ ）。

A. 三个月以上 B. 半年以上

C. 一年以上 D. 二年以上

1161. 3.3.1.1 血行逆乱会导致血瘀（ ）。

A. 正确 B. 错误

1162. 3.3.1.1 血虚的形成原因有（ ）。

A. 血的生化不足

B. 血的耗伤太过

C. 血的濡养功能减退

D. 血行迟缓

E. 血行逆乱

1163. 3.3.1.1 气虚的辨证要点不包括（ ）。

A. 周身倦怠乏力 B. 精神萎顿

C. 头身无汗 D. 脉象虚弱

1164. 3.3.1.1 胶囊剂的使用特点（ ）。

A. 剂量准确，含量差异小

B. 在胃肠道中崩解快，吸收好

C. 制备简单

D. 浓度高、用量少、服用携带贮存方便

1165. 3.3.1.2 气滞为气的外出受阻（ ）。

A. 正确 B. 错误

1166. 3.3.1.2 颗粒剂的使用特点（ ）。

A. 溶散释放药物缓慢

B. 制法简单

C. 吸收快，显效迅速

D. 易分散、易风化、易潮解的药物不易做成颗粒剂

1167. 3.3.1.3 糖浆剂的使用特点（ ）。

A. 不易染菌，不易酸败变质

B. 适合于糖尿病，高血压的病人使用

C. 适合于妇女，老人使用

D. 加糖可掩盖药物不适气味

1168. 3.3.1.4 中成药应检查（ ）四查。

A. 查处方 B. 查药品

C. 查配伍禁忌 D. 查用药合理性

E. 查诊断书

1169. 3.3.1.4 酒剂因含乙醇量高，所以久贮易变质（ ）。

A. 正确 B. 错误

1170. 3.3.1.5 栓剂的使用特点（ ）。

A. 适用于对胃黏膜有刺激的患者

B. 不适用于老人和孕妇

C. 婴儿不适用

D. 呕吐患者不适用

1171. 3.3.1.6 膏剂的使用特点（ ）。

A. 分黑膏药，白膏药，橡胶膏剂，贴膏剂

B. 适用于肌肤表面

C. 主治跌打损伤

D. 主治风湿痹痛

E. 可弥补内服药力之不足

1172. 3.3.2 遇顾客投诉时，下列做法不正确的是（ ）。

A. 以礼相待 B. 认真倾听

C. 不予理睬 D. 妥善处理

1173. 3.3.2.1 首营药品查验生产厂家的"两证一照"（生产许可证、经营许可证、经营执照）即可（ ）。

A. 正确 B. 错误

1174. 3.3.3 不是投诉处理原则的是（ ）。

A. 遵纪守法 B. 及时负责

C. 分清责职 D. 领导负责

1175. 3.3.3.1 中成药销售的一般流程为接待→介绍药品→开票与验票→付药与道别（ ）。

A. 正确　　　　　B. 错误

1176. 3.3.3.2　中成药日常经营台账应记录的内容有药品入库验收记录（　　）。

A. 正确　　　　　B. 错误

1177. 3.3.3.3　填写记录的注意点为（　　）。

A. 可以延误填写

B. 遇事可造假填写

C. 字迹可用草体字

D. 按时填写，不延误

1178. 3.3.5.1　咨询服务包括（　　）。

A. 柜台咨询　　　B. 电话咨询

C. 上门咨询　　　D. 信函咨询

E. 向她（他）人咨询

1179. 3.3.5.2　处理投诉时的注意事项（　　）。

A. 态度真诚，实事求是

B. 推卸责任

C. 变主动为被动

D. 争取自己的利益

1180. 急支糖浆适用于（　　）。

A. 肾虚咳喘

B. 肺热咳喘

C. 外感风热所致咳嗽

D. 外感风寒所致咳嗽

1181. 关于蜜炙操作方法说法错误的是（　　）。

A. 可以先拌蜜后炒

B. 可以先炒药后加蜜

C. 所用炼蜜不可过老

D. 用中火炒干

五、中药调剂员三级技能操作习题

（一）中药饮片检识习题卷构成

序号	分类	数量	品　种	选取数量
1	根和根茎类饮片	82	大黄、川贝母、川芎、川牛膝、川木香、山药、木香、牛膝、天麻、天冬、天花粉、丹参、升麻、巴戟天、甘草、石菖蒲、龙胆、白芷、白术、白芍、北沙参、玄参、百合、百部、地黄、熟地黄、远志、当归、防己、防风、细辛、延胡索、麦冬、芦根、何首乌、赤芍、苍术、羌活、泽泻、板蓝根、南沙参、独活、党参、柴胡、浙贝母、桔梗、黄芩、黄芪、黄连、银柴胡、葛根、干姜、三棱、山慈菇、太子参、玉竹、乌药、白及、白茅根、仙茅、姜黄、知母、郁金、狗脊、骨碎补、茜草、香附、重楼、莪术、黄精、续断、紫草、白蔹、白薇、白前、白头翁、虎杖、威灵仙、绵萆薢、漏芦、薤白、藁本	7
2	皮类、茎木类饮片	29	大血藤、川木通、小通草、鸡血藤、通草、香加皮、杜仲、厚朴、黄柏、青风藤、钩藤、桑寄生、槲寄生、海风藤、白鲜皮、肉桂、合欢皮、牡丹皮、桑白皮、竹茹、忍冬藤、皂角刺、苏木、降香、络石藤、首乌藤、桂枝、桑枝、檀香	2
3	花类、叶类饮片	22	月季花、红花、玫瑰花、金银花、菊花、野菊花、旋覆花、款冬花、蒲黄、大青叶、枇杷叶、番泻叶、紫苏叶、丁香、合欢花、谷精草、辛夷、厚朴花、夏枯草、密蒙花、槐花、槐米	2

序号	分类	数量	品 种	选取数量
4	果实、种子类饮片	49	八角茴香、小茴香、山楂、山茱萸、女贞子、五味子、车前子、火麻仁、瓜蒌子、瓜蒌皮、肉豆蔻、决明子、豆蔻、草豆蔻、红豆蔻、麦芽、连翘、吴茱萸、枳壳、枳实、枸杞子、栀子、砂仁、酸枣仁、川楝子、乌梅、木瓜、牛蒡子、苦杏仁、柏子仁、桃仁、紫苏子、蒺藜、槟榔、薏苡仁、化橘红、王不留行、石莲子、西青果、芡实、陈皮、青果、青皮、草果、胖大海、莱菔子、莲子、莲子心、葶苈子	4
5	全草类饮片	26	广金钱草、广藿香、车前草、半边莲、半枝莲、佩兰、金钱草、泽兰、茵陈、益母草、麻黄、蒲公英、淡竹叶、紫花地丁、墨旱莲、薄荷、稀莶草、马齿苋、石斛、肉苁蓉、鱼腥草、荆芥、青蒿、萹蓄、香薷、锁阳	2
6	其他类饮片	45	土鳖虫、水蛭、石决明、全蝎、地龙、牡蛎、蜈蚣、蝉蜕、僵蚕、鳖甲、五灵脂、瓦楞子、金钱白花蛇、珍珠、珍珠母、桑螵蛸、海螵蛸、蛤壳、阿胶、海马、海龙、石膏、自然铜、滑石、磁石、赭石、马勃、灵芝、昆布、茯苓、海藻、猪苓、雷丸、天竺黄、五倍子、冰片、青黛、海金沙、儿茶、没药、芦荟、乳香	3
7	合计	253		20

（二）中药饮片调剂习题

处方一

党参 10g	白术 10g	茯苓 10g	黄芪 10g	甘草 5g
当归 10g	白芍 10g	川芎 10g	生牡蛎 15g	车前子 10g

3 付

处方二

当归 10g	白芍 10g	山药 10g	黄芪 15g	甘草 5g
党参 10g	白术 10g	薄荷 5g	生牡蛎 15g	川芎 10g

3 付

处方三

黄芪 15g	茯苓 10g	白术 10g	党参 15g	甘草 5g
当归 10g	山药 10g	川芎 10g	薄荷 5g	车前子 10g

3 付

处方四

白芍 10g	山药 10g	茯苓 10g	黄芪 15g	甘草 5g
当归 10g	党参 15g	薄荷 5g	川芎 10g	车前子 10g

3 付

处方五

丹参 10g	麦冬 10g	茯苓 10g	黄芪 15g	甘草 5g
当归 10g	党参 15g	薄荷 5g	白芍 10g	车前子 10g

3 付

处方六

白芍 10g	山药 10g	茯苓 10g	黄芪 15g	甘草 10g
当归 10g	党参 15g	紫苏叶 5g	川芎 10g	旋覆花 5g
				3 付

处方七

山药 10g	白芍 10g	茯苓 10g	甘草 10g	黄芪 15g
当归 10g	丹参 15g	川芎 10g	紫苏叶 5g	薄荷 5g
				3 付

处方八

白术 10g	白芍 10g	黄芪 10g	茯苓 10g	丹参 10g
当归 10g	麦冬 10g	党参 10g	生牡蛎 15g	薄荷 5g
				3 付

处方九

前胡 10g	桔梗 15g	茯苓 10g	麻黄 10g	甘草 10g
黄芩 10g	陈皮 10g	枳壳 10g	旋覆花 5g	苦杏仁 10g
				3 付

处方十

前胡 15g	桔梗 15g	茯苓 10g	麻黄 10g	甘草 10g
黄芩 10g	牛蒡子 10g	陈皮 10g	旋覆花 5g	薄荷 5g
				3 付

（三）处方审核习题

处方一

丁香 3g	桃仁 10g	郁金 10g	桃苦 18g	西洋参 6g
黄芪 20g	酸枣仁 15g	白术 10g	木香 10g	
				3 付

处方二

党参 15g	炒白术 12g	炙黄芪 3g	甘草 6g	茯苓神 12g
制远志 6g	枣仁炒 9g	三七粉 2g	当归 9g	砂仁 3g
海金沙 3g	马钱子 3g	茯神 6g	海藻 6g	
				3 付

处方三

辛夷 9g	白前胡 12g	车前子 3g	桔梗 9g	柴胡 6g
苍耳子 6g	前胡 6g	白蔹 3g	黄芩 9g	人参 9g
茯苓 12g	草乌 12g	黄芪 3g	龙胆 3g	荆芥 6g
				3 付

处方四

二冬 18g	北沙参 6g	姜半夏 3g	杏仁 6g	石膏 9g
知母 6g	木香 6g	葶苈子 6g	熟地 9g	延胡索 6g

川乌 6g	木瓜 6g	天冬 9g		
				3 付

处方五

黄芪 3g	藜芦 15g	生熟地 18g	枸杞子 9g	玄参 9g
玉竹 10g	天南星 12g	知母 6g	牡丹皮 9g	石膏 6g
丁香 9g	生地黄 9g	葛根 10g		
				3 付

处方六

金银花 9g	黄芪 20g	连翘 6g	全瓜蒌 9g	旋覆花 6g
百合 6g	白芍 6g	草豆蔻 6g	青皮 6g	鸡内金 6g
焦三仙 18g	熟地 9g	鹿角胶 6g	马钱子 3g	甘草 6g
干姜 6g	制附子 6g			
				3 付

处方七

白茯苓 12g	粉草薢 9g	川贝母 6g	土茯苓 6g	羊栖菜 6g
麦篮子 9g	薏苡仁 15g	肉桂 3g	土贝母 6g	白石脂 9g
粉甘草 3g	竹节香附 6g	小胡麻 6g	生蒲黄 3g	
				3 付

处方八

瓜蒌皮 15g	南沙参 9g	细辛 3g	赤芍 9g	郁金 9g
桔梗 12g	葶苈子 6g	淡附片 12g	丁香 9g	藜芦 2g
甘草 6g				
				3 付

处方九

熟地黄 20g	附子 9g	桂枝 9g	天花粉 9g	玄明粉 6g
北沙参 9g	三棱 9g	赤石脂 18g	半夏曲 10g	细辛 6g
甘草 3g				
				3 付

处方十

羌独活 20g	威灵仙 10g	藁本 10g	制川草乌各 6g	白及 10g
徐长卿 9g	桑枝 10g	防己 10g	木瓜 10g	申姜 10g
甘草 5g				
				3 付

（四）中成药介绍

根据所给病例，介绍病名、辨证、治法及中成药药名。

【病案】

1. 女性，40 岁。两月前与人争吵，近来脘胁疼痛，口苦嘈杂，呕吐酸水，不喜热饮。西医诊断慢性胃炎。请根据这些症状辨证，并指出应该采用何种治法以及采用哪种中成药治疗。

2. 男性，25岁。腹痛、腹泻、大便清稀日久，食少腹胀，腰酸乏力，形寒肢冷，舌淡苔白，脉虚。请问用什么药物治疗？

3. 男性，45岁。症见胸闷心痛，心悸气短，嗳气不舒，苔薄腻，脉弦。请根据症状进行辨证，介绍相应的治疗方法和推荐该治疗方法的中成药。

4. 男性，58岁。形体肥胖，时常胸闷心绞痛，平时伴有心悸气短，乏力，西医诊断：冠心病。请问用什么药物治疗？

5. 男性，66岁。三天前突发胸闷心痛，呈刺痛样，入夜痛甚，伴有心悸气短，倦怠懒言。舌质紫暗，脉象细弱无力或沉涩。请根据这些症状辩证，并指出应该采用何种治法以及采用哪种中成药治疗。

6. 女性，55岁。自述胸痛，胸闷，心悸失眠。请问该向患者推荐哪种中成药？

7. 男性，70岁。夜晚难入睡，多梦，自感胸闷、心慌、心烦，一月有余。请问用什么药物治疗？

8. 一顾客购药，谓家中老人70岁，中风，半身不遂，现情况稳定，主要为舌强语謇，胸部偶有刺痛。问购何药为宜？

9. 女性，40岁。几年来，面色萎黄，心悸、失眠，神疲乏力，纳食不香，时而月经量少色淡，时而月经量多如崩。请根据这些症状辨证，并指出应该采用何种治法以及采用哪种中成药治疗。

10. 男性，7岁。感冒高热发汗后，出现口渴、呼吸气短、心慌、汗出不止，脉象细微，请问用什么药物治疗？

11. 女性，50岁。很长时间以来胃口不好，吃不下饭，多吃一点就觉得胃里胀气、胃痛，大便不成形。请问用什么药物治疗？

12. 女性，30岁。自述头痛，眩晕，耳鸣，咽喉肿痛，口舌生疮，大便干燥。请根据这些症状辨证，并指出应该采用何种治法以及采用哪种中成药治疗。

13. 男性，45岁。症见潮热盗汗，咳嗽咯血，耳鸣遗精，口干津少，五心烦热，舌红少苔，脉细而数。请根据症状进行辨证，介绍相应的治疗方法和推荐该治疗方法的中成药。

14. 男性，45岁。患者咳嗽、咯血半年余。现证见呛咳气急，痰少质黏，时时咯血，血色鲜红，午后潮热，盗汗量多，耳鸣，遗精。舌红而干，苔薄黄，脉细数。请根据这些症状辨证，并指出应该采用何种治法以及采用哪种中成药治疗。

15. 女性，35岁。夏天在外买菜回来后，觉得头晕，恶心，腹痛、胃不舒服。请根据这些症状辨证，并指出应该采用何种治法以及采用哪种中成药治疗。

16. 男性，60岁。患类风湿关节炎，近来因连续阴雨、潮湿，气温骤降，觉关节肿痛，四肢痠重，得热痛减。问购何药为宜？

17. 男性，23岁。近几天来大便干结，肛门灼热，伴有恶寒，温度39.2℃，头痛咽干，小便短赤。舌苔黄腻，脉数有力。请根据这些症状辨证，并指出应该采用何种治法以及采用哪种中成药治疗。

18. 女性，两岁。个子与同龄人比较偏小，经常肌肉痉挛，囟门尚未闭合。用什么药物治疗？

19. 男，5岁。面黄肌瘦、腹胀腹痛、厌食、大便失调。请根据这些症状辨证，并指出应该采用何种治法以及采用哪种中成药治疗。

20. 男，4岁，早产儿。因母乳较差，半岁后改人工喂养，由于父母缺乏育儿经验，不懂合理膳食，患儿开始出现饮食减少，最终导致厌食，体质较差，经常患病。现患儿精神不振，不爱运动，面色萎黄，四肢消瘦，头发干燥，腹部膨隆，经常腹泻。请根据症状进行辨证，写出相应的治疗方法和推荐该治疗方法的中成药。

21. 男性，45岁。症见咽喉肿痛，口咽干燥，舌质红，苔黄，脉数。请根据症状进行辨证，介绍相应的治疗方法和推荐该治疗方法的中成药。

22. 男性：18岁，近三天，发热温度39℃，咽喉肿痛，扁桃体化脓。请根据症状进行辨证，介绍相应的治疗方法和推荐该治疗方法的中成药。

23. 女，5岁。发烧温度38℃，头痛、咽喉肿痛，鼻塞，流黄涕，咳嗽，大便干结。请根据这些症状辨证，并指出应该采用何种治法以及采用哪种中成药治疗。

24. 女，45岁。潮热汗出，眩晕，耳鸣，失眠，烦躁不安，血压不稳。请问用什么药物治疗？

25. 女性，48岁。近2个月经水未潮，时感烘热出汗，眩晕耳鸣，手足心热，烦躁不安；舌红少苔，脉细数。请问用什么药物治疗？

26. 女性，30岁。最近出现皮肤干燥，发痒，总是忍不住去搔痒，结果皮肤上出现很多抓痕、血痂，血痂脱落后又留下色素沉着。请问这是什么病，用什么药物治疗？

27. 女性，25岁，因痛经购药。症状：痛经，胀痛为主，经来夹血块，余尚可。问推荐何药比较合适？

28. 男性，65岁，体质较差。6年来大便清稀不成形，腹部经常隐隐冷痛，揉按后疼痛减轻，伴有食量较少，食后常腹胀，平时有腰膝酸痛，四肢不温的感觉。经多方治疗病情时好时坏，每当天气转冷或进食生冷后病情加重。请根据症状进行辨证，介绍相应的治疗方法，

并推荐该治疗方法的中成药。

29. 男性，45岁。症见胸闷心痛，心悸气短，嗳气不舒，苔薄腻，脉弦。请根据症状进行辨证，进行症候分析，写出相应的治疗方法，并根据治法推荐合适的中成药。

30. 女性，35岁，面色微黄，经常感觉心悸，晚上容易失眠，食少，浑身乏力，月经量少色淡。请问该向患者推荐哪种中成药？

31. 男性，40岁，全身疲乏无力、动则气短，食欲不佳，大便溏泄。请根据这些症状辨证，并指出应该采用何种治法以及采用哪种中成药治疗。

32. 男，6岁，小便次数多，夜间遗尿，请根据这些症状辨证，并指出应该采用何种治法以及采用哪种中成药治疗。

33. 男性，65岁，自述小便量多，次数多，特别是晚间更为明显，常常要起夜，用什么药物治疗？

34. 男性，60岁，自述迎风流泪，眼睛干涩，怕光，视物模糊，腰膝酸软。请根据这些症状辨证，并指出应该采用何种治法以及采用哪种中成药治疗。

35. 男性，有轻度白内障，近来因长时间用电脑写作，导致眼胀痛，干涩不舒。问购何药为宜。

36. 女性，45岁。症见潮热盗汗，咳嗽咯血，耳鸣遗精，口干津少，五心烦热，舌红少苔，脉细而数。请根据症状进行辨证，进行症候分析，写出相应的治疗方法，并根据治法推荐合适的中成药。

37. 男性，33岁，农民。最近正值夏收，天气炎热，患者出现头晕、胃口不好、恶心呕吐、腹痛、腹泻等症状，请问这是什么病，用什么药物治疗？

（五）中成药陈列习题构成

科属	病名	中成药名	选取数量
内科	感冒咳嗽	午时茶颗粒、感冒清热颗粒、九味羌活颗粒、川芎茶调颗粒、玉屏风口服液、银翘解毒丸、桑菊感冒颗粒、双黄连口服液、银柴颗粒、保济口服液、藿香正气胶囊、六合定中丸、十滴水胶囊、防风通圣丸、小柴胡颗粒、参苏丸、通宣理肺丸、小青龙合剂、苏子降气丸、二陈丸、急支糖浆、羚羊清肺丸、川贝枇杷糖浆、桂龙咳喘宁胶囊、养阴清肺膏、百合固金丸	15
	胃肠道	良附丸、小建中颗粒、温胃舒胶囊、桂附理中丸、保和丸、大山楂丸、健胃消食片、胃苏颗粒、气滞胃痛颗粒、柴胡舒肝丸、越鞠丸、香砂养胃丸、养胃舒胶囊、藿香正气水（口服液）、参苓白术丸、四神丸、香连丸、葛根芩连片、桂附理中丸、当归龙荟丸、麻仁润肠丸	12
内科	热病（实火证）	三黄片、一清颗粒（胶囊）、黄连上清丸、牛黄上清丸、牛黄解毒片、龙胆泻肝丸、板蓝根颗粒、穿心莲片、清热解毒口服液、银黄口服液、新雪颗粒、鱼腥草颗粒	4
	失眠	归脾丸、柏子养心丸、天王补心丹、养血安神片（丸）刺五加片	2
	虚证类	四君子丸、参苓白术丸、补中益气丸、生脉饮、当归补血口服液、八珍颗粒、十全大补丸、人参养荣丸、人参归脾丸、六味地黄丸、知柏地黄丸、杞菊地黄丸、麦味地黄丸、归芍地黄丸、左归丸、二至丸、右归丸、金匮肾气丸、桂附地黄丸、肾宝合剂、济生肾气丸、归脾丸	12
	胸痹	麝香保心丸、速效救心丸、复方丹参滴丸（片）、冠心苏合香丸、血府逐瘀口服液、银杏叶胶囊	3
	痹证	再造丸、大活络丸、小活络丸、木瓜丸、天麻丸、国公酒	2
外科		如意金黄散、梅花点舌丸、小金丸、红花油、京万红、马应龙麝香痔疮膏	2
骨伤科		云南白药、七厘散、伤湿止痛膏、跌打丸、活血止痛散、红花油	2
皮肤科		当归苦参丸、防风通圣丸	2
五官科		鼻窦炎口服液、桂林西瓜霜、复方草珊瑚含片、银黄片、穿心莲片、明目地黄丸、明目上清片、杞菊地黄丸、马应龙八宝眼膏	5
妇科		加味逍遥丸、逍遥丸、定坤丹、乌鸡白凤丸、益母草膏（口服液）、艾附暖宫丸、香附丸、当归丸、八珍益母丸、千金止带丸、妇科千金片	5
儿科		小儿感冒颗粒、小儿热速清口服液、小儿清热止咳口服液、小儿化食丸、夜尿宁丸、启脾丸、龙牡壮骨颗粒	4

第三部分

参考答案及评分标准

一、中药调剂员基本要求习题参考答案

编号	答案	编号	答案	编号	答案	编号	答案	编号	答案
1	A	11	A	21	B	31	A	41	B
2	D	12	A	22	ABC	32	A	42	BCDE
3	D	13	D	23	A	33	D	43	ABCDE
4	A	14	B	24		34	B	44	ABDE
5	A	15	B	25	D	35	D	45	C
6	D	16	ABCD	26	A	36	A	46	B
7	D	17	ABCDE	27	B	37	A	47	A
8	ABC	18	B	28	A	38	A	48	A
9	A	19	D	29	A	39	B	49	A
10	B	20	D	30	B	40	ABCD	50	B
51	D	61	A	71	B	81	B	91	B
52	D	62	A	72	D	82	ABCDE	92	A
53	D	63	B	73	B	83	ABDE	93	D
54	ABCD	64	A	74	B	84	A	94	D
55	ABCDE	65	A	75	A	85	A	95	ABC
56	ABCDE	66	B	76	D	86	B	96	C
57	B	67	A	77	C	87	A	97	C
58	ABCD	68	C	78	C	88	C	98	A
59	A	69	D	79	B	89	A	99	A
60	A	70	B	80	A	90	ABC	100	B
101	B	111	A	121	B	131	C	141	A
102	A	112	B	122	B	132	B	142	B
103	B	113	A	123	C	133	ABCDE	143	D
104	ABDE	114	B	124	B	134	D	144	B
105	A	115	C	125	D	135	A	145	A
106	B	116	D	126	B	136	BDE	146	C
107	B	117	B	127	C	137	B	147	D
108	AB	118	B	128	C	138	ABDE	148	A
109	A	119	A	129	A	139	ABCD	149	C
110	A	120	B	130	A	140	A	150	C

151	C	161	B	171	C	181	B	191	ABCE
152	D	162	A	172	B	182	C	192	D
153	A	163	B	173	D	183	C	193	A
154	D	164	D	174	D	184	D	194	B
155	B	165	D	175	D	185	B	195	D
156	B	166	A	176	D	186	D	196	B
157	B	167	B	177	B	187	B	197	A
158	D	168	A	178	A	188	B	198	ABCE
159	A	169	ABCD	179	D	189	C	199	C
160	B	170	A	180	D	190	D	200	C

201	ABCD	211	C	221	A	231	B	241	D
202	C	212	B	222	ABCDE	232	ABCDE	242	D
203	ABCDE	213	A	223	D	233	B	243	B
204	B	214	B	224	A	234	D	244	A
205	C	215	B	225	B	235	D	245	A
206	D	216	D	226	C	236	A	246	A
207	B	217	D	227	B	237	C	247	A
208	B	218	B	228	D	238	B	248	C
209	A	219	B	229	A	239	C	249	D
210	C	220	B	230	B/A	240	B	250	B

251	A	261	C	271	A	281	B/C	291	D
252	C	262	C	272	B	282	B	292	A
253	A	263	D	273	D	283	D	293	D
254	ACDE	264	B	274	A	284	B	294	A
255	C	265	A	275	A	285	D	295	D
256	C	266	ABCD	276	B	286	B	296	C
257	C	267	ABDE	277	B	287	B	297	C
258	B	268	B	278	C	288	D	298	B
259	ABCE	269	D	279	D	289	ABC	299	A
260	C	270	B	280	D	290	A	300	B

301	B	311	A	321	B	331	ABCE	341	C
302	D	312	B	322	BCDE	332	A	342	B
303	A	313	C	323	ACDE	333	ABCD	343	A
304	A	314	D	324	A	334	A	344	A
305	A	315	D	325	ABCDE	335	A	345	B
306	C	316	A	326	C	336	A	346	C
307	B	317	A	327	D	337	A	347	B
308	B	318	B	328	B	338	B	348	A
309	A	319	A	329	DE	339	C	349	C
310	C	320	A	330	A	340	B	350	D

351	C	361	D	371	A	381	B	391	A
352	A	362	ABCD	372	A	382	D	392	D
353	ABDE	363	A	373	A	383	A	393	D
354	C	364	B	374	C	384	ABC	394	C
355	C	365	C	375	A	385	A	395	D
356	A	366	B	376	A	386	ABC	396	D
357	B	367	D	377	D	387	D	397	B
358	A	368	B	378	B	388	A	398	D
359	A	369	B	379	ABC	389	B	399	B
360	D	370	A	380	B	390	A	400	A

401	D	411	ABCD	421	B	431	B	441	C
402	D	412	B	422	A	432	D	442	C
403	D	413	D	423	D	433	A	443	D
404	D	414	D	424	C	434	C	444	A
405	B	415	B	425	A	435	BC	445	B
406	ABCDE	416	ABCE	426	C	436	A	446	A
407	C	417	ABCDE	427	A	437	A	447	B
408	ABCD	418	D	428	A	438	ABCDE	448	D
409	ABC	419	D	429	C	439	A	449	A
410	B	420	A	430	A	440	BCD	450	C

451	B	461	A	471	B	481	D	491	A
452	C	462	C	472	A	482	C	492	B
453	D	463	A	473	C	483	A	493	A
454	A	464	D	474	B	484	D	494	B
455	D	465	A	475	A	485	B	495	C
456	D	466	D	476	B	486	A	496	D
457	CE	467	B	477	B	487	B	497	A
458	B	468	A	478	D	488	C	498	A
459	B	469	ABCDE	479	D	489	D	499	B
460	ABCDE	470	A	480	D	490	A	500	C

501	B	511	B	521	B	531	C	541	A
502	B	512	A	522	A	532	C	542	D
503	A	513	C	523	B	533	A	543	D
504	A	514	B	524	C	534	A	544	B
505	B	515	A	525	A	535	C	545	A
506	A	516	A	526	A	536	D	546	B
507	A	517	A	527	A	537	A	547	ABCDE
508	B	518	A	528	B	538	D	548	B
509	A	519	B	529	A	539	B	549	ABCDE
510	B	520	D	530	B	540	B	550	D

551	C	561	ABCE	571	B	581	A	591	B
552	B	562	A	572	A	582	D	592	A
553	B	563	D	573	B	583	B	593	B
554	B	564	B	574	C	584	A	594	D
555	B	565	B	575	A	585	A	595	C
556	D	566	A	576	B	586	B	596	B
557	B	567	A	577	A	587	C	597	D
558	B	568	A	578	A	588	A	598	B
559	D	569	A	579	C	589	B	599	A
560	D	570	B	580	A	590	A	600	A
601	A	611	B	621	B	631	A	641	B
602	B	612	A	622	A	632	B	642	C
603	B	613	B	623	B	633	B	643	C
604	B	614	A	624	A	634	B	644	D
605	B	615	A	625	B	635	A	645	B
606	A	616	D	626	B	636	A	646	B
607	C	617	A	627	A	637	A	647	B
608	C	618	B	628	B	638	D	648	B
609	C	619	A	629	B	639	A	649	D
610	D	620	B	630	A	640	A	650	B
651	C	661	B	671	A	681	B	691	A
652	A	662	B	672	A	682	B	692	A
653	C	663	B	673	B	683	A	693	A
654	A	664	C	674	A	684	A	694	A
655	B	665	C	675	B	685	A	695	B
656	A	666	A	676	A	686	D	696	A
657	B	667	A	677	B	687	A	697	A
658	B	668	B	678	A	688	C	698	B
659	B	669	A	679	B	689	A	699	B
660	B	670	B	680	A	690	B	700	A
701	B	711	ABCD	721	B	731	A	741	C
702	B	712	A	722	B	732	ABCD	742	A
703	A	713	D	723	C	733	A	743	D
704	A	714	A	724	D	734	ABCE	744	D
705	B	715	C	725	A	735	C	745	D
706	B	716	B	726	BCDE	736	B	746	B
707	B	717	D	727	C	737	ABCE	747	ABDE
708	A	718	A	728	ABCE	738	ABCE	748	D
709	A	719	D	729	A	739	A	749	A
710	B	720	A	730	ABCD	740	A	750	A

751	A	761	ABCD	771	A	781	C
752	B	762	A	772	C	782	D
753	A	763	B	773	D	783	A
754	D	764	A	774	A		
755	C	765	B	775	A		
756	A	766	A	776	ADE		
757	B	767	B	777	D		
758	A	768	C	778	B		
759	A	769	A	779	C		
760	A	770	B	780	D		

二、中药调剂员四级理论知识习题参考答案

题号	答案	题号	答案	题号	答案	题号	答案	题号	答案	题号	答案	题号	答案	题号	答案	题号	答案	题号	答案
1	B	11	A	21	B	31	D	41	A	51	C	61	D	71	A	81	C	91	C
2	D	12	C	22	B	32	B	42	D	52	D	62	A	72	B	82	A	92	D
3	C	13	D	23	A	33	A	43	D	53	D	63	D	73	A	83	C	93	B
4	D	14	A	24	A	34	B	44	D	54	B	64	A	74	C	84	D	94	D
5	C	15	D	25	A	35	A	45	C	55	C	65	B	75	B	85	B	95	D
6	A	16	A	26	D	36	B	46	B	56	B	66	C	76	B	86	A	96	A
7	C	17	A	27	A	37	D	47	A	57	D	67	B	77	D	87	B	97	C
8	C	18	C	28	B	38	C	48	C	58	A	68	A	78	B	88	C	98	C
9	B	19	A	29	C	39	A	49	A	59	B	69	A	79	C	89	C	99	C
10	A	20	A	30	B	40	B	50	C	60	B	70	A	80	B	90	D	100	C

101	C	111	A	121	D	131	B	141	A	151	C	161	A	171	D	181	B	191	B
102	A	112	A	122	D	132	B	142	B	152	D	162	D	172	D	182	C	192	B
103	B	113	B	123	B	133	D	143	D	153	A	163	B	173	C	183	C	193	A
104	D	114	C	124	A	134	C	144	D	154	C	164	A	174	C	184	C	194	A
105	D	115	A	125	D	135	A	145	D	155	B	165	B	175	C	185	D	195	A
106	B	116	B	126	C	136	B	146	A	156	B	166	B	176	B	186	B	196	B
107	C	117	B	127	A	137	D	147	D	157	A	167	D	177	A	187	D	197	D
108	D	118	A	128	B	138	A	148	A	158	B	168	A	178	B	188	A	198	C
109	A	119	C	129	C	139	B	149	B	159	D	169	B	179	D	189	B	199	D
110	B	120	D	130	B	140	B	150	C	160	A	170	B	180	D	190	B	200	A

201	C	211	C	221	A	231	D	241	C	251	A	261	A	271	A	281	C	291	B
202	D	212	A	222	D	232	B	242	D	252	C	262	B	272	B	282	B	292	C
203	A	213	D	223	A	233	B	243	A	253	D	263	B	273	B	283	B	293	D
204	D	214	A	224	C	234	B	244	D	254	C	264	D	274	A	284	B	294	B
205	D	215	B	225	A	235	D	245	D	255	A	265	A	275	B	285	B	295	D
206	B	216	A	226	C	236	B	246	A	256	A	266	C	276	B	286	C	296	A
207	A	217	A	227	A	237	D	247	C	257	A	267	B	277	A	287	A	297	C
208	D	218	D	228	D	238	B	248	B	258	A	268	D	278	B	288	A	298	D
209	D	219	B	229	D	239	C	249	C	259	B	269	A	279	C	289	B	299	C
210	C	220	B	230	B	240	A	250	C	260	D	270	A	280	D	290	C	300	C

301	C	311	A	321	B	331	C	341	B	351	C	361	C	371	D	381	A	391	D
302	B	312	B	322	B	332	D	342	C	352	D	362	D	372	D	382	B	392	A
303	C	313	A	323	A	333	A	343	A	353	B	363	A	373	A	383	B	393	C
304	A	314	A	324	A	334	C	344	B	354	A	364	B	374	B	384	C	394	B
305	C	315	D	325	C	335	C	345	B	355	D	365	B	375	C	385	D	395	B
306	B	316	D	326	D	336	D	346	C	356	D	366	C	376	D	386	B	396	B
307	D	317	B	327	A	337	D	347	D	357	D	367	D	377	D	387	A	397	A
308	A	318	B	328	A	338	A	348	A	358	A	368	A	378	B	388	C	398	B
309	B	319	A	329	B	339	A	349	A	359	B	369	B	379	B	389	A	399	A
310	B	320	D	330	B	340	B	350	C	360	B	370	B	380	C	390	A	400	A

401	A	411	B	421	A	431	A	441	B	451	B	461	A	471	A	481	B	491	A
402	A	412	A	422	A	432	B	442	A	452	B	462	B	472	B	482	A	492	C
403	B	413	A	423	C	433	D	443	B	453	B	463	A	473	B	483	A	493	D
404	C	414	B	424	A	434	D	444	A	454	A	464	B	474	C	484	B	494	C
405	A	415	B	425	B	435	A	445	C	455	B	465	C	475	A	485	B	495	A
406	D	416	A	426	A	436	B	446	B	456	A	466	A	476	A	486	B	496	B
407	A	417	B	427	A	437	A	447	C	457	C	467	B	477	B	487	B	497	C
408	B	418	A	428	B	438	D	448	B	458	A	468	D	478	D	488	B	498	D
409	B	419	B	429	A	439	B	449	B	459	D	469	A	479	B	489	C	499	D
410	A	420	A	430	A	440	B	450	B	460	A	470	A	480	B	490	A	500	D

501	B	511	D	521	D	531	B	541	A	551	C	561	C	571	B	581	C	591	B
502	C	512	A	522	A	532	B	542	B	552	D	562	D	572	A	582	B	592	B
503	D	513	A	523	B	533	C	543	C	553	B	563	C	573	B	583	B	593	D
504	B	514	A	524	C	534	C	544	A	554	C	564	C	574	D	584	D	594	B
505	B	515	D	525	A	535	D	545	B	555	D	565	D	575	B	585	A	595	C
506	C	516	A	526	A	536	D	546	D	556	B	566	A	576	C	586	D	596	D
507	A	517	B	527	B	537	A	547	A	557	B	567	C	577	A	587	D	597	C
508	A	518	D	528	D	538	B	548	A	558	B	568	D	578	A	588	B	598	D
509	B	519	A	529	C	539	B	549	D	559	D	569	A	579	A	589	B	599	B
510	A	520	B	530	D	540	B	550	B	560	B	570	A	580	B	590	C	600	C

601	B	611	D	621	D	631	B	641	A	651	B	661	B	671	A	681	C	691	A
602	C	612	D	622	A	632	D	642	A	652	C	662	C	672	B	682	A	692	A
603	C	613	B	623	D	633	D	643	A	653	A	663	A	673	D	683	B	693	C
604	A	614	C	624	A	634	D	644	B	654	D	664	C	674	A	684	C	694	D
605	B	615	D	625	D	635	A	645	A	655	B	665	C	675	C	685	A	695	A
606	C	616	D	626	C	636	C	646	A	656	A	666	D	676	B	686	B	696	D
607	A	617	A	627	D	637	D	647	A	657	A	667	D	677	A	687	A	697	A
608	B	618	B	628	A	638	B	648	A	658	A	668	A	678	B	688	B	698	B
609	D	619	C	629	B	639	A	649	D	659	D	669	A	679	A	689	A	699	B
610	A	620	A	630	A	640	A	650	A	660	B	670	D	680	A	690	B	700	C

701	B	711	C	721	C	731	C	741	A	751	B	761	A	771	A	781	B	791	A
702	C	712	B	722	B	732	B	742	A	752	B	762	B	772	A	782	C	792	B
703	A	713	A	723	C	733	D	743	B	753	C	763	D	773	B	783	C	793	C
704	A	714	C	724	A	734	A	744	C	754	C	764	D	774	D	784	D	794	C
705	B	715	B	725	D	735	A	745	D	755	D	765	C	775	B	785	A	795	D
706	D	716	B	726	B	736	A	746	A	756	A	766	A	776	A	786	A	796	B
707	B	717	D	727	A	737	A	747	C	757	A	767	C	777	C	787	B	797	C
708	B	718	B	728	A	738	C	748	B	758	A	768	A	778	C	788	D	798	C
709	D	719	C	729	B	739	C	749	D	759	C	769	C	779	D	789	C	799	D
710	C	720	B	730	A	740	A	750	B	760	D	770	D	780	A	790	B	800	B

801	A	811	A	821	A	831	B	841	A	851	A	861	A	871	B	881	D	891	D
802	D	812	B	822	B	832	D	842	B	852	B	862	A	872	C	882	B	892	D
803	C	813	C	823	B	833	D	843	B	853	B	863	C	873	A	883	D	893	D
804	A	814	D	824	D	834	D	844	A	854	C	864	C	874	C	884	A	894	C
805	C	815	B	825	D	835	A	845	A	855	B	865	D	875	D	885	D	895	D
806	A	816	A	826	A	836	A	846	A	856	C	866	A	876	A	886	C	896	D
807	A	817	B	827	B	837	A	847	B	857	A	867	A	877	B	887	C	897	C
808	B	818	A	828	B	838	C	848	D	858	D	868	A	878	A	888	A	898	A
809	A	819	B	829	C	839	D	849	D	859	A	869	B	879	C	889	B	899	A
810	C	820	D	830	D	840	A	850	A	860	A	870	C	880	D	890	B	900	D

901	C	911	A	921	D	931	B	941	B	951	D	961	C	971	B	981	B	991	A
902		912	D	922	C	932	C	942	D	952	C	962	B	972	A	982	D	992	D
903	A	913	A	923	B	933	C	943	A	953	C	963	C	973	C	983	C	993	B
904	D	914	B	924	C	934	C	944	B	954	C	964	A	974	A	984	B	994	D
905	C	915	B	925	D	935	B	945	B	955	A	965	D	975	D	985	C	995	A
906	D	916	D	926	D	936	C	946	C	956	B	966	B	976	D	986	D	996	D
907	C	917	B	927	C	937	C	947	C	957	C	967	A	977	A	987	D	997	B
908	A	918	C	928	D	938	D	948	D	958	C	968	B	978	C	988	D	998	D
909	B	919	A	929	C	939	D	949	C	959	A	969	C	979	A	989	A	999	C
910	D	920	D	930	D	940	B	950	A	960	C	970	A	980	B	990	B	1000	A

1001	B	1011	A	1021	A	1031	B	1041	D	1051	D	1061	D	1071	D	1081	B	1091	C
1002	B	1012	B	1022	D	1032	B	1042	C	1052	B	1062	B	1072	D	1082	D	1092	A
1003	A	1013	B	1023	A	1033	B	1043	B	1053	D	1063	A	1073	B	1083	B	1093	C
1004	B	1014	A	1024	B	1034	D	1044	A	1054	B	1064	A	1074	B	1084	B	1094	C
1005	C	1015	D	1025	A	1035	A	1045	B	1055	D	1065	D	1075	C	1085	A	1095	D
1006	D	1016	B	1026	C	1036	C	1046	C	1056	D	1066	B	1076	A	1086	A	1096	A
1007	A	1017	A	1027	A	1037	A	1047	D	1057	D	1067	A	1077	D	1087	A	1097	B
1008	B	1018	A	1028	D	1038	B	1048	B	1058	C	1068	C	1078	A	1088	A	1098	D
1009	B	1019	C	1029	A	1039	A	1049	A	1059	B	1069	A	1079	C	1089	C	1099	A
1010	C	1020	B	1030	B	1040	C	1050	D	1060	D	1070	A	1080	C	1090	A	1100	B

1101	C	1111	A	1121	B	1131	B	1141	A	1151	B	1161	D	1171	D	1181	D	1191	B
1102	A	1112	B	1122	C	1132	A	1142	A	1152	B	1162	D	1172	C	1182	D		
1103	A	1113	A	1123	B	1133	B	1143	A	1153	C	1163	D	1173	A	1183	C		
1104	D	1114	C	1124	B	1134	D	1144	D	1154	D	1164	C	1174	A	1184	C		
1105	B	1115	C	1125	A	1135	B	1145	A	1155	A	1165	A	1175	A	1185	B		
1106	C	1116	B	1126	B	1136	B	1146	A	1156	B	1166	D	1176	D	1186	D		
1107	D	1117	A	1127	C	1137	D	1147	D	1157	B	1167	D	1177	B	1187	B		
1108	B	1118	D	1128	B	1138	A	1148	A	1158	C	1168	B	1178	A	1188	B		
1109	C	1119	B	1129	C	1139	B	1149	A	1159	A	1169	B	1179	B	1189	C		
1110	D	1120	D	1130	A	1140	B	1150	C	1160	B	1170	A	1180	A	1190	A		

三、中药调剂员四级技能操作习题评分标准

1. 中药饮片检识参考答案

在规定时间内，检识＊＊种中药饮片，并写出正名和主要功效/药用部位。

编号	饮片名称	主要功效/药用部位	编号	饮片名称	主要功效/药用部位
1			11		
2			12		
3			13		
4			14		
5			15		
6			16		
7			17		
8			18		
9			19		
10			20		

2. 中药饮片调剂参考要求

项　目	参考要求
个人准备	衣帽洁净，双手洁净不留长指甲。
工具准备	检查戥秤，冲筒是否洁净。

项　目	参考要求	
调配	校对戥秤，持戥姿势正确。	
	调配审方	
	逐剂回戥。	
	按序调配、单味分列、无混杂、无散落、无遗漏、无错配。	
	正确处理"需特殊处理的中药"。	
	逐味复查	
	处方签名	
包装捆扎	动作熟练，包装牢固无漏药，包形美观，捆扎结实，患者姓名朝上将处方捆于包上。	
清场	清洁戥秤复原清洁冲筒，清洁调剂台，工具摆放整齐。报告调配完毕，及时结束。	
介绍煎煮方法	双手递药，礼貌服务；交代清楚。	
三剂总量误差率	≤±1.0%	>±5.0%
单剂最大误差率	≤±1.0%	>±5.0%
调配时间	≤13 分钟	>15 分钟

3. 中成药介绍答案

题　号	辨病	辨证	治法	药名
1	痹证	湿热下注	清利湿热	二妙丸
2	痹证	湿热下注	清利湿热	二妙丸
3	痹证	风湿内侵	祛风除湿	全天麻胶囊
4	痹证	风湿瘀阻，肝肾不足	祛风除湿，滋补肝肾	天麻丸
5	痹证	风寒湿闭阻，淤血阻滞经络	祛风除湿，活血通络	祖师麻片
6	便秘	外感内热，表里俱实	解表通里	防风通圣丸
7	便秘	便秘	润肠通便	麻仁润肠丸
8	妇科	肝郁血虚，脾失健运	疏肝解郁，健脾养血	逍遥散
9	感冒	肺胃热盛	清热解毒凉血利咽	板蓝根颗粒
10	感冒	肺胃热盛	清热解毒，凉血利咽	板蓝根颗粒
11	感冒	肺胃热盛	清热解毒，凉血利咽	板蓝根颗粒
12	感冒	外感风热	解表清热	清开灵口服液
13	感冒	外感火热，火毒内盛	清热解毒，镇静安神	清开灵口服液
14	感冒	外感风热	清热利咽	清音丸

题　号	辨病	辨　证	治　法	药　名
15	感冒	外感风寒	疏风散寒	感冒清热颗粒
16	感冒	外感风寒，内有郁热	解表清热	感冒清热颗粒
17	感冒	外感暑湿	解表化湿	藿香正气软胶囊
18	感冒	外感暑湿	解表化湿	藿香正气软胶囊
19	感冒	风寒袭肺	疏风散寒，宣肺止咳	通宣理肺口服液
20	感冒	风热感冒，肺卫被郁	辛凉解表，清热解毒	银翘解毒颗粒
21	高脂血症	肝肾不足	清肝利胆	降脂灵片
22	咳嗽	外感风热	清热止咳	急支糖浆
23	前列腺炎	肾气不固	补肾固本	普乐安片
24	前列腺炎	肾气不固	补肾固本	普乐安片
25	胃痛	食积停滞，气机不畅	消食、导滞、和胃	保和丸
26	胃痛	食积停滞，气机不畅	消食、导滞、和胃	保和丸
27	胃痛	脾胃虚弱	健脾消食	健胃消食片
28	胃痛	肝火犯胃，胃失和降	泻火疏肝，和胃止痛	左金丸
29	胃痛	肝火犯胃，胃失和降	泻火疏肝，和胃止痛	左金丸
30	泄泻	脾肾阳虚	温肾健脾	固本益肠片
31	胸痹	气虚血瘀	益气活血，宣痹止痛	参芍片
32	胸痹	气虚血瘀	益气活血，宣痹止痛	参芍片
33	胸痹	气虚血瘀	益气活血，宣痹止痛	参芍片
34	胸痹	心气不足	益气安神，活血止痛	七叶神安片
35	胸痹	心气不足	益气安神，活血止痛	七叶神安片
36	胸痹	心血瘀阻	活血化瘀	银杏叶片
37	虚证	心脾两虚，气血不足	益气补血，健脾养血	人参归脾丸
38	虚证	气阴不足	补气养阴	生脉饮
39	虚证	脾胃气虚	补气、健脾、和胃	四君子丸
40	眼科	热毒内盛，风火上攻	清热泻火，散风止痛	牛黄上清丸
41	阴虚	阴虚火旺	滋阴降火	大补阴丸
42	阴虚	阴虚火旺	滋阴降火	大补阴丸
43	中暑	暑湿感冒	清暑化湿，解表达邪	十滴水

四、中药调剂员三级理论知识习题参考答案

编号	答案	编号	答案	编号	答案	编号	答案	编号	答案
1	A	21	B	41	D	61	A	81	A
2	A	22	D	42	B	62	A	82	A
3	ABCD	23	A	43	C	63	A	83	ACDE
4	B	24	ABC	44	D	64	A	84	B
5	A	25	B	45	D	65	B	85	A
6	B	26	B	46	C	66	C	86	A
7	C	27	D	47	D	67	A	87	D
8	C	28	A	48	D	68	D	88	C
9	D	29	AB	49	A	69	ABCD	89	C
10	A	30	ABCD	50	A	70	B	90	D
11	ADE	31	C	51	A	71	A	91	C
12	B	32	A	52	A	72	A	92	A
13	BCDE	33	A	53	A	73	C	93	D
14	C	34	B	54	A	74	A	94	D
15	C	35	B	55	B	75	D	95	B
16	D	36	A	56	C	76	B	96	A
17	C	37	C	57	A	77	B	97	B
18	D	38	ABDE	58	D	78	D	98	B
19	D	39	B	59	ABCD	79	ABDE	99	BCDE
20	ABDE	40	B	60	B	80	C	100	C

编号	答案	编号	答案	编号	答案	编号	答案	编号	答案
101	D	121	ABCD	141	B	161	A	181	B
102	ABDE	122	C	142	A	162	A	182	AD
103	C	123	A	143	A	163	D	183	B
104	A	124	B	144	C	164	A	184	C
105	A	125	C	145	C	165	D	185	C
106	D	126	ABCDE	146	C	166	B	186	D
107	A	127	D	147	A	167	A	187	A
108	ABCD	128	D	148	B	168	C	188	B
109	A	129	D	149	ABD	169	C	189	D
110	ABCE	130	A	150	B	170	D	190	A
111	B	131	ABCD	151	B	171	C	191	C
112	A	132	C	152	A	172	ABCD	192	A
113	B	133	A	153	A	173	C	193	A
114	B	134	B	154	C	174	B	194	B
115	B	135	C	155	C	175	ABCDE	195	C
116	C	136	ABCDE	156	C	176	ACDE	196	D
117	B	137	D	157	A	177	BCDE	197	ABCDE
118	A	138	D	158	B	178	C	198	B
119	ACD	139	D	159	ABD	179	C	199	ABCE
120	B	140	A	160	B	180	D	200	ACDE

题号	答案	题号	答案	题号	答案	题号	答案	题号	答案
201	B	211	D	221	BC	231	B	241	B
202	BC	212	C	222	C	232	C	242	B
203	A	213	D	223	CD	233	D	243	A
204	A	214	A	224	D	234	A	244	A
205	B	215	D	225	A	235	ABCE	245	B
206	D	216	D	226	ABC	236	B	246	C
207	A	217	D	227	ACDE	237	B	247	C
208	B	218	B	228	B	238	B	248	D
209	C	219	D	229	B	239	D	249	B
210	D	220	A	230	ACDE	240	B	250	A

题号	答案	题号	答案	题号	答案	题号	答案	题号	答案
251	AB	261	A	271	ABCD	281	A	291	D
252	ABCD	262	A	272	ACE	282	B	292	C
253	ACDE	263	ABCE	273	B	283	C	293	A
254	AE	264	C	274	C	284	D	294	BCDE
255	A	265	A	275	A	285	C	295	A
256	B	266	ABCD	276	C	286	C	296	B
257	A	267	ABCDE	277	A	287	D	297	BCD
258	C	268	ACDE	278	ABD	288	A	298	B
259	C	269	BCDE	279	ACD	289	C	299	C
260	A	270	A	280	A	290	D	300	D

题号	答案	题号	答案	题号	答案	题号	答案	题号	答案
301	D	311	B	321	A	331	BC	341	BC
302	B	312	C	322	C	332	C	342	A
303	D	313	D	323	D	333	CD	343	ABCDE
304	C	314	A	324	ABC	334	B	344	ACD
305	A	315	A	325	ABC	335	A	345	B
306	D	316	C	326	ABCD	336	B	346	A
307	A	317	C	327	ABCD	337	BD	347	A
308	A	318	D	328	ABCDE	338	C	348	ABCE
309	A	319	A	329	A	339	D	349	B
310	A	320	A	330	ABE	340	A	350	D

题号	答案	题号	答案	题号	答案	题号	答案	题号	答案
351	A	361	C	371	C	381	D	391	ABCDE
352	A	362	A	372	A	382	D	392	C
353	ABCD	363	A	373	A	383	A	393	ABCDE
354	ABCDE	364	ABCDE	374	AC	384	AE	394	B
355	ACD	365	ABCE	375	B	385	D	395	B
356	A	366	A	376	A	386	ABCDE	396	B
357	A	367	ABC	377	A	387	ABCE	397	A
358	AB	368	B	378	B	388	D	398	C
359	ABCDE	369	C	379	B	389	A	399	ABCDE
360	B	370	B	380	B	390	ABCDE	400	A

401 ABDE	411 ABCDE	421 B	431 B	441 C	451 A	461 B	471 ABCDE	481 A	491 C
402 D	412 B	422 A	432 D	442 A	452 B	462 B	472 C	482 A	492 AE
403 ABCDE	413 ABCD	423 B	433 D	443 ABCDE	453 A	463 D	473 B	483 ABCE	493 B
404 B	414 B	424 A	434 D	444 B	454 D	464 ABCDE	474 A	484 B	494 A
405 A	415 B	425 ABCE	435 C	445 A	455 C	465 B	475 C	485 BCE	495 D
406 ACD	416 B	426 BCD	436 C	446 B	456 A	466 C	476 B	486 B	496 D
407 D	417 D	427 D	437 A	447 B	457 A	467 D	477 B	487 C	497 BCE
408 D	418 C	428 B	438 D	448 B	458 A	468 D	478 B	488 B	498 C
409 C	419 ABCDE	429 ABCDE	439 ABDE	449 A	459 A	469 C	479 B	489 B	499 A
410 B	420 A	430 B	440 BCD	450 D	460 A	470 A	480 A	490 A	500 B

501 A	511 C	521 A	531 D	541 ACD	551 A	561 A	571 C	581 A	591 A
502 D	512 A	522 B	532 D	542 C	552 D	562 B	572 D	582 C	592 B
503 A	513 D	523 B	533 ABCE	543 A	553 B	563 D	573 B	583 D	593 A
504 ABCDE	514 B	524 A	534 A	544 A	554 D	564 ABCE	574 B	584 B	594 B
505 C	515 A	525 ADE	535 A	545 BD	555 D	565 B	575 B	585 D	595 D
506 AC	516 D	526 C	536 B	546 A	556 A	566 D	576 A	586 C	596 A
507 D	517 D	527 ACD	537 B	547 B	557 ABD	567 A	577 C	587 A	597 D
508 B	518 D	528 BCE	538 ABE	548 A	558 B	568 D	578 C	588 ABD	598 D
509 C	519 C	529 D	539 A	549 B	559 A	569 A	579 B	589 B	599 B
510 D	520 A	530 AB	540 A	550 C	560 ABDE	570 ACE	580 D	590 B	600 C

601	D	611	D	621	D	631	ABC	641	ABCD	651	AB	661	A	671	ABCDE	681	D	691	B
602	B	612	D	622	A	632	B	642	B	652	C	662	A	672	ABCDE	682	ABCDE	692	A
603	C	613	ABC	623	A	633	D	643	A	653	ABD	663	B	673	ABCDE	683	C	693	ABCD
604	D	614	A	624	A	634	ABCDE	644	A	654	C	664	A	674	ABCDE	684	B	694	ABCDE
605	A	615	ABCDE	625	A	635	ABCD	645	A	655	B	665	A	675	ABDE	685	D	695	C
606	B	616	B	626	D	636	B	646	B	656	A	666	D	676	B	686	A	696	BCDE
607	D	617	B	627	A	637	BCDE	647	C	657	B	667	A	677	A	687	AC	697	C
608	C	618	B	628	ABCD	638	A	648	B	658	D	668	A	678	D	688	B	698	D
609	D	619	B	629	ABCE	639	D	649	A	659	A	669	C	679	A	689	A	699	C
610	E	620	ABC	630	A	640	B	650	B	660	AB	670	B	680	ABCD	690	ABC	700	B

701	B	711	A	721	A	731	A	741	ABD	751	A	761	A	771	B	781	B	791	C
702	B	712	A	722	D	732	BCDE	742	ABC	752	A	762	A	772	B	782	B	792	D
703	A	713	A	723	B	733	B	743	D	753	ABCD	763	C	773	D	783	D	793	A
704	BCDE	714	B	724	ABCDE	734	B	744	C	754	C	764	D	774	B	784	C	794	B
705	B	715	ACD	725	A	735	D	745	A	755	A	765	A	775	B	785	B	795	D
706	C	716	A	726	B	736	D	746	B	756	ABC	766	A	776	D	786	C	796	D
707	C	717	A	727	A	737	B	747	B	757	B	767	A	777	A	787	A	797	D
708	B	718	D	728	BCDE	738	CD	748	A	758	B	768	B	778	A	788	B	798	A
709	D	719	C	729	C	739	D	749	C	759	B	769	B	779	A	789	B	799	A
710	D	720	A	730	C	740	C	750	B	760	B	770	B	780	A	790	C	800	B

801 C	811 D	821 A	831 A	841 A	851 D	861 BCDE	871 B	881 B	891 B
802 D	812 B	822 B	832 B	842 A	852 B	862 ABD	872 A	882 A	892 C
803 B	813 A	823 B	833 C	843 A	853 D	863 ABCD	873 A	883 D	893 D
804 D	814 A	824 C	834 B	844 C	854 D	864 ABCDE	874 D	884 B	894 D
805 D	815 A	825 C	835 C	845 B	855 ACDE	865 A	875 A	885 D	895 A
806 D	816 ABCD	826 C	836 A	846 B	856 C	866 C	876 B	886 B	896 B
807 D	817 ACDE	827 D	837 A	847 A	857 B	867 C	877 A	887 A	897 D
808 C	818 B	828 C	838 D	848 AB	858 ABCD	868 ABCDE	878 D	888 A	898 A
809 A	819 B	829 C	839 A	849 DE	859 DE	869 ABCDE	879 D	889 A	899 A
810 B	820 A	830 D	840 C	850 A	860 D	870 AE	880 C	890 D	900 C

901 D	911 D	921 D	931 B	941 B	951 ABC	961 ABC	971 A	981 A	991 A
902 A	912 A	922 A	932 B	942 ABC	952 B	962 C	972 B	982 B	992 B
903 A	913 C	923 C	933 A	943 ABCDE	953 BCDE	963 D	973 C	983 C	993 D
904 A	914 C	924 ACDE	934 B	944 D	954 A	964 C	974 AB	984 D	994 A
905 C	915 D	925 ABDE	935 C	945 A	955 A	965 ABCDE	975 A	985 D	995 B
906 B	916 C	926 B	936 ABCD	946 D	956 ABCDE	966 ADE	976 D	986 A	996 A
907 B	917 D	927 D	937 A	947 A	957 C	967 C	977 ABCE	987 D	997 CE
908 A	918 A	928 B	938 A	948 ABCD	958 B	968 B	978 C	988 ABCE	998 A
909 D	919 ACD	929 B	939 D	949 A	959 A	969 C	979 B	989 C	999 A
910 A	920 ABCDE	930 ABCDE	940 B	950 A	960 C	970 B	980 B	990 B	1000 ABCDE

1001 B	1011 A	1021 ABC	1031 D	1041 D	1051 B	1061 B	1071 B	1081 D	1091 C
1002 A	1012 C	1022 C	1032 D	1042 D	1052 B	1062 CDE	1072 B	1082 A	1092 B
1003 A	1013 ABCDE	1023 ABD	1033 B	1043 D	1053 C	1063 D	1073 B	1083 A	1093 A
1004 A	1014 B	1024 ACDE	1034 B	1044 B	1054 C	1064 A	1074 C	1084 B	1094 A
1005 D	1015 A	1025 A	1035 C	1045 A	1055 C	1065 A	1075 DE	1085 C	1095 B
1006 AB	1016 C	1026 A	1036 C	1046 ABDE	1056 D	1066 B	1076 ABCDE	1086 D	1096 A
1007 A	1017 A	1027 AC	1037 D	1047 BCDE	1057 D	1067 C	1077 B	1087 D	1097 ABCDE
1008 AB	1018 B	1028 CD	1038 D	1048 D	1058 A	1068 C	1078 B	1088 B	1098 D
1009 ACDE	1019 B	1029 D	1039 ABCD	1049 D	1059 A	1069 C	1079 C	1089 D	1099 A
1010 A	1020 C	1030 C	1040 B	1050 A	1060 ABD	1070 C	1080 D	1090 A	1100 B

1101 D	1111 D	1121 B	1131 B	1141 D	1151 D	1161 A	1171 ABCDE	1181 D
1102 A	1112 B	1122 BCE	1132 B	1142 A	1152 A	1162 ABC	1172 C	
1103 B	1113 A	1123 D	1133 D	1143 A	1153 A	1163 C	1173 B	
1104 D	1114 ABC	1124 A	1134 A	1144 B	1154 B	1164 B	1174 D	
1105 B	1115 AE	1125 ABCDE	1135 D	1145 B	1155 C	1165 B	1175 A	
1106 B	1116 B	1126 A	1136 D	1146 B	1156 B	1166 C	1176 A	
1107 B	1117 A	1127 A	1137 A	1147 ABCDE	1157 A	1167 D	1177 D	
1108 C	1118 ABCE	1128 B	1138 AD	1148 B	1158 B	1168 ABCD	1178 ABD	
1109 B	1119 BCD	1129 B	1139 BD	1149 A	1159 A	1169 B	1179 A	
1110 B	1120 A	1130 A	1140 C	1150 B	1160 B	1170 A	1180 C	

五、中药调剂员三级技能操作习题参考要求

1. 中药饮片检识参考要求

编 号	饮片名称	主要功效/药用部位	编号	饮片名称	主要功效/药用部位
1			11		
2			12		
3			13		
4			14		
5			15		
6			16		
7			17		
8			18		
9			19		
10			20		

2. 中药饮片调剂参考要求

项 目	参考要求	
个人准备	衣帽洁净，双手洁净不留长指甲。	
工具准备	检查戥秤，冲筒是否洁净。	
调配	校对戥秤，持戥姿势正确。	
	调配审方	
	逐剂回戥。	
	按序调配、单味分列、无混杂、无散落、无遗漏、无错配。	
	正确处理"需特殊处理的中药"。	
	逐味复查	
	处方签名	
包装捆扎	动作熟练，包装牢固无漏药，包形美观，捆扎结实，患者姓名朝上将处方捆于包上。	
清场	清洁戥秤复原清洁冲筒，清洁调剂台，工具摆放整齐。报告调配完毕，及时结束。	
介绍煎煮方法	双手递药，礼貌服务；交代清楚。	
三剂总量误差率	≤ ±1.0%	> ±5.0%
单剂最大误差率	≤ ±1.0%	> ±5.0%
调配时间	≤13 分钟	>15 分钟

3. 处方审核参考答案

处方1：

审查项目	参考答案
并开药物应付	桃苦18g 应付桃仁9 g、苦杏仁9g
配伍禁忌	丁香与郁金相畏
中药特殊处理	西洋参另煎；酸枣仁捣碎；桃仁捣碎；苦杏仁后下
重味药物	桃仁10g 与桃苦18g 重复

处方 2：

审查项目	参考答案
并开药物应付	茯苓神 12 克付茯苓 6 克；茯神 6 克
中药重味	茯苓神中有茯神，与后面茯神重味
用药禁忌	海藻与甘草相反，属配伍禁忌
毒性中药用量	马钱子为毒性中药，用量过大
特殊处理药物	砂仁应捣碎后下；酸枣仁捣碎；海金沙应包煎；三七粉应兑服

处方 3：

审查项目	参考答案
并开药物应付	白前胡 12 克；付白前 6 克；前胡 6 克
中药重味	白前胡中有前胡，与后面前胡重味
用药禁忌	草乌与白蔹相反，属配伍禁忌
毒性中药用量	草乌为毒性中药，用量过大
特殊处理药物	车前子应包煎　苍耳子、辛夷花捣碎；草乌应先煎（应付制草乌可不先煎）

处方 4：

审查项目	参考答案
并开药物应付	二冬 18g 应付天冬 9 g、麦冬 9g
配伍禁忌	姜半夏与川乌相反
中药特殊处理	杏仁后下、川乌先煎（应付制川乌可不先煎），葶苈子包煎，石膏先煎
重味药物	天冬 9 g 与二冬 18g 重复

处方 5：

审查项目	参考答案
并开药物应付	生熟地 18g；付生地黄 9g；付熟地黄 9g
中药重味	生熟地中有生地黄，与后面生地黄重味
用药禁忌	藜芦与玄参相反，不宜同用
毒性中药用量	天南星有毒，用量过大（藜芦剂量大，丁香剂量大）
特殊处理药物	石膏应先煎；丁香应捣碎

处方 6：

审查项目	参考答案
并开药物应付	焦三仙 18g 应付焦山楂 6g、焦神曲 6 g、焦麦芽 6g
配伍禁忌	全瓜蒌与制附子相反
毒性中药用量	马钱子 3g 超剂量
中药特殊处理	旋复花单包；鹿角胶烊化；草豆蔻捣碎

处方7：

审查项目	参考答案
用药禁忌	粉甘草反羊栖菜；肉桂畏白石脂；藜芦与玄参相反，不宜同用。妊娠慎用：麦篮子
毒性中药用量	竹节香附 1.5g～3g，外用适量
特殊处理药物	小胡麻（茺蔚子）生蒲黄包煎

处方8：

审查项目	参考答案
用药禁忌	瓜蒌皮与淡附片；南沙参与藜芦；藜芦与细辛；赤芍与藜芦属于十八反 郁金与丁香属十九畏（葶苈子包煎，丁香捣碎）

处方9：

审查项目	参考答案
用药禁忌	附子与天花粉属十八反；玄明粉与三棱属于十九畏；桂枝与赤石脂属于十九畏；附子与半夏曲属于十八反不宜同用
毒性中药用量	细辛超剂量

处方10：

审查项目	参考答案
并开药物应付	羌独活 20 g 应付羌活 10g，独活 10g
用药禁忌	制川草乌与白及配伍禁忌
毒性中药用量	制川草乌各 6 g 超量（未超量）
特殊处理药物	徐长卿 9 g 后下；申姜为别名，应付骨碎补

4. 中成药调剂参考答案

题号	辨病	辨证	治法	药名
1	胃痛	肝火犯胃，胃失和降	泻火疏肝，和胃止痛	左金丸
2	泄泻	脾肾阳虚	温肾健脾	固本益肠片
3	胸痹	气虚血瘀	益气活血，宣痹止痛	参芍片
4	胸痹	气虚血瘀	益气活血，宣痹止痛	参芍片
5	胸痹	气虚血瘀	益气活血，宣痹止痛	参芍片
6	胸痹	心气不足	益气安神，活血止痛	七叶神安片
7	胸痹	心气不足	益气安神，活血止痛	七叶神安片
8	胸痹	心血瘀阻	活血化瘀	银杏叶片
9	虚证	心脾两虚气血不足	益气补血，健脾养血	人参归脾丸
10	虚证	气阴不足	补气养阴	生脉饮
11	虚证	脾胃气虚	补气、健脾、和胃	四君子丸
12	眼科	热毒内盛，风火上攻	清热泻火，散风止痛	牛黄上清丸
13	阴虚	阴虚火旺	滋阴降火	大补阴丸
14	阴虚	阴虚火旺	滋阴降火	大补阴丸

题号	辨病	辨证	治法	药名
15	中暑	暑湿感冒	清暑化湿，解表达邪	十滴水
16	痹证	风寒湿闭阻，淤血阻滞经络	祛风除湿，活血通络	祖师麻片
17	便秘	外感内热，表里俱实	解表通里	防风通圣丸
18	儿科	肾气虚弱	补益肾气	肾骨胶囊
19	疳证积滞	脾胃虚弱	健脾消食	化积口服液
20	疳证积滞	脾胃虚弱	健脾消食	化积口服液
21	感冒	火毒内结	清热解毒，消肿利咽	北豆根片
22	感冒	火毒内结	清热解毒，消肿利咽	北豆根片
23	感冒	风热感冒	辛凉解表	小儿热速清口服液
24	绝经前后诸证	肾阴虚证	滋补肾阴	更年安片
25	绝经前后诸证	肾阴虚证	滋补肾阴	更年安片
26	湿疹	湿毒内盛	清利湿热	湿毒清胶囊
27	痛经	气血瘀阻	活血止痛	元胡止痛颗粒
28	泄泻	脾肾阳虚	温肾健脾	固本益肠片
29	胸痹	气虚血瘀	益气活血，宣痹止痛	参芍片
30	虚证	心脾两虚，气血不足	益气补血，健脾养血	人参归脾丸
31	虚证	脾胃气虚	补气、健脾、和胃	四君子丸
32	虚证	下焦虚寒	温肾散寒	缩尿丸
33	虚证	下焦虚寒	温肾散寒	缩泉丸
34	眼科	肝肾阴虚目疾	滋肾养肝明目	明目地黄丸
35	眼科	肝肾阴虚目疾	滋肾养肝明目	珍珠明目滴眼液
36	阴虚	阴虚火旺	滋阴降火	大补阴丸
37	中暑	暑湿	清热解暑	十滴水

5. 中成药陈列参考要求

	参考要求
1	按照零售药店分类摆放要求，将40种药品在规定时间内对应标识牌分类摆放在相应的区域内，摆放整齐。
2	分区域摆放原则 ① 药品与非药品分开区域，内服药与外用药分开区域、处方药与非处方药分开区域； ② 在同一个区域内摆放的药品按照内科用药、外科用药、骨伤科用药、皮肤科用药、五官科用药、妇科用药、儿科用药的标识牌分区域摆放。
3	摆放整齐原则 ① 同一药品摆放在一起； ② 同品名或同品种不同规格药品相临摆放，相临品种间的间隙不能过大； ③ 商品正面向前，不能倒置，但50ml以上的液体剂型应立放，不能卧放。